オペナーシング2024年秋季増刊

OPE NURSING

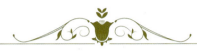

オペナースのための
麻酔ペディア

実践につながる知識満載のはやわかり事典

編著 **駒澤伸泰** 香川大学 医学部地域医療共育推進オフィス 特命教授
森本康裕 宇部興産中央病院 麻酔科 診療科長・副院長

メディカ出版

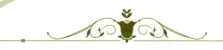

編集のことば

香川大学 医学部地域医療共育推進オフィス 特命教授
駒澤伸泰

「周術期管理チーム」として連携する重要性と
麻酔科医のノンテクニカルスキルを共有する意義

　我々麻酔科医は、手術室看護師（オペナース）の皆さんから「麻酔科医の考えを素早く理解し、先読みして対応できるようになりたい」との温かい支援をいただいております。しかし、麻酔科医の技術的な側面は理解しやすいものの、ノンテクニカルスキル（先読み力）の部分は抽象的であると感じられるかもしれません。このようなオペナースの温かいサポートに応える1冊を企画しました。

　医療環境の変化が継続的に起きるなかで、周術期の医療安全を確保し、患者の予後を向上させるためには、「周術期管理チーム」としての多職種連携が不可欠です。そして、多職種連携を通じて患者安全と医療安全を向上させるためには、それぞれの病院で実践できる多職種連携教育が重要です。

　周術期管理チームの重要性が強調されるなかで、職種間での認識の違いを感じることは珍しくありません。また、同じ医療職であっても、「異なる職種間では言葉の理解が難しい」「何を考えているのかイメージできない」と感じることがあります。多職種連携の初歩的なポイントは、「各職種の専門性に基づくノンテクニカルスキルの差異に注目すること」です。そこで、オペナースの皆さんに、麻酔科医のノンテクニカルスキルを共有できる教材が必要だと考えました。

　今回は、大学病院勤務の麻酔科医だけでなく地域の病院で、オペナースと協働している麻酔科医に執筆いただきました。皆さんの原稿から、麻酔科医のさまざまな考え方・ノンテクニカルスキルを体感してもらえればと思います。

　毎日現場で奮闘する新人から中堅のオペナースが困った際に頼りにできる、実践に役立つ情報が充実した1冊となることを願っています。

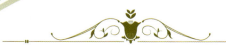

編集のことば

宇部興産中央病院 麻酔科 診療科長・副院長
森本康裕

臨床の現場で生かせる麻酔の知識を身につけ手術室の連携力を高める

　私は麻酔科医としてオペナースの皆さんには日頃、できるだけ麻酔について理解してもらえるように心がけています。麻酔科医が何を考えて、どのように動いているかを理解してもらうことで、次に同じような状況になったときに一歩先に動いてもらえるからです。指示を受ける前に、次の行動がある程度予測できていることは、手術室だけでなくナースとして最も重要なスキルのひとつです。このような知識は臨床の現場で実践して覚えていくのが一番なのですが、それだけでは十分ではありません。そこで、皆さんに日々勉強してもらいたいという思いで本書を企画しました。

　例えば、患者さんの手術室入室時には室温が高く保たれていることがとても重要です。麻酔科医の指示がなくても手術室の室温に配慮する習慣をつけてください。これは患者さんの快適度だけでなく、予後にも重要です。担当する麻酔科医にもこのナースはよくわかっているなと思ってもらえるでしょう。そして、新人ナースにはなぜ、室温が大事なのかを説明する知識も必要です。

　本書で学んだ知識を臨床の現場で生かすとともに、麻酔科医や外科医、ほかの手術室スタッフとディスカッションしながらより知識を深めていってもらう、そんな感じで本書を生かしていただければと思っています。

オペナーシング2024年秋季増刊

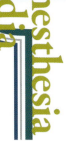

OPE NURSING

オペナースのための麻酔ペディア
実践につながる知識満載のはやわかり事典

香川大学 医学部地域医療共育推進オフィス 特命教授　**駒澤伸泰**
宇部興産中央病院 麻酔科 診療科長・副院長　**森本康裕**

編集のことば ……………………………………………………… 2
執筆者一覧 ………………………………………………………… 8

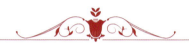

第1章
術前評価

1. 検査値の評価 …………………………………………………… 10
2. 気道の評価 ……………………………………………………… 16
3. 【呼吸の評価】一般的な患者の評価 ………………………… 22
4. 【呼吸の評価】基礎疾患のある患者の評価
   （気管支喘息/慢性閉塞性肺疾患/喫煙など）……………… 27
5. 【循環の評価】一般的な患者の評価 ………………………… 32
6. 【循環の評価】基礎疾患のある患者の評価
   （高血圧/虚血性心疾患/不整脈など）……………………… 38
7. 腎機能障害患者の評価
   （急性腎不全/慢性腎臓病など）……………………………… 45
8. 肝機能障害患者の評価 ………………………………………… 51
9. 内分泌疾患患者の評価 ………………………………………… 56
10. 代謝疾患患者の評価 …………………………………………… 62

Contents

- 11 妊婦の評価 67
- 12 小児の評価 73
- 13 肥満患者の評価 79
- 14 アレルギーの評価 85
- 15 喫煙患者の評価 89
- 16 日常生活動作の評価 95
- 17 術後痛のリスク評価 99
- 18 術後悪心・嘔吐（PONV）のリスク評価 103
- 19 術後せん妄のリスク評価 107

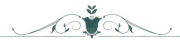

第2章
手術室の薬剤
―麻酔薬・輸液・輸血・術中に用いる薬剤・中止薬―

- 1 麻酔の導入法 112
- 2 気管挿管が確実にできているかの評価 118
- 3 静脈麻酔薬の種類と使い分け 122
- 4 吸入麻酔薬の種類と使い分け 127
- 5 鎮痛薬の種類と使い分け 132
- 6 筋弛緩薬・拮抗薬の種類と使い分け 137
- 7 【局所麻酔の種類と薬の使い分け】脊髄くも膜下麻酔 142
- 8 【局所麻酔の種類と薬の使い分け】硬膜外麻酔 146
- 9 【局所麻酔の種類と薬の使い分け】末梢神経ブロック 150
- 10 輸液量の評価 154

⑪ 輸液製剤の種類と使い分け 160
⑫ 輸血を開始するかどうかの評価 164
⑬ 輸血製剤の取り扱い 167
⑭ 輸血製剤の種類と使い分け 170
⑮ 昇圧薬の種類と使い分け 174
⑯ 降圧薬の種類と使い分け 178
⑰ 術前休止薬と中止する理由 183

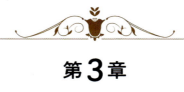

第3章
術中のモニタリング

① 【術中の呼吸の評価】総論 188
② 【術中の呼吸の評価】パルスオキシメータ 192
③ 【術中の呼吸の評価】カプノメータ 197
④ 【術中の呼吸の評価】血液ガス分析 202
⑤ 【術中の循環の評価】総論 206
⑥ 【術中の循環の評価】心電図 210
⑦ 【術中の循環の評価】非観血的血圧 216
⑧ 【術中の循環の評価】観血的動脈圧 221
⑨ 【術中の循環の評価】心拍出量 227
⑩ 【術中の循環の評価】中心静脈圧 231
⑪ 【術中の循環の評価】肺動脈圧 235
⑫ 術中の体温管理の評価 239
⑬ 筋弛緩モニターでの評価 244
⑭ 処理脳波モニターでの評価 248
⑮ 【コラム】最新モニタリング機器事情 252

Contents

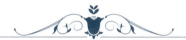

第4章
術後評価

- ① 覚醒までの観察点・注意点 ……………………………… 256
- ② 抜管時の観察点・注意点 ………………………………… 260
- ③ 退室までの観察点・注意点 ……………………………… 264

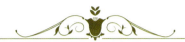

第5章
緊急時・イレギュラー時の患者評価

- ① 呼吸器系の緊急時・イレギュラー時の患者評価
  （上気道閉塞／低酸素血症など）……………………… 268
- ② 循環器系の緊急時・イレギュラー時の患者評価
  （血圧低下／血圧上昇／異常な心電図波形など）…… 274
- ③ 覚醒遅延時の患者評価 …………………………………… 281

表紙・本文デザイン／HON DESIGN 北尾 崇　本文イラスト／福井典子

執筆者一覧

第1章　術前評価

担当	氏名	所属
1、2、3、4、5、6	羽場政法	ひだか病院 麻酔科 部長
7、8、9、10、11、12、13	鈴木智文	三重北医療センターいなべ総合病院 麻酔科
14、15、16	助永親彦	隠岐広域連合立隠岐病院 麻酔科 副診療部長
17、18、19	渡部達範	新潟大学医歯学総合病院 麻酔科

第2章　手術室の薬剤　―麻酔薬・輸液・輸血・術中に用いる薬剤・中止薬―

担当	氏名	所属
1、2	駒澤伸泰	香川大学 医学部地域医療共育推進オフィス 特命教授
3、4、5、6	古谷健太	新潟大学医歯学総合病院 麻酔科 准教授
7、8、9	渡部達範	新潟大学医歯学総合病院 麻酔科
10、11	植木隆介	兵庫医科大学 麻酔科学講座 准教授
12、13、14	森本康裕	宇部興産中央病院 麻酔科 診療科長・副院長
15、16、17	金 史信	済生会兵庫県病院 麻酔科 医長

第3章　術中のモニタリング

担当	氏名	所属
1、2、3、4	植木隆介	兵庫医科大学 麻酔科学講座 准教授
5、13、14、15	森本康裕	宇部興産中央病院 麻酔科 診療科長・副院長
6、7、8	岩村一輝 宮﨑直樹	成尾整形外科病院 麻酔科 国立病院機構熊本医療センター 麻酔科
9、10、11	藤吉哲宏	公立学校共済組合九州中央病院 麻酔科 部長
12	阿部まり子	国立成育医療研究センター 麻酔科

第4章　術後評価

担当	氏名	所属
1、2、3	駒澤伸泰	香川大学 医学部地域医療共育推進オフィス 特命教授

第5章　緊急時・イレギュラー時の患者評価

担当	氏名	所属
1、2、3	駒澤伸泰	香川大学 医学部地域医療共育推進オフィス 特命教授

第1章

術前評価

1 検査値の評価

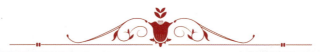

ひだか病院 麻酔科 部長 **羽場政法** はば・まさのり

ざっくりつかむ！3ポイント

- ●患者診察前にスクリーニング検査が実施されているかを確認しよう
- ●検査結果の異常値をカルテ機能で簡単に確認しよう
- ●異常値であった場合、事前介入が必要な検査項目を知ろう

図表でわかる！麻酔科医はこう考える

麻酔科医の考え方（一般検査のアプローチ）

患者診察前
- 患者診察前に検査値の評価を行う
- 異常値を確認

患者診察後
- 病歴確認
- 主科の介入状況を把握
- 麻酔法、モニタリングの検討
- 追加検査
- 専門科受診
- 介入追加
- 検査日時から手術日を考慮した判断
- 手術延期あるいは中止の必要性

患者の診察を行う前に検査値を確認しよう

　手術を受ける患者には術前評価として検査が行われます。これをスクリーニング検査といいます。スクリーンという言葉は砂や穀物などを分ける「ふるい」を指す言葉で、スクリーニングとはその「ふるい」によって分けることを意味します。スクリーニング検査を行うことにより、患者の状態をふるい分けすることができます。内科の通常の外来診察では診察後に検査を行いますが、限られた時間で患者を評価するため術前診察では患者診察前に検査が完了しています。必ず、**患者診察前に検査結果が揃っているかどうかを確認**しましょう（緊急手術では時間に制限があるため、検査結果が揃う前に患者診察を行う場合があります）。

　術前スクリーニング検査の項目を定めたガイドライン・指針は存在しません。患者の負担、医療資源やコストの削減を目的に最小限の検査が行われます。筆者施設で行われているスクリーニング検査と追加検査を**表1**にまとめました。施設によりスクリーニング検査

表1 検査対象とスクリーニング検査、追加検査一覧表（筆者施設の例）

検査対象	スクリーニング検査			追加検査
	血液検査	生理検査	画像検査	
赤血球	Hb、Ht、RBC			Fe、手術直前再検査
感染症	WBC、CRP			
血小板・凝固能	Plt PT、PT-INR、PT%、APTT			手術直前再検査
深部静脈血栓症	（Dダイマー）			Dダイマー、下肢静脈超音波検査、心臓超音波検査、造影CT
心臓機能		心電図	胸部X線画像	BNP、ホルター心電図、トレッドミル、心臓超音波検査、冠動脈CT
気道評価			胸部X線画像	頭頸部胸部CT画像
呼吸機能		呼吸機能検査（スパイロメトリー）	胸部X線画像	血液ガス分析
肝機能	TP、ALB、ChE、Plt、（PT）			ICGテスト、手術直前再検査
腎機能	eGFR、Cr、BUN			
組織逸脱酵素	ALT（肝）、AST（肝、心臓）、γ-GTP（胆嚢、肝）、ALP（胆嚢、肝）、LDH（多臓器）、CK（筋）			手術直前再検査
糖尿病	FBS、尿糖（尿検査）			HbA1c
電解質	Na、K、Cl			
その他	血液型、感染症			

の内容は異なる場合があります。自施設のスクリーニング検査項目を確認しておきましょう。

一言まとめポイント 診察前にスクリーニング検査が完了していることを確認しましょう。

麻酔科医は異常値を見たとき、どのように考え・どのように行動するか

「図表でわかる！麻酔科医はこう考える」のチャートは異常値を確認したときに麻酔科医は何を考え、どのように行動するかを記載したものです。現在では多くの病院のコンピューターカルテ上ですぐに異常値が判断できます（異常値を覚える必要はありません）。**スクリーニング検査で既知の疾患のコントロール状況を確認し、麻酔法・モニタリング方法などの術中の管理に反映**させます。短期間の介入で改善が見込める場合には、より安全な状態で患者に手術を受けてもらうために、術前に介入を行います。スクリーニング検査の異常値のみではリスク評価や介入方法が検討できない場合には、追加検査や専門科の受診を提案します。

一言まとめポイント 異常値を発見することは安全な手術の入り口です。

異常値だった場合、実際にどのように対応するか

図1は麻酔科医が検査ごとにどのように考えるか、どのように行動するかを記載したものです。理由の詳細はここでは記載しませんが、それぞれの項目で多くの介入があることを知ってください。一例として、赤血球関連では、事前の鉄剤投与、事前輸血、手術時の準備血液、追加検査、術中の点滴ルート本数の検討、動脈圧ラインの確保の検討、手術直前検査の実施などが挙げられています。若年女性の産科・婦人科手術では、検査項目で貧血がみられる場合、追加検査で血清鉄の検査を行います。低値であれば、事前の鉄剤投与、あるいは鉄分の摂取推奨で、貧血を改善させ、不要な輸血を減らすことができます。それぞれの介入については各項目の内容を確認してください。麻酔科医による術前診察以降に行われた検査は、麻酔科医が確認できていないこともあります。**オペナースのみなさんが見つけた異常は麻酔科医と情報共有**を行ってください。

一言まとめポイント 検査値の異常を見つけたら、実施された介入と実施されていない介入を確認しましょう。

12　OPE NURSING 2024 秋季増刊

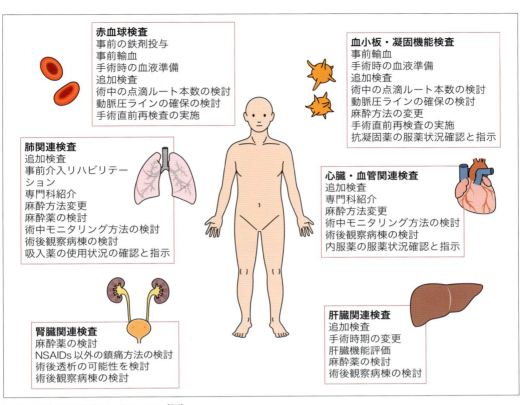

図1　検査値異常時のアクション（例）

知っていると役立つ！ +1 プラスワンの知識

術前診察から手術日までの間に異常値が変化する状況がある

検査をするタイミングで検査結果が変わる状況があることを知っておいてください。手術時によくある状況を紹介します。

▶急性胆嚢炎

緊急で手術が行われる場合と待機的に手術する場合があります。緊急手術ではその時の検査結果をもとにリスクを考え手術麻酔を行います。一方<mark>待機的手術では肝胆道系酵素の推移と肝機能（蛋白合成能、凝固機能）を確認</mark>し、患者のリスクが少ない状況で手術を行います。肝機能が著しく低下する場合や、経過中に胆嚢炎が再燃することもあります。待機手術では手術直前に行われる再検査が患者評価に重要です。経時的変化と直前データを確認しましょう。

▶誤嚥性肺炎合併

高齢者は、日常的に軽度の肺炎を起こしていることがあります。手術のために入院した際、活動制限（骨折や病態悪化）がある場合にはこれらの肺炎が重症化する場合があります。<mark>血液検査でCRP・WBC（白血球数）の上昇がある場合</mark>には呼吸器症状、経皮的動脈血酸素飽和度（SpO_2）、胸部X線画像、追加で行われる胸部CTにも注意して手術直前まで検査結果を確認しましょう。

▶外傷による出血

骨折などの外傷の手術は救急受診したタイミングの血液データが術前診察に用いられます。その後の経過で、<mark>出血による血管内脱水に対する輸液投与や持続的な創部皮下出血で貧血が進行</mark>することがあります。手術直前の検査を確認することにより、事前輸血や血液準備の判断が必要になることがあります。

知っていると役立つ！ +1 プラスワンの知識

逸脱酵素って何？どんな時に役に立つ？

　「AST、ALT 上昇がみられ、肝機能障害があります」という話を聞いたことがあると思います。しかし、実際のところ AST、ALT 上昇と肝機能は関係がありません。細胞内に通常存在する酵素が、細胞の炎症や破壊により血中に出てきたものを、逸脱している酵素（逸脱酵素）として測定しています。正常値より高い場合にはその酵素を多く含んでいる細胞が炎症や破壊を起こしていることになります。AST、ALT は肝臓に多く含まれており肝臓が炎症を起こすと細胞外に出てきます。肝臓が炎症を起こしていることと、肝臓の機能は別の問題です。例えば、肝機能がかなり低下している肝硬変では肝臓自体の細胞がすでに機能しなくなっているため、酵素を含んだ細胞自体がなくなっています。すなわち肝機能が低いにもかかわらず AST、ALT は低値を示します。肝臓の機能検査は蛋白合成能として TP（総蛋白）、ALB（アルブミン）、ChE（コリンエステラーゼ）の産生量を評価します。凝固機能の PT（プロトロンビン時間）も肝臓由来の蛋白質の影響が強く、蛋白合成能が下がると数値が高くなります（血が止まりにくくなります）。薬物の代謝はスクリーニング検査では行われていませんが、追加検査で ICG テストが行われます。肝硬変を起こし肝臓の血流が悪くなると、血流は脾臓（血小板を破壊する臓器）に多く流れ、血小板が過度に分解され血小板数が下がります。肝臓の機能はこれらの検査値から判断できるものであり、逸脱酵素自体では判断できません。同様に CPK は筋肉の炎症、γ-GTP、ALP（アルカリフォスファターゼ）は胆嚢の炎症を示します。炎症がある場合には急性の変化（筋肉の挫滅や炎症、急性胆嚢炎、急性肝炎、薬剤性肝炎など）か、慢性の変化（慢性肝炎など）かを判断し、急性の場合には手術時期のコントロールを検討します。逸脱酵素はこのような状況で手術時期の判断基準となります。

第1章 術前評価

1・検査値の評価

2 気道の評価

ひだか病院 麻酔科 部長 **羽場政法** はば・まさのり

ざっくりつかむ！3ポイント

- 術前に評価すべき12の危険因子を評価できるようになろう
- 短時間で気道評価できる診察を知ろう
- 気道評価を麻酔科医と共有しよう

図表でわかる！麻酔科医はこう考える

表1 術前に評価すべき12の危険因子（文献1を参考に作成）

- マランパチ分類：III or IV
- 頸部放射線後、頸部腫瘤
- 男性
- 短い甲状オトガイ間距離
- 歯牙の存在
- Body Mass Index 30kg/m² 以上
- 46歳以上
- 顎ひげの存在
- 太い首
- 睡眠時無呼吸の診断
- 頸椎の不安定性や可動制限
- 下顎の前方移動制限

表2 マスク換気困難と直視型喉頭鏡による喉頭展開困難が同時に発生する可能性（文献1を参考に作成）

術前予想危険クラス	クラス内での発生頻度	オッズ比（95%信頼区間）
I（危険因子数0〜3個）	0.18%	1.0
II（危険因子数4個）	0.47%	2.56（1.83〜3.58）
III（危険因子数5個）	0.77%	4.18（2.95〜5.96）
IV（危険因子数6個）	1.69%	9.23（6.54〜13.04）
V（危険因子数7〜11個）	3.31%	18.4（13.1〜25.8）

術前に評価すべき12の危険因子

　詳細な気道評価は多くの知識と経験が必要です。これから気道評価を学ぶには、まず最もスタンダードな評価ができるようになりましょう。日本麻酔科学会から『気道管理ガイドライン2014』[2]が出版されています。このなかで、**マスク換気困難と直視型喉頭鏡による喉頭展開困難の発生頻度を知るために、術前に評価すべき12の危険因子**が挙げられています（表1、2）。ガイドラインには評価の仕方の記載がありません。以下にそれぞれ

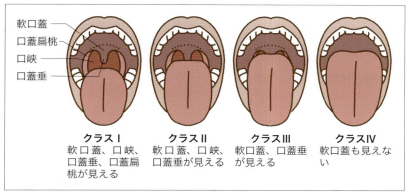

図1 マランパチ分類

の危険因子の評価方法を記載します。

==マランパチ分類==[2]（図1）は次の項で取り上げていますが、息を吐きながら最大に開口した時の口腔内の構造物の見え方を観察し4段階で評価します。クラスⅢ、Ⅳを危険因子ありと評価します。==頸部放射線後、頸部腫瘍==があると危険因子ありと評価します。性別を確認し==男性==は危険因子ありとします。

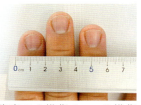 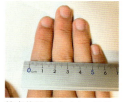

筆者の2横指4cm、3横指6cm　　筆者施設のオペナースの3横指5cm、4横指6cm

図2 自分の指のサイズを測っておくと気道評価に使える

==甲状オトガイ間距離==は後屈した時の顎先から喉仏までの距離で、==6cm以下を危険因子あり==と評価します。人差し指から小指をピッタリくっつけるとおおよそ女性6cm〜、男性6.5cm〜となります。自分の人差し指から小指のサイズを測って診察時に手で測れるようにしておきましょう（図2）。==歯牙がない==場合、危険因子ありとします。==BMIが30kg/m²以上==を危険因子ありとします。BMIとは体重（kg）を身長（m）の2乗で割った数値で、例えば体重95kg身長1.70mの患者のBMIは、95÷(1.70×1.70)＝32.87で約33kg/m²となります。年齢が==46歳以上==を危険因子ありとします。==顎ひげがある==場合、危険因子ありとします。==太い首==を危険因子ありとします（太い首については客観的指標がありません。見た感じで評価してください）。==睡眠時無呼吸==については診断を受けていないが睡眠時無呼吸症候群である人は潜在的に多いと考えています。問診等で家族からの睡眠時のいびきや呼吸停止、昼間の眠気、起床後の頭痛などを確認し睡眠時無呼吸症候群の可能性を検討してください。本人からの「いびきで目が覚める」などの言葉には注意しましょう。実際にはいびきで目が覚めているのではなく、気道閉塞による低酸素で目が覚めています。睡眠時無呼吸症候群があれば危険因子ありと評価します。==頸椎の不安定性や可動域制限==は上肢のしびれや脊椎疾患の有無を確認しましょう。これらの症状や疾患がある場合は後屈をさせないでください。症状や疾患がない場合、実際に後屈させて可動域を評価しましょう。後屈時に上半身が動いてしまう場合には、肩に手を添え、肩の位置を動かさず

に首のみ動かしてもらうようにしましょう。症状や疾患、可動域制限がある場合は危険因子ありと判断します。**下顎の前方移動制限**は次の項で取り上げている Upper lip bite test[3]（図3）が客観的に評価しやすい方法と考えます。Class 2、3は危険因子ありと評価します。

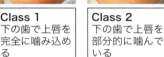

図3 Upper lip bite test

Class 1	Class 2	Class 3
下の歯で上唇を完全に嚙み込める	下の歯で上唇を部分的に嚙んでいる	下の歯で上唇を全く嚙めていない

> **一言まとめポイント** 術前に評価すべき12の危険因子を評価できるようになりましょう。

短時間で気道評価できる診察

マランパチ分類（図1）

　マランパチ分類は息を吐きながら口を最大まで開けた時の口腔内で観察できる構造物を評価します。構造物を評価するためには、**軟口蓋と硬口蓋の違いと口蓋扁桃、口蓋垂という構造物を理解する**必要があります（口峡、口蓋弓も構造物として見えますが、ほかの構造物との関連性を考えると、わからなくてもおおよそ正確な評価ができます）。口蓋垂は正中にあり、最もわかりやすい構造物です。口蓋扁桃はオペナースであれば耳鼻科の扁桃摘出術でよく理解できていると思います。軟口蓋と硬口蓋の違いを知るには自分の口に指を入れ、口の上（上顎）を触りながら奥に進めると理解しやすいと思います。組織の裏に骨があり硬い組織が続きますが、奥のほうに行くと骨のない軟らかい組織に変わります。硬い部分が硬口蓋で軟らかい部分が軟口蓋です。実際に患者の口の中に手を入れることはできませんが、一度自身の軟口蓋を鏡で見ながら確認しておくと評価しやすくなると思います。また正式には息を大きく吐いた状況で診察しますが、筆者自身の観察では、大きく息を吐いた時と大きく息を吸った時に視認できる構造物はほとんど変わりません。COVID-19感染症のリスクを考え、大きく息を吸ってもらって観察するほうをお勧めします。

Upper lip bite test[2]（図3）

　下顎歯で上唇をどのぐらい嚙めるかで、下顎の前方移動を評価する方法です。**「下の歯でこんなふうに上唇を嚙んでみて」**と実際にやって見せると患者はすぐに実施してくれます。また図3の説明は文献からの表記になっていますが、「Class 1：上唇が見えない」「Class 2：上唇の一部が見える」「Class 3：上唇が全部見える」のように上唇の見え方に注目するほうが評価しやすいかもしれません。この手法は下顎の動きや大きさを容易かつ客観的に評価が可能です。

手は物差しの代わり（図2）

自分の2横指、3横指、4横指の長さを知っておきましょう。開口距離や甲状オトガイ間距離などの測定に有用です。ものさしで距離を測ることはできますが、医療の現場ではものさしを添えるより、手を添えるほうがよいかもしれません。

> **一言まとめポイント**　さっとできる気道評価診察を身につけましょう。

気道評価をチームで共有

　気道管理で重要なことの一つは事前の情報共有です。救急外来での気道確保と異なり、手術室では気道確保困難に備え事前に準備や作戦を練ることができます。安全な気道確保はチームにより達成されます。気道評価で危険因子が多くあった場合には、担当麻酔科医と情報共有を行いましょう（後述の「**ミニ症例でシミュレーション**」参照）。

> **一言まとめポイント**　チームで対応するために情報共有をしましょう。

ここに注意！ 落とし穴ポイント

間接視認型喉頭鏡（ビデオ喉頭鏡）の出現で口腔軸の評価は不要になる？

　皆さんの施設では、間接視認型喉頭鏡（ビデオ喉頭鏡）の使用状況はどうでしょうか？ 間接視認型喉頭鏡を一般使用している病院も多くなってきていると感じています。

　気管挿管のための**喉頭展開は「口腔軸」「咽頭軸」「喉頭軸」という3つの軸を一致させる**ことにより口腔外から声帯を視認することができます。しかし、**間接視認型喉頭鏡は「咽頭軸」と「喉頭軸」を合わせる**とモニター上で声帯を確認することができます。喉頭蓋の下側に先端位置が推奨されている喉頭鏡（エアウェイスコープなど）は軸を合わせる必要がないと考えることもできます。一方でほとんどの気道評価が口腔軸とそのほかの軸の関係性を評価しています。現在エビデンスは揃っていませんが、今後気道評価方法は大きく変わるかもしれません。

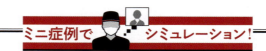

気道評価を麻酔科医と共有することの重要性

オペナースのあなたは手術室で次の患者の準備していた麻酔科医に話しかけた。

あなた：先生、この患者さんの術前訪問に行ってきました。気道評価してきたのですが、12の危険因子のうち「男性」「Body Mass Index 33 kg/m^2」「50歳」「顎ひげあり」「太い首」「夜間の呼吸停止」「頸椎の不安定性」の7個があてはまりました。何か準備しておいたほうがよいことはありますか？

麻酔科医：そうだね。術前予想危険クラスVでリスクの高い患者さんですね。いろいろ用意してもらうのも申し訳ないのですが、事前のリスクを考えるとしっかり準備をしておきたいと思います。あと麻酔導入手順を共有させてもらっていいですか？ 手順を共有することで、スムーズに対応することができると思います。

あなた：よろしくお願いします。

麻酔科医：今回通常導入を行う予定です。筋弛緩薬を入れた後、換気改善を行っても換気困難があれば、スガマデクスを16mg/kgを使用するかもしれません。この患者さんだと、200mg製剤が7本必要ですね。換気困難、挿管困難があればLMA（ラリンジアルマスク）を使うことになります。その状況になるとマンパワーも必要になると思います。

あなた：さっき気になったので部屋置きの麻酔カートの緊急時使用物品の確認をしたところ、LMA、アンビューバッグ、頸部切開用メスは補充されていました。スガマデクスは部屋に4本常備されています。足らない分を追加で部屋に持ち込んでおきます。今日のリーダーナースにCall for Helpした時には、「気道関連の問題が起こっている可能性があること」、「すぐに人員を確保してほしいこと」を伝えておきます。

麻酔科医：緊急時使用物品の確認ありがとう。僕も麻酔科のリーダーと情報共有しておきます。

▶実際の麻酔導入経過（p.197～3章-3「カプノメータ」、JSA-AMAのリスクゾーンについてはp.269 5章-1「呼吸器系の緊急時・イレギュラー時の患者評価（上気道閉塞／低酸素血症など）」参照）

　鎮静薬と鎮痛薬を投与し、患者就眠後、筋弛緩薬の投与を行った。換気を行うがカプノグラフで二酸化炭素ガスの波形は見られなかった（V3波形）。換気改善を行うもV2波形で、挿管を行ったが2回失敗、再度換気時にはカプノグラフで

二酸化炭素ガス波形は見られなくなった。「イエローゾーンに入った」という麻酔科医の情報共有があったので、あなたは、麻酔カートから緊急使用のためのLMAを出し、麻酔科医に確認後、準備を始めた。また器械出し看護師はCall for Helpを行い、1分後にDAMカートと応援看護師、応援麻酔科医が到着した。到着した時にはすでにLMA挿入により正常なカプノグラフ波形（V1）が得られていた。応援看護師がスガマデクスの準備を確認したが、LMAによる正常な換気が行われており、スガマデクスは準備しなかった。気管支内視鏡使用による気道確保が行われた。

　事前の情報共有により、スムーズな連携が行われ、患者に安全な手術環境を提供し、病院コストも適切にコントロールされた。

この症例からの学び

　情報共有は安全な手術環境を構築します。

引用・参考文献

1) Kheterpal, S. et al. Incidence, predictors, and outcome of difficult mask ventilation combined with difficult laryngoscopy : a report from the multicenter perioperative outcomes group. Anesthesiology. 119 (6), 2013, 1360-9.
2) 日本麻酔科学会. 気道管理ガイドライン2014（日本語訳）. https://anesth.or.jp/files/pdf/20150427-2guidelin.pdf〈2024年4月参照〉
3) Samsoon, GL. et al. Difficult tracheal intubation : a retrospective study. Anaesthesia. 42 (5), 1987, 487-90.
4) Khan, ZHA. et al. A comparison of the upper lip bite test (a simple new technique) with modified Mallampati classification in predicting difficulty in endotracheal intubation : a prospective blinded study. Anesth Analg. 96 (2), 2003, 595-9.

3 【呼吸の評価】一般的な患者の評価

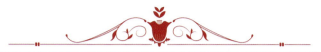

ひだか病院 麻酔科 部長　**羽場政法**　はば・まさのり

ざっくりつかむ！3ポイント

- 情報ごとの収集タイミングを知ろう
- 呼吸機能検査から疾患を推測しよう
- 呼吸関連基礎疾患、既往歴、臨床症状を問診しよう

図表でわかる！麻酔科医はこう考える

麻酔科医の考え方（呼吸評価）※黄色文字の項目に注目

1st STEP：患者診察前
- 呼吸機能検査（スパイロメトリー）
- 胸部X線
- 血液ガス分析*
- 胸部CT*
- カルテ記載の呼吸器疾患を確認
- 主科、呼吸器内科の介入状況を把握

2nd STEP：患者診察
- 基礎疾患の有無を問診
- 基礎疾患の程度を確認
- ADLを確認
- H-J分類
- mMRCスケール
- 吸入薬を確認

3rd STEP：患者診察後
- 麻酔法、モニタリングを検討
- 吸入薬を指示
- 追加検査を指示
- 血液ガス分析
- 胸部CT

*スクリーニング検査ではありませんが、検査されていれば患者診察前に確認しましょう

呼吸器疾患の評価（表1）

スクリーニング検査が実施されているため、麻酔科医の診察は通常の内科診察とアプローチが異なります。呼吸器疾患では胸部X線画像、呼吸機能検査（スパイロメトリー）（図1）がスクリーニング検査となります。呼吸機能検査が施行できない場合には血液ガス分析が行われます。事前に呼吸器疾患がわかっている場合には胸部CTが追加されていることもあります。

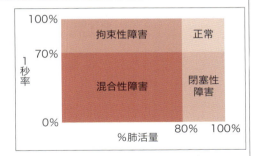

図1 呼吸機能検査（スパイロメトリー）

1st STEP：患者診察前

1st STEPは患者訪問前に患者の情報を集めることです。カルテに記載の呼吸器疾患を確認すると同時に、呼吸機能検査（スパイロメトリー）を確認しましょう。**1秒率が70％未満を閉塞性肺機能障害**とよびます。閉塞性肺機能障害を起こす疾患は、慢性閉塞性肺疾患（COPD）や喘息、喫煙による影響が考えられます。**肺活量が80％未満を拘束性肺機能障害**とよびます。拘束性肺機能障害を起こす疾患は間質性肺炎、肥満、胸郭形成異常、胸水貯留などがあります。**1秒率が70％未満かつ％肺活量が80％未満の患者を混合性肺機能障害**とよび、呼吸関連疾患がかなり進行した状況を示します。

胸部X線画像の読影は難しいですが、**肺野が白っぽければ（"透過性が低下する"と表現します）、肺炎や胸水**が疑われます。胸水では肺野全体が白っぽく見え、肺炎では部分的に白っぽく見えます。**部分的に黒く見える場所（"透過性が上昇する"と表現します）がある場合は慢性閉塞性肺疾患**の病変で、ブラ、あるいはブレブという肺胞壁が破壊された構造物である可能性があります。ブラ、ブレブは陽圧換気で気胸を起こす原因となることが知られています。これらの有無を事前に確認したうえで患者診察を行ってください。

2nd STEP 患者診察

2nd STEPは患者の診察・問診です。カルテに記載されていない**呼吸器基礎疾患の有無、基礎疾患の程度を確認**しましょう。肺炎の入院歴や幼少期の喘息など既往歴を確認しましょう。呼吸器基礎疾患が確認されたらH-J（Hugh-Jones）分類[1]やmMRC（modified British Medical Research Council）息切れスケール[2]（表1）を用いて臨床症状を確認しましょう。この評価は観察による評価でなく自己申告型の評価であるため、正確さは患者の性格に依存します（「ここに注意！落とし穴ポイント」参照）。また、脚が不自由で運動負荷をかけることができない患者にはH-J分類やmMRC息切れスケールを適応することはできません。手術適応のある高齢者の多くに活動制限があり、実際の現場では評価することが難しいこともあります。喘息患者は、最終発作の時期、発作の頻度や程度を問診

表1 問診による呼吸器疾患の症状評価

Hugh–Jones 分類

障害程度	日常動作の障害内容
Ⅰ度 正常	同年齢の健常者と同様に歩行、階段昇降などの日常活動ができる
Ⅱ度 軽度障害	平地では同年齢の健常者と同様に歩行可能だが、階段昇降、坂道では息切れがする
Ⅲ度 中等度障害	平地でも健常者並みに歩けないが、自分のペースでなら 1.6km 以上歩ける
Ⅳ度 高度障害	休み休みでなければ 50m 以上歩けない
Ⅴ度 きわめて高度障害	会話や衣服着脱などの軽い日常動作も障害されている

mMRC 息切れスケール

グレード	息切れの症状
修正 MRC グレード 0	激しい運動をした時だけ息切れする
修正 MRC グレード 1	平坦な道を早足で歩いたり、穏やかな上り坂を歩いたりする時に息切れがある
修正 MRC グレード 2	・息切れがあるので、同年代の人よりも平坦な道を歩くのが遅い ・あるいは平坦な道を自分のペースで歩いている時、息切れのために立ち止まることがある
修正 MRC グレード 3	平坦な道を約 100 メートルまたは数分間歩くと息切れのために立ち止まる
修正 MRC グレード 4	息切れがひどく家から出られない あるいは衣服の着替えをする時にも息切れがある

し、喘息のコントロール状況を確認しましょう。

　COPD や喘息患者では吸入薬を使用していることがあります。吸入薬には、予防的に毎日吸入されているものと、発作時に使用するものがあります。これらの==吸入薬についても正確に情報を集めましょう。==

3rd STEP 患者診察後

　3rd STEP は意思決定です。麻酔科医と情報を共有することにより、麻酔科医の指示のもと意思決定が行われると考えてください。取得した情報の質が高ければ高いほど、患者に安全な手術を提供できます。

> **一言まとめポイント** 呼吸器疾患の情報収集タイミングを知りましょう。

呼吸機能検査（スパイロメトリー）

　深く息を吸い込んだ後、できるだけ強く速く息を吐き出してもらい、その後完全に息を吸い込むよう指示します。この一連の動作を数回繰り返して、最も良好な結果を記録したものが呼吸機能検査です。呼吸機能について多くの情報を取得できる検査です。

　正常な波形は、急速な息の吐き出しによって波形が急激に上昇し、その後徐々に平坦になることが特徴で、その変化により呼吸機能を推測します。しかし、波形診断は難しいので呼吸器内科医や麻酔科医に任せましょう。波形と同時に数値が測定されます。==重要な数値は 1 秒率（FEV1.0%）と%肺活量（%VC）==です。この 2 つの数値について知りましょう。1 秒率は吐き出した息の全体のうち何%を 1 秒以内に吐き出せているかを数値化したものです。最大 100%で 70%未満を閉塞性肺機能障害とよびます。%肺活量は身長・

体重・年齢から推測される標準的な肺活量に対し、どの程度の肺活量があるかを％で表します。最大は 100％を超える場合があります。80％未満を拘束性肺機能障害とよびます。1 秒率が 70％未満かつ肺活量が 80％未満の患者を混合性肺機能障害とよび、呼吸関連疾患が進行した状況を示します。**1 秒率が 70％未満かつ肺活量が 70％未満は全身麻酔の保険加算（重症症例加算）**がありますので、加算申請を忘れないようにしましょう。

▶ **一言まとめポイント** 呼吸機能検査は 1 秒率（FEV1.0％）と％肺活量（％VC）に注目！

知っていると役立つ！ +1 プラスワンの知識

動脈血液ガス分析

　動脈血液ガス分析のパラメーターは**体内の酸素化、酸塩基平衡（電解質を含む）、Hb 値**です。また検査のタイミングの状況と数時間の経過状況の両方を表す検査です。出血などがない限り Hb 値は現在の状況も数時間前の状況も大きく変わることがありません。酸素化は検査のタイミングを反映し、酸素マスクを着けた状況での血液データと酸素マスクを外した状況での血液データは同じ患者でも変わってしまいます。酸塩基平衡は検査のタイミングと数時間前の状況の両方を反映します。両方反映するので理解するのが難しいですが、ここではわかりやすく説明したいと思います。人間の身体は時間をかけて電解質や HCO_3^-（炭酸水素イオン。二酸化炭素と考えるとわかりやすいです）を、pH を一定に（緩衝）するために調整します。**pH が正常範囲で、電解質や HCO_3^- が異常値を示す場合は、何らかの代謝異常や慢性的な呼吸器疾患が存在している**ことがあります。**pH、電解質、HCO_3^- すべてが異常値を示す場合は急性の変化**を表すことが多いです。よくあるのが採血時に痛がって呼吸が速くなった場合などがあります（検査データを見ながら、「患者さん痛かったんだな〜」と思っています）。蘇生患者の動脈血液ガスデータも急性の変化を表しています。**例外は腎不全患者**で、腎不全患者では慢性経過でも電解質、HCO_3^- をうまく調整できず、pH を正常に保てないため、慢性的な変化ですがすべて異常値を示すことが多いです。

　術中の人工呼吸設定を変更した時、前後でどのように動脈血液ガス分析結果が変わるのかを麻酔科医に見せてもらい、説明してもらうと少し理解できるかもしれません。ぜひ自施設の麻酔科医に聞いてみてください。

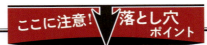

自己申告型の評価の客観性は？

　文献では、自己申告型の評価も自己申告ではなく観察し評価分類が作成されています。一方で、臨床での運用においては観察することなく自己申告で評価が行われます。自己評価は患者の性格や地域性を反映します。著者の地域では患者は元気であることをアピールされることが多いと感じます。ADLを確認しても「元気です」との答えが返ってきますが、日常生活を聞くと自宅内で最低限の行動しかできていない患者も多く、外来入室時に明らかに運動制限のある患者もいますが、「運動制限はありません」と答えられることが多いです。自己申告型の評価は評価が容易である一方で、論文作成時の状況とは異なるため、臨床応用段階では正確性に欠けているかもしれません。

引用・参考文献

1) HUGH-JONES, P. et al. A simple standard exercise test and its use for measuring exertion dyspnoea. Br Med J. 1 (4749), 1952, 65-71.
2) Mahler, DA. et al. Evaluation of clinical methods for rating dyspnea. Chest. 93 (3), 1988, 580-6.

4 【呼吸の評価】基礎疾患のある患者の評価（気管支喘息／慢性閉塞性肺疾患／喫煙など）

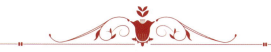

ひだか病院 麻酔科 部長　**羽場政法**　はば・まさのり

ざっくりつかむ！ 3ポイント

- 慢性閉塞性肺疾患（COPD）では検査データに合わせて臨床所見を評価しよう
- 気管支喘息は最終発作、頻度、症状、使用薬剤を確認しよう
- 禁煙介入できれば、手術だけでなく将来の疾病リスクを低下させることができる

図表でわかる！麻酔科医はこう考える

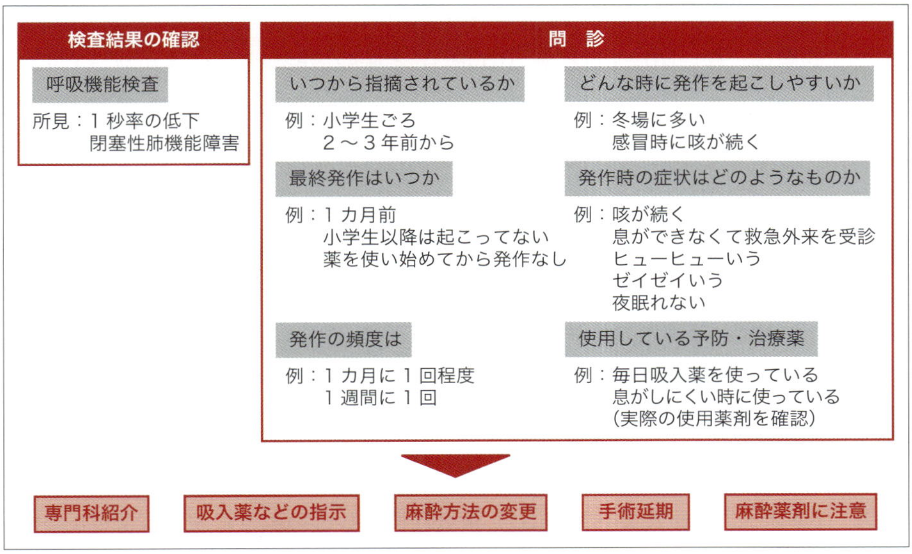

検査結果の確認	問　診	
呼吸機能検査 所見：1秒率の低下 　　　閉塞性肺機能障害	**いつから指摘されているか** 例：小学生ごろ 　　2～3年前から	**どんな時に発作を起こしやすいか** 例：冬場に多い 　　感冒時に咳が続く
	最終発作はいつか 例：1カ月前 　　小学生以降は起こってない 　　薬を使い始めてから発作なし	**発作時の症状はどのようなものか** 例：咳が続く 　　息ができなくて救急外来を受診 　　ヒューヒューいう 　　ゼイゼイいう 　　夜眠れない
	発作の頻度は 例：1カ月に1回程度 　　1週間に1回	**使用している予防・治療薬** 例：毎日吸入薬を使っている 　　息がしにくい時に使っている 　　（実際の使用薬剤を確認）

▼

| 専門科紹介 | 吸入薬などの指示 | 麻酔方法の変更 | 手術延期 | 麻酔薬剤に注意 |

図1 気管支喘息の評価

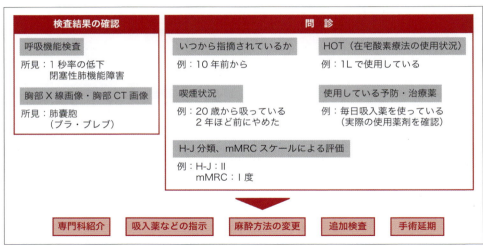

図2 慢性閉塞性肺疾患（COPD）の評価

いつの時点からでも禁煙すべきだが、4週間以上前の禁煙を推奨

1. 喫煙で種々の周術期合併症は増加し、術後の回復が遅延する。
2. 術前患者には喫煙の有無を確認し、喫煙者には禁煙の意義と目的を理解させ、禁煙を促す。
3. 術前のいつの時点からでも禁煙を開始することは意義がある。
4. 手術直前の禁煙でも周術期合併症の増加はみられない。
5. 可能な限り長期の術前禁煙は、周術期合併症をより減少させる。
6. 受動喫煙も能動喫煙と同様に手術患者に悪影響を及ぼす。
7. 敷地内禁煙などの無煙環境の確立は重要である。
8. 禁煙指導は術前禁煙を促進し、術後の再喫煙率を低下させる。
9. 周術期禁煙を契機とし、生涯の禁煙を目標にする。
10. 周術期医療チームや外科系医師、禁煙外来など他科や他職種と協同して周術期禁煙を推進する。

図3 禁煙啓発ポスター10項目：周術期の禁煙（文献2を参考に作成）

気管支喘息の評価

　気管支喘息は、慢性閉塞性肺疾患（COPD）と呼吸機能検査の結果が同じですが、原因の病態が異なります。COPDでは肺胞の構造物の破壊が見られますが、気管支喘息では**肺胞の構造物の破壊が見られず、末梢気道閉塞は発作として可逆的**に起こります。吸入薬の処方など、呼吸器内科による適切な介入により症状の改善を認める場合がほとんどです。術前には、定期的なステロイド吸入薬により軽症間欠型（発作症状が週1回未満で発作が軽度）にコントロールし、発作時にはβ_2刺激薬の吸入で軽快する状況までコントロールを専門科にお願いしましょう。手術当日は通常使用している吸入薬を使用しましょう。図1に挙げた喘息の症状と頻度、夜間症状、日常生活の妨げの有無、現在使用している薬剤などの情報をカルテ記録に要約しておきましょう。感冒は喘息発作を引き起こす要因になります。感冒時は手術延期を考えましょう。小児では、喘息を誘発する麻酔導入薬（ラボナール®〔チオペンタールナトリウム〕）などを使用しないように注意しましょう。

> **一言まとめポイント** 喘息はコントロール可能な病態で、コントロールを行ってから手術を行います。

慢性閉塞性肺疾患（COPD）

　日本呼吸器学会の『COPD（慢性閉塞性肺疾患）診断と治療のためのガイドライン2022〔第6版〕』[1]で、「COPDはタバコ煙を主とする有害物質を長期に吸入曝露することなどにより生ずる肺疾患であり、呼吸機能検査で気流閉塞を示す。気流閉塞は末梢気道病変と気腫性病変がさまざまな割合で複合的に関与し起こる」とされています。==診断基準は「長期の喫煙歴」「呼吸機能検査で1秒率が70％未満」「そのほかの閉塞性肺疾患を除外する」==となっています。図2を参考に、検査値や問診からCOPDに関する情報を収集しましょう。

　そのほかの閉塞性肺疾患の代表は喘息です。前述のように発作などの可逆性の症状がある場合は喘息を疑いましょう。

　COPDの病態を考え、周術期には以下のような介入が行われています。

・術前早期から曝露因子である喫煙を中止する
・術前早期から喀痰排出のための呼吸リハビリテーションを行う
・術前から肺炎を起こしている場合は、手術を延期し肺炎のコントロールを優先する
・周術期を通して感染による肺炎のリスクを最小にする
・内服薬と吸入薬を継続する
・COPDの重症例では人工呼吸を行わない麻酔方法も検討する
・COPDの重症例では肺高血圧を引き起こしている症例もあり、心臓超音波検査で心臓の評価を行う

　などが挙げられます。術前スクリーニング検査が行われた時点で問診を行い、早期に介入を開始する必要があることを知っておいてください。

> **一言まとめポイント** 喫煙の中止や呼吸リハビリテーションは早期に開始することが重要です。

周術期の禁煙

　図3は医療従事者向けの禁煙啓蒙ポスター10項目[2]です。禁煙は患者本人の意思に委ねられますが、==正確な情報を提供することが重要==です。喫煙を続けた場合、「傷の治りが遅

れる」「周術期の合併症が増える」「どのタイミングからの禁煙も効果があり、早いほど有効である」、また禁煙を術後も継続できた場合、「慢性閉塞性肺疾患（COPD）のリスクを減らせる」、受動喫煙も同時に有害であるため、「ご家族に喫煙者がいる場合にはご家族の禁煙も推奨する」など、情報提供を行いましょう。これらの内容は日本麻酔科学会ホームページの「禁煙啓発ポスター（一般の皆様向け）」[3] に掲載されています。ポスターを見せながら説明するのもよいかもしれません。加熱式タバコも電子タバコも、通常のタバコと同様に中止することが推奨されています。禁煙治療介入は保険診療上、外来診察で開始しなければいけないという制限があります。周術期に禁煙治療を開始する場合には、手術による入院前に開始する必要があることを知っておきましょう。禁煙治療として開始されたニコチン製剤は、虚血性心疾患患者では手術当日の休薬が推奨されていることも知っておきましょう。

一言まとめポイント ▶ 禁煙は本人の意思により行われます。判断するための正確な情報を提供しましょう。

知っていると役立つ！ +1 プラスワンの知識

挿管をするかしないかは麻酔科医により判断が異なる？

　気管内に喀痰が予想される患者や気管支喘息を基礎疾患にもつ患者の気道確保を行う際、気管挿管をする麻酔科医と、気管挿管せずラリンジアルマスクなどの声門上器具で気道確保をする麻酔科医がいます。これはどちらが正しいのでしょうか？ 答えはどちらも正解、つまり麻酔科医が考える優先事項が異なるということです。気管挿管では術中の気道閉塞や喘息発作が起こった場合に対応しやすいというメリットがあります。一方で、気管挿管することにより気管を刺激し気管内分泌物を上昇させ、喘息発作を誘発させる可能性があります。特に麻酔が浅くなる抜管時にはその傾向が強くなります。声門上器具で気道確保することで、気管の刺激を少なくし、このデメリットを軽減することができます。一方で喘息発作や気道閉塞が起こった場合には、気道内圧を上昇させることが難しいというデメリットがあります。

　気管挿管は麻酔中のトラブル対処を優先し、声門上器具はトラブルが起こらないことを優先しています。麻酔方法は何を優先するかによって対応が変わることがあります。

知っていると役立つ！ +1 プラスワンの知識

感冒はいつまで手術を延期する？

　今回取り上げた3つの疾患以外について、**表1**に記載しています。そのなかでも感冒・急性上気道炎の延期期間の設定は麻酔科医にとって難しい問題です。延期が可能で、延期によりリスク軽減ができる場合は延期が推奨されます。一方で社会的な理由が存在するため、術者のみならず患者からも延期に対し肯定的な意見をもらえないことがほとんどです。麻酔科医は手術を延期したいと考えていませんが、リスク評価の判断で延期の説明をせざるを得ない状況があります。筆者の施設では感冒・急性上気道炎時の呼吸関連リスクの高い小学生以下の小児において治癒後3週間の延期をお願いするようにしています。中学生以上の患者にはリスクを説明し、主治医と患者で手術日を検討してもらうように説明しています。施設により延期のスタンダードは異なりますので、ご自身の施設の対応を確認しておきましょう。

表1　その他の注意が必要な呼吸器疾患

感冒、急性上気道炎	・喉頭痙攣の発生率が上昇する ・無気肺・肺炎が増加する ・治ってから6週間は上記リスクの増大が続く
結核	・結核菌の排出状況の確認をする ・既往結核による胸郭や肺の変形を確認する ・胸郭や肺の変形は1秒率や％肺活量に影響を及ぼす
気管支拡張症	・呼吸関連感染症が発生しやすい ・気管支内に多量の喀痰が存在する
間質性肺炎	・間質性肺炎は病態である ・原因疾患はさまざまである ・検査では％肺活量の低下を認める ・息切れ、咳嗽が主症状である ・高濃度酸素が間質性肺炎を悪化させることが指摘されている

引用・参考文献

1) 日本呼吸器学会. COPD（慢性閉塞性肺疾患）診断と治療のためのガイドライン2022〔第6版〕. https://www.jrs.or.jp/publication/jrs_guidelines/20220512084311.html〈2024年4月参照〉
2) 日本麻酔科学会. 禁煙啓発ポスター（医療従事者向け）. https://anesth.or.jp/files/pdf/kinen-p-1.pdf〈2024年4月参照〉
3) 日本麻酔科学会. 禁煙啓発ポスター（一般の皆様向け）. https://anesth.or.jp/files/pdf/kinen-p-2_20190107.pdf〈2024年4月参照〉

第1章　術前評価

4・【呼吸の評価】基礎疾患のある患者の評価（気管支喘息／慢性閉塞性肺疾患／喫煙など）

5

【循環の評価】
一般的な患者の評価

ひだか病院 麻酔科 部長 **羽場政法** はば・まさのり

ざっくりつかむ！3ポイント

- 情報ごとの収集タイミングを知ろう
- 心電図は自動解析結果を確認しよう
- 内服薬は正確な情報を収集しよう

図表でわかる！麻酔科医はこう考える

麻酔科医の考え方（循環評価）※黄色文字の項目に注目

1st STEP：患者診察前
- 心電図
- 胸部X線
- 心臓超音波検査*
- Dダイマー*
- BNP*
- 下肢静脈エコー検査*
- 胸腹部CT*
- 冠動脈CT*
- ホルター心電図*
- カルテ記載の循環器疾患をピックアップ
- 主科、循環器内科の介入状況を把握

2nd STEP：患者診察
- 基礎疾患の有無を問診
- 基礎疾患の程度を確認
- ADLを確認
- NYHA分類
- 内服薬を確認

3rd STEP：患者診察後
- 麻酔法、モニタリングを検討
- 内服薬を指示
- 追加検査を指示
- 心臓超音波検査
- Dダイマー
- BNP
- 下肢静脈エコー検査
- 胸腹部CT
- ホルター心電図
- 循環器内科受診を指示
- 冠動脈CT

＊スクリーニング検査ではありませんが、検査されていれば患者診察前に確認しましょう

循環器疾患に対する麻酔科医のアプローチ

　スクリーニング検査が実施されているため、麻酔科医の診察は通常の内科診察とアプローチが異なります。循環器疾患では心電図や胸部X線画像がスクリーニング検査となります。事前に循環器疾患がわかっている場合には追加検査や、すでに循環器内科に紹介され、リスクの評価や治療介入が行われていることもあります。

1st STEP 患者診察前

　1st STEP は患者訪問前に患者の情報を集めることです。心電図はスクリーニング検査として必ず行われています。心電図の波形がわかる場合は直接判断を行いますが、医師にとっても正確に心電図を判断することは難しいと考えてください。ミネソタ・コードなどの自動解析を利用して心電図から簡単に情報を取得する方法を知りましょう（**表1**）。胸部X線検査も必ず施行されていますが、胸部X線画像から循環器疾患の情報を取得することは少なく、判断は麻酔科医に任せましょう。カルテから循環器に関する過去の病気（既往歴）、現在治療中の病気（基礎疾患）についてリストアップしましょう。内服薬は<mark>カルテに記載されているものと、実際に内服しているものが異なることが多くあります</mark>。患者診察前の段階では正確な薬剤の把握ではなく、抗凝固薬、抗血小板薬、高血圧治療薬、抗不整脈薬など薬剤の種類を把握しておきましょう。

2nd STEP 患者診察

　2nd STEP は患者の診察・問診です。<mark>カルテに記載されていない循環器基礎疾患の有無、基礎疾患の程度を確認</mark>しましょう。狭心症や心筋梗塞などの虚血性心疾患の既往や基礎疾患をもっている場合には、NYHA（New York Heart Association）心機能分類で症状の程度を確認しましょう（**表2**）。ただし足が不自由で運動負荷をかけることができない患者

表1 心電図自動解析を用いた所見を確認

波形異常の種類	ミネソタ・コード（番号）	注意する所見 word	よく見る所見 word
異常Q波	1-@-@	心筋梗塞	
ST、T波	4-@-@	ST低下	
	5-@-@	陰性T波	
	9-@-@	ST上昇	
軸偏位	2-@-@	左軸偏位	
房室伝導障害	6-@-@	完全房室ブロック II度房室ブロック（Mobitz II型） WPW症候群	I度房室ブロック
	7-8	右脚ブロック＋左脚前脚ブロック	
心室伝導障害	7-@-@	左脚ブロック	右脚ブロック
不整脈	8-@-@	・心室粗動、心房細動、心房粗動 ・発作性上室頻拍、徐脈、ブロック	・上室性期外収縮（PAC） ・心室性期外収縮（PVC）
その他	9-@-@	ブルガダ型	

第1章 術前評価

5・【循環の評価】一般的な患者の評価

には NYHA 心機能分類を適応することはできません。有名な分類ですが、本来 NYHA 心機能分類で判断すべき高齢者の多くに活動制限があり、臨床ではあまり役に立たないと感じることもあります。正確に**抗凝固薬、抗血小板薬、高血圧治療薬、抗不整脈薬の内服薬を確認**しましょう（**表3**）。これらはすべて術前に指示をすべき薬剤です。1日のうち、どのタイミングで飲んでいるかも重要です。休薬中であればいつから休薬しているかを正確に確認しましょう。内服薬については**正確な情報以外は役に立たない**と考えてください。

表2 NYHA（New York Heart Association）心機能分類（文献1を参考に作成）

NYHAクラス	定義
Ⅰ度	心疾患はあるが身体の活動を制限する必要はない。日常生活で疲労・動悸・呼吸困難・狭心症症状をきたさない
Ⅱ度	心疾患があり、軽度の身体活動制限が必要。安静時には無症状であるが、日常生活活動で疲労・動悸・呼吸困難・狭心症症状などが起こる
Ⅲ度	心疾患があり、中等度ないし高度の身体活動制限が必要。わずかな日常生活活動でも疲労・動悸・呼吸困難・狭心症症状などが起こる
Ⅳ度	心疾患があり、安静にしていても心不全症状や狭心症症状を呈する。わずかな生活活動でも症状が増悪する

表3 循環器関連の内服薬：指示の一覧例

内服薬剤	内服指示	注意事項
カルシウム拮抗薬（CaB）	手術当日内服指示	
アンジオテンシンⅡ受容体拮抗薬（ARB）	・手術当日休薬指示 ・手術前日から休薬指示	施設により異なる
アンジオテンシン変換酵素阻害薬（ACEI）	・手術当日休薬指示 ・手術当日内服指示	施設により異なる
β遮断薬	手術当日内服指示	
α遮断薬	手術当日内服指示	患者により異なる
冠動脈拡張薬	手術当日内服指示	
利尿薬	手術当日内服指示	
抗血小板薬、抗凝固薬	・休薬推奨 ・休薬時期は薬剤により異なる	麻酔方法の検討が必要
スタチン	手術当日内服指示	

内服薬は内服指示を行うので正確な情報が必要。
内服薬は薬局から患者が受け取っている現物を確認（医師の処方内容から変更されていることがある）。

3rd STEP 患者診察後

　3rd STEP は意思決定です。麻酔科医と情報を共有することにより麻酔科医の指示のもと意思決定が行われると考えてください。取得した情報の質が高ければ高いほど、患者に安全な手術を提供できます。

一言まとめポイント　循環器疾患の情報収集タイミングを知りましょう。

心電図自動解析（ミネソタ・コードなど）を用いて 心電図から情報を収集（表1）

　　ミネソタ・コードとは、心電図検査の所見を客観的、統一的に表現するために、アメリカのミネソタ大学で発案された所見のコード体系で、世界中で使用されています。**表1**は日本医学予防協会により一部修正されたミネソタ・コードより抜粋しています。使用している心電図機器メーカーにより自動解析方法はさまざまですが、所見名には同じような項目が記載されます。<mark>自動解析された所見名を確認</mark>しましょう。所見欄に記載される所見のうち筆者が「注意すべきword」の一覧を作成しました。これらの「word」を認めた場合には、疾患の有無を確認すべきです。「心筋梗塞」があれば過去の既往を確認しましょう。「ST低下」「ST上昇」「陰性T波」は、基礎疾患として虚血性心疾患や心膜炎をもっていることがあります。「完全房室ブロック」「II度房室ブロック（Mobitz II型）」「右脚ブロック＋左脚前脚ブロック」はペースメーカが必要になる疾患です。「心房細動」は抗凝固薬の内服状況や脈の速さをコントロールする必要があります。「よく見る所見」については、日常生活上問題なければ、重要ではないと考えて大丈夫です。心電図波形は読めたほうがよいですが、読めなくても自動解析方法を用いて介入することが可能です。

一言まとめポイント ▶ 心電図を読めない場合は、自動解析を利用しましょう。

循環器関連の内服薬

　　循環器関連の内服薬は術前に指示が必要です。指示のためには<mark>正確な販売名が必要</mark>となります。カルテ上には処方箋の販売名が記載されていますが、薬局からの処方時にジェネリク薬剤に変更され異なる販売名の薬剤を内服している場合があります。一般名は同じ薬剤ですが販売名で休薬・内服指示を行った場合、別の薬剤と勘違いされることがあります。カルテ上の販売名ではなく、お薬手帳や処方された薬剤の現物を確認しましょう。現在の多くの施設で行われている休薬指示を**表3**に記載しましたが、特に全国で決められたものはないため、施設それぞれのルールで運用されています。自施設の術前休薬指示に沿って対応してください。

一言まとめポイント ▶ 処方内容ではなく、お薬手帳や処方された薬剤を確認しましょう。

第1章 術前評価 5・【循環の評価】一般的な患者の評価

ここに注意！ 落とし穴ポイント

循環器疾患のスクリーニング検査は必要ない？

　日本循環器学会が『2022年改訂版 非心臓手術における合併心疾患の評価と管理に関するガイドライン』[1]を提示しています。このなかで、循環器関連疾患や症状がなければ、循環器疾患に関するスクリーニング検査（心電図を含む）が必要ないと記載されています。RCRI（revised cardiac risk index）による評価（6項目：虚血性心疾患の有無、心不全既往の有無、一過性脳虚血発作を含む脳血管障害の既往の有無、インスリンが必要な糖尿病の有無、Cr ＞ 2mg/dL 以上、高リスク手術）ではリスク因子0〜1では介入が必要ないとされます。しかし、リスク因子0で100人あたり1人、リスク因子1で100人あたり3人が心血管系イベントを起こすとされています。事前のリスク評価が必要ないとされるリスクが中等度の手術術式では心血管系イベントの発生頻度は1〜5％とされています。本ガイドラインのなかのリスク評価や介入が必要な状況は、発生頻度5％以上の状況で議論されています。

　これらを考えると本ガイドラインを基準に評価して問題ないと判断されても、おおよそ **20〜100人に1人が重篤な心血管系合併症を引き起こす**ことがわかります。麻酔科外来診察を行うなかで、循環器内科で追加検査の必要がないという説明を、心血管系リスクがないと勘違いしている患者によく遭遇します。ガイドラインどおりに検査の実施を決めるのは循環器内科医の適切な判断と考えますが、その際に心血管系イベント（心筋梗塞、心不全、心室細動、心停止、完全房室ブロック）の発生頻度と死亡頻度を100人中どのぐらいの割合で起こるかを患者と共有する必要があり、ガイドラインにはこれらを説明することも記載されています。

知っていると役立つ！ ＋1 プラスワンの知識

Dダイマー

　Dダイマーは深部静脈血栓症のスクリーニング検査として重要です。下肢骨折、下腹部悪性腫瘍、下腹部巨大腫瘍、妊婦は深部静脈血栓症の頻度が高い疾患です（深部静脈血栓症の有無によらず、Dダイマーは骨折、妊婦、悪性疾患で上昇することも知っておきましょう）。これらのリスクの高い患者ではスクリーニング検査としてDダイマーが測定されている場合があります。**Dダイマーが高値であれば深部静脈血栓症の確認目的に下肢静脈エコー検査の実施が推奨**されます。深部静脈血栓症は致死率の高い周術期の肺塞栓症を起こす原因疾患であるため、Dダイマー検査が行われていれば数値を把握しておきましょう。また追加検査がされている場合はその内容も確認しておきましょう。

引用・参考文献

1) 日本循環器学会. 2022年改訂版 非心臓手術における合併心疾患の評価と管理に関するガイドライン. https://www.j-circ.or.jp/cms/wp-content/uploads/2022/03/JCS2022_hiraoka.pdf〈2024年4月参照〉

6 【循環の評価】基礎疾患のある患者の評価（高血圧／虚血性心疾患／不整脈など）

ひだか病院 麻酔科 部長 **羽場政法** はば・まさのり

ざっくりつかむ！3ポイント

- 心不全は心臓超音波検査結果を確認する
- 虚血性心疾患は受診状況と自覚症状が重要！
- 不整脈は種類と最近の発作頻度を確認する

図表でわかる！麻酔科医はこう考える

①心不全患者の評価

問診や検査で確認しましょう
- 虚血性心疾患の既往
- 心筋症の既往
- コントロールされていない高血圧
- NYHA 心機能分類Ⅱ度以上の症例
- 呼吸困難感
- 倦怠感

↓

心臓超音波検査
- 症状のあるなしにかかわらず、心臓超音波検査でLVEFが40％以下に低下
- 呼吸困難感や倦怠感などの症状があり、心臓超音波検査でLVEFが50％以下に低下

↓

待機的手術の場合、心不全のコントロールが優先

②虚血性心疾患患者の評価

問診や検査で確認しましょう
- 循環器内科受診歴
- 心筋梗塞の既往
- コントロール不良の糖尿病
- 冠動脈ステント留置術の既往
- 冠動脈バイパス術の既往
- 胸部不快感、胸部痛
- 心電図

↓

冠動脈の評価	現在の心臓機能の評価：心筋梗塞後の心不全の有無などを評価
負荷心電図 ドブタミン負荷エコー 心筋シンチグラフィ 冠動脈CT 冠動脈造影	心臓超音波検査

症状のある冠動脈疾患は、術前の介入が推奨されている

日本循環器学会のガイドライン

　日本循環器学会の『2022年改訂版 非心臓手術における合併心疾患の評価と管理に関するガイドライン』[1] によると、循環器疾患の種類によらず評価を行うアルゴリズムが作成されています。これによると**表1**の RCRI（Revised Cardiac Risk Index）[2] と**表2**の DASI（Duke Activity Status Index）質問票[3] が重要な評価となります。

　RCRI は**表1**のように6項目（6項目：**虚血性心疾患の有無、心不全既往の有無、一過性脳虚血発作を含む脳血管障害の既往の有無、インスリンが必要な糖尿病の有無、Cre ＞ 2mg/dL 以上、高リスク手術**の有無）により評価します。

　DASI 質問票は活動レベルの評価です。活動レベルは METs が最も普及した評価ですが、自己申告による METs は、実際の臨床症状と合わないことが指摘されています。本ガイドラインでは METs の代わりとして DASI 質問票が活動レベルの評価基準となっています。**DASI 質問票34点以下でリスク評価が高くなります**。METs 変換式は、METs ＝ [（DASI スコア×0.43）＋ 9.6] /3.5 で、例えば 4METs ＝ DASI スコア 10 点、7METs ＝ DASI スコア 34 点となります。

　一方で、「1章-5」にも記載しましたが、本ガイドラインのアルゴリズムによると、周術期の死亡あるいは重篤な合併症の割合が5%未満の場合に許容されることになっています。本稿では、参考として RCRI と DASI 質問票を記載していますが、これらの評価によらず、疾患ごとの評価を提示することにしました。

表1 Revised Cardiac Risk Index（RCRI）（文献1，2を参考に作成）

Revised Cardiac Risk Index（RCRI）

虚血性心疾患（急性心筋梗塞の既往，運動負荷試験陽性，虚血によると考えられる胸痛の存在，亜硝酸薬の使用，異常 Q 波）
心不全の既往
脳血管障害（一過性脳虚血，脳梗塞）の既往
インスリンが必要な糖尿病
腎機能障害（Cre ＞ 2mg/dL）
高リスク手術（腹腔内手術，胸腔内手術，鼠径部より上の血管手術）

（Lee TH, et al. 1999[2] より作表）

Revised Cardiac Risk Index（RCRI）項目数別院内または 30 日心血管イベント発生率

（a）非血管手術

RCRI	院内または 30 日心血管イベント率（95% CI）
0	0.91%（0.70-1.2%）
1	2.9%（2.5-3.4%）
2	7.2%（6.0-8.6%）
≧3	13.7%（10.7-17.4%）

（b）血管手術

RCRI	院内または 30 日心血管イベント率（95% CI）
0	3.2%（2.7-3.7%）
1	7.7%（6.9-8.5%）
2	11.9%（10.6-13.4%）
≧3	19.0%（16.6-21.6%）

文献4〜15より RCRI を計算．アウトカム項目が研究によりばらつきがあるため目安の数値である（文献4〜15より作表）

表 2 Duke Activity Status Index（DASI）質問票（文献 1、3 を参考に作成）

	項目	点数
1	身の回りのこと（食事、着替え、入浴、トイレ）は自分でできますか？	2.75
2	家の中を歩くことはできますか？	1.75
3	平地を 200m 程度歩くことはできますか？	2.75
4	階段で 2 階以上に上がることはできますか？	5.5
5	少しの距離でも走ることはできますか？	8
6	簡単な家事（棚にたまった埃を拭いたり、払ったりすることや食器洗いなど）はできますか？	2.7
7	負担が中程度の家事（掃除機をかけること、床をほうきで掃くこと、食料品店で買い物かごをもって移動など）はできますか？	3.5
8	負担が大きな家事（床磨き、重い家具の持ち上げまたは移動など）はできますか？	8
9	庭仕事（熊手を使って落ち葉を掃くこと、草むしり、草刈り機での草刈りなど）はできますか？	4.5
10	性交渉はできますか？	5.25
11	中程度の運動（ゴルフ、ボーリング、ダンス、ダブルステニス、ボール投げ）はできますか？	6
12	重度の運動（水泳、シングルテニス、サッカー、バスケットボール、スキー）はできますか？	7.5

（Hlatky MA, et al. 1989[3] より）
Reprinted from Am J Cardiol., 64（10）, Hlatky MA, et al., A brief self-administered questionnaire to determine functional capacity (the Duke Activity Status Index)., 651-4., Copyright (1989), with permission from Elsevier. https://www.sciencedirect.com/journal/the-american-journal-of-cardiology

> **一言まとめポイント** 新しいガイドラインの内容も知っておこう！

心不全（図表でわかる！麻酔科医はこう考える①）

　心不全は周術期に死亡あるいは高度機能障害を起こす合併症の頻度が最も高い病態です。心不全の原因疾患は虚血性心疾患や拡張型心筋症などさまざまですが、通常心臓超音波検査によって左室の駆出率（LVEF）が 40％未満に低下したものを指します。虚血性心疾患の既往、心筋症の既往、コントロールされていない高血圧、NYHA 心機能分類 II 度以上の症例、呼吸困難感や、倦怠感がある症例では、心臓超音波検査による心不全のスクリーニングは有効です。心臓超音波検査で心不全が疑われる場合は手術の緊急性に合わせ、心不全のコントロールが優先されます。

> **一言まとめポイント** 心不全は術前のコントロールが推奨されます。

虚血性心疾患（図表でわかる！麻酔科医はこう考える②）

　虚血性心疾患については、循環器内科受診歴、心筋梗塞の既往、治療の有無（冠動脈ステント留置術、冠動脈バイパス術、内服薬など）、自覚症状（胸部不快感、胸部痛）などの情報を収集しましょう。心電図で心筋梗塞などの所見名を見た場合には麻酔科医に確認しましょう。**コントロール不良の糖尿病は症状のない心筋梗塞を起こす場合があり注意**すべき疾患です。

　これらを認めた場合には2種類の追加検査が考慮されます。1つは**冠動脈の評価で**、もう1つは**心不全（心機能）の評価**です。よく行われる心臓超音波検査は冠動脈の評価でなく心不全（心機能）の評価になります。冠動脈の評価は、負荷心電図、ドブタミン負荷エコー、心筋シンチグラフィ、冠動脈CT、冠動脈造影が挙げられます。心筋シンチグラフィ、冠動脈CTが精査目的で頻度が高い検査です。新しいガイドラインでも、狭心痛などの自覚症状のある冠動脈疾患は術前の介入が推奨されています。一方、日常生活レベルの運動対応能力（DASI質問票スコア34点以上）のある患者では、冠動脈疾患があっても症状がなければ精査の対象となりません。

> **一言まとめポイント** 胸部症状のある患者に注意しましょう

不整脈（表3）

　胸部不快感や胸痛症状のある不整脈は事前に精査されていることが多いです。疾患に関する受診歴や治療経過、現在の自覚症状とその頻度、使用薬剤について問診を行い、ホルター心電図などの検査結果があれば、必ず確認するようにしましょう。自覚症状が「ドキドキする」や「脈が飛ぶ」のみでは精査されていないこともあります。そのような場合は心電図の自動解析結果を確認しておきましょう。「上室性期外収縮」などは原因としてよく見かけ、問題ない所見です。ペースメーカなどの介入が必要な不整脈に房室ブロックがあります。まれに高齢者で精査されていない房室ブロック患者を見かけます。**Ⅱ度房室ブロック（MobitzⅡ型）、完全房室ブロック、右脚ブロック＋左脚前脚ブロック**などを心電図自動解析結果で目にした場合は、術前の介入が必要となります。**表3**には介入が必要な可能性のある不整脈を載せています。これらの所見名を見つけたら麻酔科医に確認しましょう。その際に問診で聴取した自覚症状や頻度が手術前に介入するかどうかの判断基準になります。

> **一言まとめポイント** 介入すべき不整脈がみられたら、麻酔科医に確認しましょう。

表3　不整脈の評価

不整脈の種類	不整脈の名称*
心室性頻拍性不整脈	非持続性心室頻拍
	持続性心室頻拍
	心室期外収縮（R on T 型）
徐脈性不整脈	II度房室ブロック（Mobitz II型）
	完全房室ブロック
	洞不全症候群
心房性頻拍性不整脈	発作性上室頻拍
	心房細動
	心房粗動
	WPW 症候群
その他の不整脈	ブルガダ型
	右脚ブロック＋左脚前脚ブロック

不整脈の診断を受けていた場合、問診時に確認すること

・疾患に関する受診歴
・治療経過
・自覚症状
・自覚症状の頻度
・使用薬剤
・追加検査
　・心臓超音波検査
　・ホルター心電図

＊1 章 -5 の「表 1　心電図自動解析を用いた所見を確認」とリンクできるように、自動解析所見名称を優先しています

知っていると役立つ！ +1 プラスワンの知識

「輸液量を制限する」とは？

　循環器内科を受診された際に、「輸液量を制限してください」というコメントを目にすることがあります。心不全患者では血管内の水分量が増えると、心臓が対処できないため、肺水腫などの心不全症状を引き起こすことを意味します。一方で術中は、麻酔薬による血管拡張作用により一時的に血管内脱水を起こし、陽圧人工呼吸換気や腹腔鏡による気腹の影響で通常より血管内ボリュームを多めに保つ必要があります。術中は通常想定されるよりも多い量の輸液を使用します。麻酔科医は可能な範囲で輸液制限を行います。尿量や出血量の測定が正確に行われることで、厳密な輸液制限を行うことができます。「輸液量を制限する」というカルテ記録を見つけた場合は、尿量や出血量が大事であることを覚えておいてください。また、主治医や循環器内科医は術後ある程度の輸液がされていることを認識し、術後の心不全を注意深く評価する必要があります。

知っていると役立つ！＋1プラスワンの知識

コミュニケーションがとれない患者の循環評価

　認知症などで問診できない患者の場合、検査結果から患者の評価が行われます。しかし循環器疾患の評価は自覚症状が中心であるため、最終的な判断に困ることがあります。一方、手術を行う患者の周術期合併症リスクを評価する場合、最終的には循環器の評価のみを行うわけではなく、総合的な評価が必要になります。総合的な評価を直接判断できる患者は循環器疾患の判断にこだわる必要がないかもしれません。84歳以上、認知機能障害や身体機能障害のある64歳以上、進行がん患者、6カ月以内の心不全の入院歴、2回以上の心不全歴、長期療養型施設入居者などは、総合的な評価として高リスクの患者となります。これらの患者は自覚症状を確認できなくても高リスク患者として術中の対策が必要となります。

引用・参考文献

1) 日本循環器学会. 2022年改訂版 非心臓手術における合併心疾患の評価と管理に関するガイドライン. https://www.j-circ.or.jp/cms/wp-content/uploads/2022/03/JCS2022_hiraoka.pdf〈2024年4月参照〉
2) Lee, TH. et al. Derivation and prospective validation of a simple index for prediction of cardiac risk of major noncardiac surgery. Circulation. 100（10）, 1999, 1043-9.
3) Hlatky, MA. et al. A brief self-administered questionnaire to determine functional capacity (the Duke Activity Status Index). Am J Cardiol. 64（10）, 1989, 651-4.
4) Sunny, JC. et al. Incidence and predictors of perioperative myocardial infarction in patients undergoing non-cardiac surgery in a tertiary care hospital. Indian Heart J. 70, 2018, 335-40.
5) Hirano, Y. et al. Clinical utility of the Revised Cardiac Risk Index in non-cardiac surgery for elderly patients : a prospective cohort study. Surg Today. 44, 2014, 277-84.
6) Sheth T, et al. Prognostic capabilities of coronary computed tomographic angiography before non-cardiac surgery : prospective cohort study. BMJ. 350, 2015, h1907.
7) Rao, JY. et al. A look into Lee's score: peri-operative cardiovascular risk assessment in non-cardiac surgeries-usefulness of revised cardiac risk index. Indian Heart J. 64, 2012, 134-8.
8) Wotton, R. et al. Does the revised cardiac risk index predict cardiac complications following elective lung resection?. J Cardiothorac Surg. 8, 2013, 220.
9) Ahn, JH. et al. Risk stratification using computed tomography coronary angiography in patients undergoing intermediate-risk noncardiac surgery. J Am Coll Cardiol. 61, 2013, 661-8.
10) Davis, C. et al. The Revised Cardiac Risk Index in the new millennium: a single-centre prospective cohort re-evaluation of the original variables in 9,519 consecutive elective surgical patients. Can J Anaesth. 60, 2013, 855-63.
11) Rajagopalan, S. et al. N-terminal pro B-type natriuretic peptide is an independent predictor of postoperative myocardial injury in patients undergoing major vascular surgery. J Vasc Surg. 48, 2008, 912-7.
12) Yang, H. et al. The effects of perioperative β-blockade : Results of the Metoprolol after Vascular

第1章　術前評価

6・【循環の評価】基礎疾患のある患者の評価（高血圧／虚血性心疾患／不整脈など）

Surgery (MaVS) study, a randomized controlled trial. Am Heart J. 152, 2006, 983-90.
13) Payne, CJ. et al. The Revised Cardiac Risk Index performs poorly in patients undergoing major vascular surgery : A prospective observational study. Eur J Anaesthesiol. 30, 2013, 713-5.
14) Gualandro, DM. et al. GREAT network. Prediction of major cardiac events after vascular surgery. J Vasc Surg. 66, 2017, 1826-1835.e1.
15) Bertges, DJ. et al. The Vascular Study Group of New England Cardiac Risk Index (VSG-CRI) predicts cardiac complications more accurately than the Revised Cardiac Risk Index in vascular surgery patients. J Vasc Surg. 52, 2010, 674-83.

7 腎機能障害患者の評価
（急性腎不全／慢性腎臓病など）

三重北医療センターいなべ総合病院 麻酔科 **鈴木智文** すずき・ともふみ

ざっくりつかむ！3ポイント

- 透析患者ではシャントの位置や直近の透析状況の確認を忘れずに！
- 慢性腎臓病（CKD）患者、抗菌薬はいつもの投与間隔で大丈夫
- 急性腎不全の患者では原因によって輸液量が大きく変わることに気をつけて！

図表でわかる！麻酔科医はこう考える

	確認するポイント
・透析方法 ・シャントの位置	・血液透析か腹膜透析か ・血液透析ならシャントの位置、シャントの跡があればすべて確認しておきましょう
透析状況の確認	・透析記録から開始時の血圧低下の程度や昇圧薬使用の有無、自覚症状を確認しましょう ・透析中に透析条件を緩めないといけない状況でなかったかどうかも確認しておきましょう
抗菌薬の投与間隔	eGFR（推算糸球体濾過量）を確認して、使用予定の抗菌薬の投与間隔を確認しておきましょう
急性腎不全の原因	腎前性、腎性、腎後性

人工透析を受けている患者では、シャントの位置確認と直近の透析状況の確認を忘れずに！

　人工透析を受けている患者では、まず透析についての情報収集は欠かせません。まず押さえておきたいポイントは、透析のスケジュールです。基本的に手術は非透析日に予定することが適切とされています[1, 2]。術前の最終透析日が前日なのか、前々日なのか確認しておきましょう。緊急手術の場合、手術当日に透析が行われている場合もあります。手術の方針が決定してから透析を開始した場合は抗凝固薬をヘパリンからナファモスタットに変更していることも多いですが、透析中ないし透析後に手術を要する事態となった場合、ヘパリンの影響による出血傾向に注意する必要があります。

　透析中の循環動態を確認しておくことも大切です。自院での透析記録があれば忘れずに参照しておきましょう。紹介状に透析記録が添付されていることもありますので、他院で透析を受けている患者の場合は紹介状の確認も忘れずに行いましょう。透析記録から脱血開始後の血圧変化やそれに伴う自覚症状の有無、それらのために透析条件を変更しなければならなかったかどうかなど多くの有用な情報が得られます。これらは麻酔を導入する際の血圧変化を予測する参考となります。手術直前に透析を導入されたばかりの患者では、血行動態や除水量が不安定であることも多く、しっかりと確認しておくことが必要です。透析患者のなかでも、この人は要注意！ という人をスクリーニングしておくと、十分な備えを計画できますし、対処も落ち着いて行うことができます。

　シャントに関する情報も忘れてはいけません。日頃から術中にシャントを圧迫・閉塞させたりしないように、肢位のとり方やシャントの部位やスリル音について確認していると思います[3]。周術期にシャントトラブルを発生させないように、現シャントの確認は重要です（図1）。なかにはシャントを何回も作り直している患者もいます。こういった患者でシャントトラブルが発生すると、シャントの再開通や再造設を行うのも大変です。また、出血量が多く見込まれる手術などを予定している場合には、輸血用の静脈ルートを確保できそうな場所を事前に確認しておくことも大事です。

　見落としがちですが、自尿の有無を確認することも重要です。透析導入から日が浅い場合など自尿のある患者もいます。長時間の手術では尿道カテーテル留置が必要となるケースもあります。カテーテルの準備が必要かどうか、患者にトイレの頻度や尿量を確認して、主治医・麻酔科医と相談しましょう。

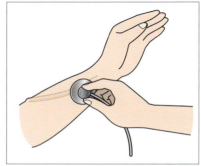

図1 シャントの確認

> **一言まとめポイント** シャントの位置と音の確認だけでなく、透析記録も忘れずに参照しましょう！

慢性腎臓病（CKD）患者、特に透析導入が近い患者には注意を！

　慢性腎臓病（chronic kidney disease；CKD）が進行して、薬物療法などの保存療法が限界に近づくと、人工透析を導入する必要が生じます。**表1**に示すようにCKD患者はそのステージによって術後死亡率が高くなっていきます[2, 4]。前述のように透析患者の周術期管理にも特別な注意が必要ですが、透析導入を目前に控えた患者が手術を受けにくる場合にも注意が必要です。周術期に腎機能を悪化させないようにすることはもちろんですが、きたるべき人工透析の導入に備えて考えるべき点もあるからです。

　術後の腎機能悪化を予防するための戦略は、**循環血液量を維持して、血圧を維持する**ことが基本となります（**表2**）[2, 5, 6]。全身麻酔中は麻酔薬の血管拡張作用による血圧低下に加えて、人工呼吸器管理（陽圧換気）に伴う循環動態の変化で腎血流が影響を受けやすく、術後腎機能障害の要因となります[7]。術中の至適な維持血圧に関する推奨はなく、普段の血圧を参考に個別対応することになりますので[2]、**患者の日頃の血圧を確認しておくことが重要**です。

　周術期に使用する薬剤で腎機能に影響するものの代表として、抗菌薬が挙げられます。

表1 CKD重症度分類と術後死亡率 （文献2、4を参考に作成）

原疾患		蛋白尿区分	A1	A2	A3	術後死亡オッズ比
糖尿病性腎症		尿アルブミン定量（mg/日）	正常	微量	顕性	
		尿アルブミン/Cr比（mg/gCr）	< 30	30〜299	300 ≦	
高血圧性腎硬化症 腎炎 多発性嚢胞腎 その他		尿蛋白定量（g/日）	正常	軽度	高度	
		尿蛋白/Cr比（g/gCr）	< 0.15	0.15〜0.49	0.50 ≦	
GFR区分（mL/分/1.73m²）	G1	≧ 90				1.0
	G2	60〜89				
	G3a	45〜59				
	G3b	30〜44				2.8
	G4	15〜29				
	G5	< 15				5.8

CKDの重症度は死亡、末期腎不全、CVD死亡発症のリスクを緑のステージを基準に、黄 ⇒ 橙 ⇒ 赤の順にステージが上昇するほどリスクは上昇する。

表2 リスク低減の戦略（KDIGO ガイドライン）（文献2、5、6を参考に作成）

項目	備考
体液量の維持	目標指向型循環管理（フロートラック™センサーなどの利用）
灌流圧の維持：血圧コントロール	・若年正常血圧者において脳血流が一定に維持される最低値が平均血圧50mmHgで、高齢者や高血圧患者では目標をより高値に設定する ・緊急時の内科的な降圧目標は収縮期圧160mmHg、拡張期圧100mmHg程度
腎毒性物質の回避・中止（薬剤、造影剤）	
血糖の維持	
Cr、尿量のモニタリング	・尿量0.5〜1.0mL/kg/時を維持としている教科書が多いが、必ずしも循環血液量を反映しない ・Cr値単独よりも尿量を加えた評価が重要

短時間の手術で執刀前に1回投与するだけなら影響がありませんが、反復投与を要する場合は、投与間隔に注意が必要です。使用する抗菌薬と腎機能によって投与間隔が定められていますので[8]、事前に確認しておきましょう。ほかにもフルルビプロフェン、ジクロフェナクといった非ステロイド性消炎鎮痛薬（NSAIDs）や造影剤も腎機能を悪化させる要因になりうる薬剤ですので、使用には注意が必要です[9]。

またこの時期の患者では<mark>血清カリウムの値が高くなっている</mark>こともあります。人工透析を導入されている患者に対してカリウムを含まない輸液製剤を用意することは習慣になっていると思いますが、透析導入前の患者でも注意が必要です。腎機能の低下に伴って貧血が進行している場合もあり、手術によっては輸血が必要になることも少なくありません。保存血液製剤にはカリウムが大量に含まれていますので、カリウム吸着フィルターを使用するなどの対応が必要になります。術前のカリウムの値も確認しておきましょう。

透析導入を目前に控えたCKD患者では、<mark>血管確保の位置をよく考える</mark>ことも大切です。シャント造設の第一選択となることの多い前腕の血管を避け、手背での血管確保を優先するなど、造設予定部位の血管を温存することも必要になってきます。

> **一言まとめポイント** 普段の血圧確認を忘れずに！ 術中使用予定薬剤が腎機能に影響しないかも確認しておきましょう！

ここに注意！落とし穴ポイント

AKI患者の場合の対応

　CKDの場合と異なり、急性腎障害（acute kidney injury；AKI）患者への対応は原因によって変わってきます。AKIの原因は腎前性、腎性、腎後性の3つに分類されます。腎前性の原因として多いのはショックや血管内脱水による腎血流の低下によるものなので[1)]、輸液負荷を行うことが優先されます。一方、腎後性の場合は尿路閉塞の原因が解除されるまで輸液を絞る必要があります。腎後性AKIの場合、閉塞解除のために緊急手術となることも多いです。腎性では急激な腎機能の低下によって尿の産生能が低下していますので、過剰な輸液は心不全を引き起こす危険性がありますが、輸液量を絞り過ぎることも腎機能のさらなる悪化につながりかねません。ただし術前に腎性AKIとなっている患者が手術を受けにくるケースは多くはありません。生命に関わる緊急手術でなければ、AKIの治療が優先されるためです。このように**AKIの患者では、その原因によって術中の輸液管理方針が異なってくる**ので要注意です。腎不全なら一律に輸液制限というわけではないことに注意しましょう！

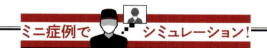

ミニ症例でシミュレーション！

CKDステージ3bの患者に対する腹腔鏡下手術の術中管理

　73歳男性、169cm、70kg。上行結腸癌に対して腹腔鏡下右半結腸切除術を予定している。既往に高血圧、糖尿病、脂質異常症があり、近医で内服処方されている。普段の血圧は140/80mmHgくらいで推移、HbA1cは6.8％であった。65歳頃より腎機能の低下を指摘されており、術前のデータではeGFR 40mL/分/1.73m^{2}であった。全身麻酔と創部への局所浸潤麻酔で手術は予定された。循環管理についてはフロートラックセンサーによるモニタリングを行う方針となった。

　全身麻酔の導入により血圧が90/55mmHgと低下したため、あらかじめ用意してあったフェニレフリンのボーラス（単回）投与で対応し、血圧は130/70mmHg前後で経過していた。手術操作の関係で頭高位となったところ、

血圧が 100/60mmHg 程度の状態が続いたため、ノルアドレナリンの少量持続投与を開始した。その後血圧は再び 130/70mmHg 前後で推移し、手術終了まで安定していた。血糖は間欠的にモニタリングを行っていたが、術中は 90〜130mg/dL で推移していた。術中尿量は 50mL/ 時程度維持されており、フロートラックセンサーで一回拍出量変化（stroke volume variation；SVV）10〜12％を維持するように輸液管理が行われた。手術室退室時のインアウトバランスは＋800mL であった。術後鎮痛はフェンタニルの持続静注とアセトアミノフェン定時投与で対応した。術後の採血でも腎機能の増悪を認めず、良好な経過をたどった。

この症例からの学び

CKD ステージ 3b の患者に対する腹腔鏡下手術が実施されました。術前の血圧を参考に術中の血圧管理目標を設定しました。術中体位の影響で、昇圧薬のボーラス投与のみでは対応が難しい時間帯は持続静注で対応しました。腎血流に対する懸念として、人工呼吸による陽圧換気と気腹操作による静脈環流の減少の影響が危惧されましたが、血圧維持とフロートラック センサーを使用した適切な輸液管理で術後の腎機能障害をまねくことなく管理を行えました。

引用・参考文献

1) 日本麻酔科学会・周術期管理チーム委員会編．"腎機能障害患者の術前評価"．周術期管理チームテキスト 第 4 版．神戸，日本麻酔科学会，2020，408-12.
2) 小波津香織．"慢性腎臓病（CKD）"．周術期内科管理のディシジョンメイキング．江木盛時監訳．東京，メディカル・サイエンス・インターナショナル，2023，193-8.
3) 宗和守．手術室看護師だからわかる・話せる透析患者さんのピンポイント手術看護．ナース専科．https://knowledge.nurse-senka.jp/500187#1%EF%BC%89〈2024 年 4 月参照〉
4) 日本腎臓学会編．エビデンスに基づく CKD 診療ガイドライン 2023．東京，東京医学社，2023，292p. https://jsn.or.jp/medic/guideline/pdf/guide/viewer.html?file=001-294.pdf〈2024 年 4 月参照〉
5) 前掲書 1)，"循環管理"．552-8.
6) AKI（急性腎障害）診療ガイドライン作成員会編．AKI（急性腎障害）診療ガイドライン 2016．日本腎臓学会誌．59（4），2017，419-533.
7) 武田親宗．"急性腎障害（AKI）"．前掲書 2)，293-5.
8) 術後感染予防抗菌薬適正使用に関するガイドライン作成委員会編．術後感染予防抗菌薬適正使用のための実践ガイドライン．日本化学療法学会 / 日本外科感染症学会．https://www.chemotherapy.or.jp/uploads/files/guideline/jyutsugo_shiyou_jissen.pdf〈2024 年 4 月参照〉
9) 志賀俊哉．"腎疾患患者での注意事項"．MGH 麻酔の手引 第 7 版．稲田英一監訳．東京，メディカル・サイエンス・インターナショナル，2017，43-61.

8 肝機能障害患者の評価

三重北医療センターいなべ総合病院 麻酔科　**鈴木智文**　すずき・ともふみ

ざっくりつかむ！3ポイント

- Child-Pugh 分類で重症度評価をしよう
- 出血傾向や食道静脈瘤はない？ 胃管や体温計は鼻から入れても大丈夫？
- 肝機能の影響を受ける薬剤を確認しよう

図表でわかる！麻酔科医はこう考える

	ポイント	考え方
Child-Pugh 分類	グレードは？	A：特別な問題なし B：個別に手術適応を考慮 C：基本的に手術を回避
凝固能	PT-INR、APTT	麻酔法の選択（主に区域麻酔をどうするか）
血小板	血小板数	
皮膚所見	・くも状血管腫 ・腹壁静脈の怒張	門脈圧亢進の可能性を考慮
肝機能と薬剤	肝代謝の薬剤	・作用時間の延長を考慮 ・脳波モニターや筋弛緩モニターなど適切なモニタリングを行う

術前検査の注目ポイント

　肝硬変患者の場合、肝機能の評価は欠かせません。肝臓の手術の場合は詳細に検査がなされていると思いますが、そのほかの手術ではそこまで詳しく評価されていない場合もあります。よく知られている Child-Pugh 分類（**表 1**）[1,2] は血液検査（アルブミン、ビリルビン、プロトロンビン時間）と腹水の有無、肝性脳症の有無のみで判定できる簡便な分類法で [1]、腹水以外は一般的な術前検査と診察で確認できる場合が多いと思います。腹部臓器以外の手術の場合、超音波検査や CT といった腹水を評価する画像診断が行われていない場合もあります。この場合、ほかの 4 項目でグレーディングを行い、==腹水があったとしたらグレードが上がるのかどうかをみておくことで、重症度の見当をつけられます==。Child-Pugh 分類 A では安全に手術を行えますが、分類 B、C ではそれぞれ A の約 3 倍、15 倍程度死亡リスクが高いとの報告もあります [3]。このように分類 C の患者に対する手術は非常に危険であり、緊急時以外は手術適応外となることも多いです [1]。

　Child-Pugh 分類以外の検査項目では、まずは==血小板値に注目==しましょう。血小板数の低下があれば静脈ライン確保時や術後の抜去時の止血に難渋する可能性がありますので、より慎重な対応が必要になります。また肝硬変患者では腎血流障害や循環血液量減少のために==腎機能障害==を伴うことも多いので [1]、忘れずに確認しておきましょう。

表 1 Child（-Turcotte）-Pugh 分類（文献 1 を参考に作成）

	1 点	2 点	3 点
腹水	なし	内科治療でコントロール良好	コントロール不良
肝性脳症 *	なし	Ⅰ～Ⅱ度	Ⅲ～Ⅳ度
T.Bil	< 2mg/dL	2～3mg/dL	3mg/dL <
Alb	3.5g/dL <	2.5～3.5g/dL	2.5g/dL >
PT-INR	< 1.7	1.7～2.2	2.2 <

各項目の合計点数で判定⇒ A：5～6 点、B：7～9 点、C：10～15 点
＊肝性脳症の昏睡度 [2]　Ⅰ：昼夜逆転、多幸感 or 抑うつ症状、羽ばたき振戦（－）
　　　　　　　　　　　Ⅱ：見当識障害、性格変化、無気力、羽ばたき振戦（＋）
　　　　　　　　　　　Ⅲ：傾眠、興奮、せん妄、羽ばたき振戦（＋）
　　　　　　　　　　　Ⅳ：昏睡、刺激で開眼しない

一言まとめポイント ▶ Child-Pugh 分類と血小板数の確認を忘れずに！

出血傾向

　肝硬変患者では血小板産生能と凝固機能の低下により、出血傾向をきたしやすいです。患者自身が自覚していないだけの場合もありますので、術前訪問の際は問診だけではなく、

皮下に血腫やその跡がないか忘れずに確認しましょう。また、皮膚所見（図1）の中でも特に腹部や胸部の静脈拡張やくも状血管腫を認めないかも確認しておきましょう。これらは門脈圧の亢進による側副血行路の発達を示唆する所見です[4]。側副血行路として代表的な食道静脈瘤がある場合、安易な胃管留置は大出血を引き起こす危険性があります。事前に上部消化管内視鏡検査が実施されていれば、red color sign が陽性でないかなど、出血しやすい所見（表2）[5]が指摘されていないか確認しておきましょう。側副血行路は胃食道静脈だけでなく、硬膜外静脈叢も使われます[6]。硬膜外静脈叢が発達すると、硬膜外麻酔や脊髄くも膜下麻酔は硬膜外血腫形成のハイリスクとなります。血小板低下や凝固機能延長を伴うと、より重大な合併症を引き起こしかねませんので、麻酔法の検討に留意する必要があります。

また、普段術中の体温測定を鼻咽頭温で行っている場合も要注意です。出血傾向を認める患者では、鼻出血のリスクがありますので、体温測定部位を考慮する必要もあるかもしれません。術式や体位、施設で採用している体温測定器具により、どの部位で体温測定を行うことが最善か変わってきますので、担当麻酔科医と打ち合わせましょう。

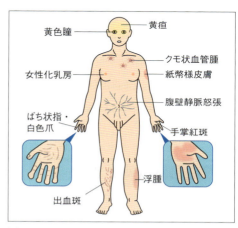

図1 肝硬変の皮膚所見

表2 食道静脈瘤の内視鏡所見（文献5を参考に作成）

	所見記載	易出血性を示唆する意味合い
占拠部位（L）	Ls、Lm、Li	なし
形態（F）	F0：治療後で静脈瘤（−） F1：直線的で細い静脈瘤 F2：連珠状の中等度の静脈瘤 F3：結節状／腫瘤状の太い静脈瘤	F2以上でリスクあり
色調（C）	Cw：白色 Cb：青色	Cbでリスクあり
発赤所見（RC）	RC0：発赤なし RC1：1条の静脈瘤にのみ発赤あり RC2：RC1とRC3の間 RC3：全周性にすべての静脈瘤に発赤あり	RC1以上で出血リスク高い
出血所見（BS）	湧出性、噴出性、滲出性	アクティブな出血
粘膜所見（MF）	E：びらん、UI：潰瘍、S：瘢痕	なし

一言まとめポイント 術前訪問では皮膚の所見を忘れずに確認しましょう！ くも状血管腫は門脈圧亢進の可能性があります。

肝機能と薬剤

　薬剤の多くは肝臓で代謝を受けますので、肝機能障害患者では薬剤の選択や投与量の調整が必要になります。周術期に使用する薬剤のなかでは、筋弛緩薬が大きく影響を受けます。日本麻酔科学会の「安全な麻酔のためのモニター指針」[7] に、筋弛緩薬および拮抗薬を使用する際には、筋弛緩状態をモニタリングすることが記載されていますので、肝機能障害患者でなくても筋弛緩モニターの使用が基本ですが、肝機能障害患者では思わぬ作用の延長を認めることがありますので、適切なモニタリングが重要です。

　ほかにも全静脈麻酔でよく使用されるプロポフォールやレミマゾラムも肝機能の影響を受けて作用が延長することもありますし、鎮痛薬のフェンタニルも同様です。術後鎮痛としてよく用いられるアセトアミノフェンを手術終了時に 1 回使うだけで肝機能に致命的な影響を及ぼす可能性は低いですが、術後鎮痛薬はその後もしばらく必要なので繰り返し投与されます。過量にならないよう、投与時間と量を術後病棟に申し送りすることも大事ですし、術後の鎮痛薬管理も見通した薬剤を選択して、肝機能の悪化をまねかないように計画していくことも大切です。

> **一言まとめポイント**　肝機能障害患者では普段と異なる薬剤の選択や厳密なモニタリングが必要になる場合もあります。

ここに注意！　落とし穴ポイント

術前検査でみつかった肝機能異常と手術可否の判断

　特に肝疾患の既往がない患者でも、術前検査で軽度な肝機能異常が見つかることは意外とあります。原因は脂肪肝、アルコール性肝障害、薬剤性肝障害などさまざまです。手術を延期すべきとする明確なカットオフラインはありませんので、各施設で個別に対応しているのが現状です。GOT（AST）、GPT（ALT）共に 2 桁台の軽微な異常で、食事やアルコールの関連が考えられる場合にはそのまま手術を行うこともあります。それよりも数値が高い場合には再検査を行い、悪化傾向を認める場合には内科にコンサルトや、必要に応じて手術を延期することもあります。1 回の検査結果のみで判断せずに、複数回の検査結果から傾向をみることが大切です。

ミニ症例でシミュレーション！

術前検査で肝機能異常がみつかった患者の術前・術中管理

　70歳男性、170cm、65kg。ロボット支援下前立腺悪性腫瘍手術を予定。既往に高血圧、脂質異常症、高尿酸血症があり内服加療中。毎日の晩酌が楽しみで3合/日程度摂取している。会社勤めをしていた頃の健康診断で時に軽度肝機能異常を指摘されたことはあったが、精査を受けたことはなかった。麻酔申込時に提出された採血結果でGOT 126IU/L、GPT 140IU/L、LDH 240IU/L、γ-GTP 120IU/Lと上昇を認めており、腹部CTで脂肪肝の所見を指摘されていた。主治医に確認したところ、本人に自覚症状はなく、外来受診時も特に体調が悪そうな様子ではなかったとのこと。手術予定日までまだ10日あることから、主治医より本人に連絡をとってもらい、本日からの禁酒と入院時に再度採血を行うこと、データが悪化していた場合は手術延期の可能性もあることを伝えてもらった。

　入院時の採血ではGOT 55IU/L、GPT 60IU/L、LDH 220IU/L、γ-GTP 80IU/Lと、一部正常範囲ではないもののデータの改善を認めた。禁酒も継続できているとのことで、予定どおり手術を行う運びとなった。

この症例からの学び

　術前検査で軽度の肝機能障害を認めた患者でした。原因としてアルコールの多飲が考えられたことから、術前の禁酒指示を主治医に依頼しました。入院時の採血でデータの改善を認め、予定通り手術を行うことができました。

引用・参考文献

1) 山口裕. "肝疾患". 周術期内科管理のディシジョンメイキング. 江木盛時監訳. 東京, メディカル・サイエンス・インターナショナル, 2023, 199-206.
2) 星川恭子ほか. 肝性浮腫, 肝性脳症に対する診断と治療. 日本内科学会雑誌. 111 (1), 2022, 58-65.
3) 米盛圭一ほか. 肝硬変併存消化管癌の手術適応と安全性. 日本臨床外科学会雑誌. 83 (11), 2022, 1882-9.
4) 利光久美子. 消化器疾患（肝臓）. ニュートリションケア. 1 (1), 2008, 31-6.
5) 小原勝敏. 食道静脈瘤. 消化器内視鏡. 36 (1), 2024, 22-7.
6) Morisaki, H. et al. Epidural hematoma after epidural anesthesia in a patient with hepatic cirrhosis. Anesth Analg. 80 (5), 1995, 1033-5.
7) 日本麻酔科学会編. 安全な麻酔のためのモニター指針（第4回改訂）. https://anesth.or.jp/files/pdf/monitor3_20190509.pdf〈2024年4月参照〉

第1章　術前評価　8・肝機能障害患者の評価

9 内分泌疾患患者の評価

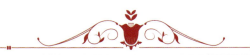

三重北医療センターいなべ総合病院 麻酔科 **鈴木智文** すずき・ともふみ

ざっくりつかむ！3ポイント

- ステロイド内服中の患者の注意点を確認しよう
- 甲状腺疾患の患者では甲状腺機能検査（FT$_3$、FT$_4$、TSH）の確認を忘れずに！
- エストロゲン製剤を内服している患者の注意点は？

図表でわかる！麻酔科医はこう考える

	確認すること	周術期に気をつけること
ステロイド内服中	現在の内服量、最近投薬内容に変化がなかったか	量が多い時や投薬内容に変化がある場合はステロイドカバーを行う可能性を考慮する
	副作用	血栓リスク、皮膚障害のリスク、満月様顔貌など肥満に伴う気道リスク
甲状腺疾患	採血項目（FT$_3$、FT$_4$、TSH）	情報が得られれば、直近1回だけでなく、過去のデータから傾向をみる
	自覚症状の有無	自覚症状と採血結果の異常がある場合はコントロール不良な可能性がある
エストロゲン製剤	内服を中止するかどうか	・血栓症のリスクと内服中止によるデメリットを比較 ・内服を中止しない場合はDVT予防対策を忘れずに！

副腎疾患だけじゃない！ステロイドを長期内服している患者の評価

　ステロイドは副腎皮質ホルモンの1つです。副腎機能不全の患者がステロイドを内服するのはもちろんですが、関節リウマチといった膠原病の患者やIgA腎症などの糸球体腎炎のある患者、下垂体腫瘍術後の患者などステロイドを内服している患者は意外と多く、術

前評価ではよく見かけます。ステロイドを長期に服用している患者では、その副作用に注意が必要です（図1）。血液凝固機能は亢進状態となり、**深部静脈血栓症のリスク**が高くなりますので、術前のスクリーニングや周術期の対策が重要になってきます[1]。**皮膚の菲薄化**も進みますので[2]、気管チューブやルート類の固定、モニタリングに使用するテープ類を剥がす際に表皮剥離を起こさないよう細心の注意を払うことも必要になります。また中心性肥満や満月様顔貌（ムーンフェイス）といった言葉を聞いた覚えのある人も多

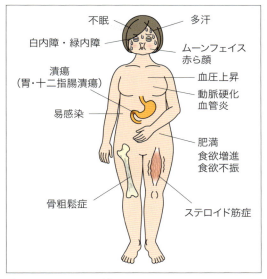

図1 ステロイドの副作用

いと思いますが、**肥満や顔貌の変化による困難気道のリスク評価**も忘れずに行いましょう。

ステロイド糖尿病の患者の場合、朝にプレドニンを内服すると、その8時間後、つまり午後から夕方にかけて血糖が高くなることも報告されています[3,4]。午前中の血糖が正常範囲内でも、午後にかけて高血糖となっていないか血糖モニタリングを継続することが大切になります。また**7.5mg/日以上の高用量を内服している患者**では血圧上昇や眼圧上昇がみられる場合もあります[3]。**眼圧が高い患者**で腹腔鏡下の骨盤内手術など強い頭低位を必要とする場合、視力障害をきたすリスクがあります[5]。ステロイド内服患者にルーティンで眼科受診を促すガイドラインはありませんが、それゆえに眼圧を調べていない患者もいるはずです。ステロイド内服患者に対して頭低位手術を行う場合の注意点の1つといえます。

ステロイドカバーを行うかどうかについては意見の分かれるところです[6]。毎日内服している患者でも内服量がプレドニン換算で5mg以下と少なく、手術侵襲が大きくない場合は普段どおり内服してもらうだけでカバーを行わないことも多いです。内服量を減らしている最中の患者の場合にはカバーを行うこともありますし、内服量が多い場合や、手術侵襲が大きい場合にカバーを行うこともあります。どういった症例に対してどのような形で行うかは施設や症例によってさまざまです。比較的よく行われている方法としてヒドロコルチゾン100mgを麻酔導入時や術前後に投与するやり方があります[6,7]。大切なのは術前の状態をしっかり確認しておいて、術後の意識レベルなど術前と比べて患者の様子におかしなところがないか評価できるようにしておくことです。

一言まとめポイント ステロイドの内服量や普段の様子を確認しておきましょう！

甲状腺疾患の患者

甲状腺疾患を有する患者の場合、それが機能亢進症なのか機能低下症なのかで注意点は変わりますが、いずれにしても**まずは現在のコントロール状況を把握する**ことが大切です。甲状腺機能の指標としてよく用いられる採血項目は FT_3、FT_4、TSH です[8]。1回の検査値だけでコントロール状況まで判断するのは難しいですが、FT_3、FT_4 の値が正常範囲内であれば、少なくとも術前の段階ではよくコントロールされていると考えられます。

甲状腺機能亢進症

甲状腺機能亢進症の患者では、それ以外に身体所見や自覚症状の有無を術前訪問時に確認しましょう（図2）。代表的な眼球突出は、それがあるからといって現在のコントロール状況を示すものではありませんが、眼瞼で覆いづらくなっているために**全身麻酔中の眼球乾燥や損傷にはより注意が必要**です。動悸や汗をかきやすい、疲れやすいといった自覚症状があり、TSHも高い場合はコントロール不良な可能性が考えられます。

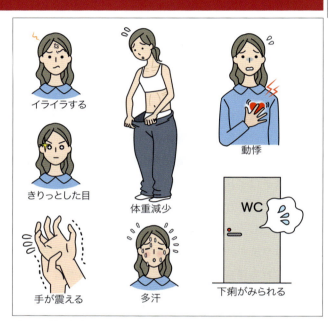

図2 甲状腺機能亢進症の症状

このような状況では、周術期における心血管イベント発生リスクが高く、甲状腺クリーゼとよばれる極限状態に至る危険性も考慮する必要が出てきます[9]。事前にコントロール状況を確認して、待機可能な手術であれば、甲状腺機能のコントロールを優先することもあります。

甲状腺機能低下症

甲状腺機能低下症の患者では、心臓、肺、消化器など全身に影響が出るため、さまざまな症状が出ます。基本的に活動性が低下する方向の症状が中心となります。**浮腫やうつ症状などを認めないか確認**しましょう。周術期に関連するところでは、術中の低血圧、薬剤に対する感受性亢進、せん妄、イレウスなどが報告されています。低酸素や高二酸化炭素に対する換気応答の低下や、覚醒遅延のリスクも指摘されています[9]。

> **一言まとめポイント** 甲状腺機能の検査値と自覚症状の有無を確認しましょう！

知っていると役立つ! +1 プラスワンの知識

女性ホルモン製剤内服中の患者への対応

　女性ホルモン製剤を内服している患者は意外と多いです。更年期や月経随伴症状に対して内服している場合や、男性でも前立腺癌の治療薬として内服している場合もあります。女性ホルモン製剤を内服していると深部静脈血栓症のリスクが上がるといわれており、周術期（術前4〜6週間、術後2週間）は休薬することが基本とされています[10]。

　性ホルモンに関連して、日本でもトランスジェンダーの人を見かけることが増えてきました。今後トランスジェンダーの人に対して外傷や悪性腫瘍などでの手術が行われる機会も増えてくることが予想されます。トランスジェンダーの人に対する注意点をまとめた論文も見かけるようになってきました[11,12]。とはいえ、まだ確立されたエビデンスはなく、症例ごとに対応を考えることになります。前述の女性ホルモン製剤を使用しているトランス女性の場合、ホルモン療法を休止することのメリット・デメリットを患者、ホルモン療法を担当している内分泌科医、主治医と共に考えていく必要があります。最近ではホルモン補充療法を続けていても深部静脈血栓症のリスクは変わらないとする論文もあり[13]、さらなる検討が待たれるところです。

第1章 術前評価

9・内分泌疾患患者の評価

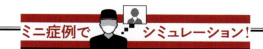

後屈制限がみられる
二次性甲状腺機能低下症例への全身麻酔導入

　70歳女性、155cm、55kg。腰部脊柱管狭窄症に対して椎弓切除術を予定している。50歳の時に甲状腺癌に対して甲状腺全摘術と術後放射線療法を受けた既往があり、現在レボチロキシンを内服している。内服量はずっと変化しておらず、かかりつけの医療機関からは術後甲状腺機能低下症の自覚症状もなく、安定して経過していると紹介状に記載されており、2週間前の採血結果でも異常はなかったとのことであった。ほかに特記すべき既往症はない。筆者施設での術前検査ではHb 11.0g/dLと軽度の貧血を認めるくらいであった。術前訪問時に聴取した内容でも倦怠感や労作時の息切れなどの自覚症状はないとのことであった。前頸部に手術痕を認め、放射線療法の後から頸部の後屈がしづらくなったとの情報を得た。麻酔科医と情報共有したところ、開口制限は認めなかったことから、ビデオ喉頭鏡を用いた気管挿管で対応可能との判断があり、通常どおりの全身麻酔導入を行う方針となった。

　手術室入室後、前腕に静脈路を確保して急速導入で全身麻酔を開始した。マスク換気は容易であった。喉頭展開時、本人の申告どおり頸部後屈は不良であったが、開口は問題なく、ビデオ喉頭鏡でスムーズに気管挿管を行うことができた。手術は順調に終了し、全身麻酔からの覚醒もスムーズで、手術室で抜管し、術後回復室へと移動した。

この症例からの学び

　甲状腺癌の術後による二次性甲状腺機能低下症でレボチロキシンを内服中の患者です。服薬により甲状腺機能は良好に保たれており、自覚症状もない状況でした。術後放射線療法の影響から頸部の後屈制限を認めていましたが、術前訪問で判明していたため、麻酔科医と情報共有を行うことで、導入時の準備物品を整えることができ、スムーズに全身麻酔の導入を行うことができた症例でした。

引用・参考文献

1) 東京女子医科大学病院腎臓病総合医療センター. ステロイド治療. https://www.twmu.ac.jp/NEP/steroid.html〈2024年4月参照〉

2) ディアケア 現場で使える実践ケアの情報サイト. スキントラブル解決Q&A：Part3 ハイリスク・スキントラブルへの対処 Q9 ステロイド長期服用患者の皮膚の菲薄化、どうケアする？. https://www.almediaweb.jp/skincare/part3/09.html〈2024年4月参照〉

3) 鈴木翔太郎. ステロイドの副作用と対策. 人工呼吸. 39 (2), 2022, 145-52.

4) Burt, MG. et al. Continuous monitoring of circadian glycemic patterns in patients receiving prednisolone for COPD. J Clin Endocrinol Metab. 96 (6), 2011, 1789-96.

5) Kan, KM. et al. Ocular complications in robotic-assisted prostatectomy : a review of pathophysiology and prevention. Minerva Anestesiol. 81 (5), 2015, 557-66.

6) Woodcock, T. et al. Guidelines for the management of glucocorticoids during the peri-operative period for patients with adrenal insufficiency : Guidelines from the Association of Anaesthetists, the Royal College of Physicians and the Society for Endocrinology UK. Anaesthesia. 75 (5), 2020, 654-63.

7) 淺野間理仁ほか. ステロイド長期投与患者における周術期ステロイドカバー. 四国医学雑誌. 66 (3-4), 2010, 85-90.

8) 日本麻酔科学会・周術期管理チーム委員会編. "内分泌および代謝機能障害患者の術前評価". 周術期管理チームテキスト 第4版. 神戸, 日本麻酔科学会, 2020, 419-24.

9) 鈴木正暉ほか. "甲状腺疾患". 周術期内科管理のディシジョンメイキング. 江木盛時監訳. 東京, メディカル・サイエンス・インターナショナル, 2023, 157-63.

10) 日本産婦人科医会. 周術期に休薬すべき性ホルモン関連薬剤は？. https://www.jaog.or.jp/lecture/8-%e5%91%a8%e8%a1%93%e6%9c%9f%e3%81%ab%e4%bc%91%e8%96%ac%e3%81%99%e3%81%b9%e3%81%8d%e6%80%a7%e3%83%9b%e3%83%ab%e3%83%a2%e3%83%b3%e9%96%a2%e9%80%a3%e8%96%ac%e5%89%a4%e3%81%af%ef%bc%9f/〈2024年4月参照〉

11) Lennie, Y. et al. Perioperative considerations for transgender women undergoing routine surgery : a narrative review. Br J Anaesth. 124 (6), 2020, 702-11.

12) Tollinche, LE. et al. The Perioperative Care of the Transgender Patient. Anesth Analg. 127 (2), 2018, 359-66.

13) Badreddine J, et al. Continuing perioperative estrogen therapy does not increase venous thromboembolic events in transgender patients : a systematic review and meta-analysis. Eur Rev Med Pharmacol Sci. 26 (7), 2022, 2511-7.

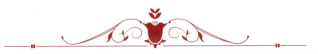

10 代謝疾患患者の評価

三重北医療センターいなべ総合病院 麻酔科 **鈴木智文** すずき・ともふみ

ざっくりつかむ！3 ポイント

- HbA1c値や糖尿病連携手帳などから、血糖のコントロール状況を確認しよう
- 高齢者に多いフレイル、周術期の注意点は？
- 電解質も気にしてみよう！カリウムは高くても低くても要注意！

図表でわかる！麻酔科医はこう考える

	ポイント
糖尿病	・HbA1cや糖尿病連携手帳でコントロール状況の確認を！ ・合併症（神経障害、網膜症、腎障害⇒し・め・じ）もしっかり確認
低栄養、フレイル	・筋肉量の少ない患者（サルコペニア）や活動量の低い患者は術後合併症のハイリスク ・やせている患者は体温保持にも難渋する
電解質	カリウム（K）は高くても低くても要注意！

し：神経障害
め：網膜障害
じ：腎障害

糖尿病患者はコントロール状況と合併症の確認を！

　糖尿病は術前の併存症として目にする機会が多い疾患の1つです。内服薬やインスリン使用の有無、HbA1c値は日頃から気にしているのではないでしょうか？ よく知られているように **HbA1c値** は糖尿病のコントロール状況を反映する指標として用いられます。麻酔科関連では値が **8.0％〔日本糖尿病学会（JDS）値〕以上の場合、重症管理加算が付与** されます。それだけコントロール不良であることを意味しているわけです。基本的には糖

尿病のコントロールをつけてからスケジュールを組むことが望ましいですが、手術をそれほど待てない場合にはコントロール不良のまま手術となることもあります。創感染リスクや創傷治癒遅延といった手術関連の合併症も気になるところですが、周術期の血糖コントロールも問題になります。最近では絶飲食時間が短縮されているので少なくなりましたが、待機中は低血糖になる可能性も懸念されますし、術中・術後はストレス反応による高血糖が問題となります[1]。レミフェンタニルが使用されるようになってから、術中のストレス反応はかなりコントロールできるようになったので、術中に高血糖となるケースは少なくなりました。反面、術中にグルコースフリーの輸液製剤ばかりを用いていると血糖が下がってきてしまう場合もあるため、糖尿病のコントロールが不良な患者では術中の血糖モニタリングが大切になります。

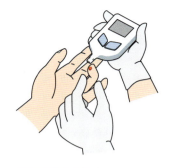

また糖尿病合併症の評価も忘れずに行いましょう。代表的な微小血管合併症は末梢神経障害、網膜症、腎障害、大血管合併症は脳血管障害、虚血性心疾患です[1]。糖尿病患者のなかでも、よりリスクの高い患者をスクリーニングする方法について多くの研究がなされています[2,3]。術前の合併症のなかでは、腎障害があると周術期合併症の発生頻度が高いとの報告もあります[2]。糖尿病の合併症はいずれも注意して観察すべきポイントではありますが、特に末梢神経障害は事前に評価をしておくことが大切です。術中体位やターニケットなどの器具、伝達麻酔や血管確保などの穿刺手技はいずれも神経障害を起こしうるものです。障害の生じる神経によって、術後の患者満足度を大きく損ねる場合もありますので、その神経障害が術前からあったものなのか、術中に新規に発生したものなのか鑑別していくためにも、事前に確認しておきましょう。

一言まとめポイント

糖尿病のコントロール状況だけでなく、糖尿病合併症の確認も忘れずに！

低栄養、フレイル

医療技術の進歩により、以前より高齢の患者でも安全に手術を受けられるようになってきました。しかし高齢者は内科的併存疾患を多く有していたり、運動機能、認知機能の低下を伴っていたりするため、術後合併症や予後不良となるリスクを抱えています[4]。高齢者では食事量や運動量の低下から、フレイルの状態にある場合も多く、この場合、周術期リスクがより高いことが指摘されています[5]。現在では術前にフレイルの状態を解消して、

予後の改善を目指す取り組みが行われるようになってきています[5~7]。ERAS®（enhanced recovery after surgery）、ESSENSE（ESsential Strategy for Early Normalization after Surgery with patient's Excellent satisfaction）などのプログラム名を聞いたことのある人も少なくないと思います。

表1　フレイル診断基準（文献8を参考に作成）

項目	評価基準
体重減少	半年で2kg以上
筋力低下	握力：男性＜28kg、女性＜18kg
疲労感	最近わけもなく疲れる
歩行速度低下	＜1.0m/秒
身体活動低下	健康目的に軽い運動やスポーツをしているか

代表的なCHS基準（Friedらのフレイル評価基準）。3項目以上該当するとフレイル、1～2項目でプレフレイル

　フレイルという概念は単純に身体的な「脆さ」を意味するだけではなく、心理的・社会的「脆さ」も含む用語です[8]。フレイルの診断基準を**表1**[8]に示しています。5項目のうち3項目以上が該当するとフレイルと診断されます[8]。また**データだけでなく、「見た目はしっかりしているな」とか「カルテから想像していたより弱々しい」といった全体的な印象も1つの評価**になります（**表2**）[9]。周術期リスクを軽減する目的で、フレイルを改善するための予防戦略がとられるようになり、研究も進んでいます。以前は周術期のリハビリテーションというと術後の早期離床・運動が中心でしたが、フレイルに着目した管理が広がり、**術前のプレハビリテーション**も重要視されるようになってきました[7]。栄養管理やプレハビリテーションなどの術前介入には最低でも1～2週間ほどの期間を要するため、オペナースの皆さんが術前訪問する段階でフレイルに気づいても、事前の介入には間に合いません。しかしフレイルを伴う患者だと認識することで、術中の看護ケア立案に役立てることができるほか、術後の管理についても主治医、病棟スタッフに注意喚起を行うことができるため有用と考えられます。

表2　臨床虚弱尺度（文献9を参考に作成）

	尺度	内容
1	非常に健常である	頑健で活動的、意欲的な人々。通常、定期的に運動を行っている
2	健常	活動性の疾患の症状はない。季節等によっては運動をしたりする
3	健康管理されている	医学的な問題は良く管理されている。日常生活での歩行以上の運動は行わない
4	ごく軽度の虚弱	日常生活での介助は必要ないが、症状により活動性が制限される
5	軽度の虚弱	動作が明らかに鈍くなり、日常生活でも一部介助が必要。軽い家事もできなくなり始める
6	中等度の虚弱	屋外での活動は全て介助が必要。屋内でも階段や入浴では介護が必要
7	重度の虚弱	身の回りのケアについて介護が必要
8	非常に重度の虚弱	完全に要介護状態
9	人生の最終段階	死期が近づいている状態

3～4がフレイルの状態[8]

一言まとめポイント

　フレイルを伴う患者はそうでない患者よりも術後合併症リスクが高い！

ここに注意！▼落とし穴ポイント

カリウム値に注意が必要なケース

　日頃から電解質異常についても確認しているでしょうか？ 腎機能障害（慢性腎臓病:CKD）患者でカリウム（K）値を気にしたりすることは多いと思います。高K血症では心停止の危険性があることはよく知られています。近年、腹腔鏡下手術など体腔内にCO_2（二酸化炭素）を送気して行う手術が増えていますが、その際に呼吸によるCO_2の排出が追いつかないと高CO_2血症をきたします。血中のCO_2が高くなると、酸塩基平衡のバランスをとるためにK値が上昇してきます。**CKD患者などでもともとK値が高めの患者では要注意**です。一方、K値が低ければ安心ということではなく、低K血症では不整脈が増加することもあります。

知っていると役立つ！＋1 プラスワンの知識

スタチン類は術前に内服中止すべき？

　もともと内服している薬剤を手術当日も継続するか、中止するか頭を悩ませることも多いと思います。抗凝固薬や抗血小板薬など術式や麻酔法によって休薬期間が定められているものもあれば、特に定められていないものもあります。必須でない薬剤は中止となっていることが多いと思います。現在のところ必須となっていない薬剤のなかで、脂質異常症に対してよく用いられるスタチン類について取り上げます。これまで手術当日は休止することが多かったのですが、最近では周術期心血管イベントリスクを減らす可能性が示唆されるようになり[10, 11]、継続することが好ましいと考えられるようにもなってきました。まだ確定した結論は出ていないので、施設や主治医、担当麻酔科医によって判断は分かれるところですが、今後スタチン類も手術当日継続する薬剤となってくるかもしれません。

引用・参考文献

1) 日本麻酔科学会・周術期管理チーム委員会編. "内分泌および代謝機能障害患者の術前評価". 周術期管理チームテキスト 第4版. 日本麻酔科学会, 神戸, 2020, 419-24.

2) Polachek, WS. et al. Diabetic Kidney Disease Is Associated With Increased Complications Following Operative Management of Ankle Fractures. Foot Ankle Orthop. 7 (3), 2022, 24730114221112106.

3) Drayton, DJ. et al. Diabetes mellitus and perioperative outcomes：a scoping review of the literature. Br J Anaesth. 128（5）, 2022, 817-28.

4) 官澤洋平. "手術と高齢者". 周術期内科管理のディシジョンメイキング. 江木盛時監訳. 東京, メディカル・サイエンス・インターナショナル, 2023, 241-8.

5) 櫻井洋一. 外科的患者の臨床的アウトカム予測因子としての Tissue loss syndrome―フレイル指数とフレイルアセスメントの重要性―. 外科と代謝・栄養. 54（3）, 2020, 109-18.

6) 谷口英喜ほか. 麻酔科医に求められる周術期における栄養戦略―術前栄養評価から術後の DREAM を達成させるまで―. 日本臨床麻酔学会誌. 37（7）, 2017, 780-9.

7) 若林秀隆. "周術期リハビリテーション, 早期離床の効果". Essense：日本外科代謝栄養学会周術期管理改善プロジェクト. 日本外科代謝栄養学会周術期管理ワーキンググループ編. 東京, 日本外科代謝栄養学会, 2014, 100-11.

8) 豊島堅志. フレイルの UPDATE ―診断・評価を中心に. 臨床栄養. 144（3）, 2024, 314-21.

9) 日本老年医学会監訳. 臨床虚弱尺度. https://www.jpn-geriat-soc.or.jp/tool/pdf/tool_14.pdf〈2024年 4 月参照〉

10) 假屋太郎. 周術期における薬物療法―麻酔科医・循環器内科医の融合的視点から. 医学のあゆみ. 259（14）, 2016, 1379-85.

11) Ratcliffe, F. et al. The case for statin use to reduce perioperative adverse cardiovascular and cerebrovascular events. Br J Anaesth. 124（5）, 2020, 525-34.

11 妊婦の評価

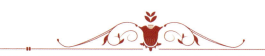

三重北医療センターいなべ総合病院 麻酔科 **鈴木智文** すずき・ともふみ

ざっくりつかむ！ 3 ポイント

- 選択的帝王切開術の術前訪問で確認しておきたいことを押さえよう！
- 緊急帝王切開術！ 限られた時間のなか、押さえておきたいことは？
- 妊娠中の非産科手術。非妊時と何が違う？ 何をケアする？

図表でわかる！麻酔科医はこう考える

	確認事項	ケアプランにどう影響する？
出産回数	初産婦 or 経産婦	後陣痛の程度
妊娠経過	体重増加	区域麻酔困難の可能性、困難気道のリスク
	妊娠週数、児の推定体重	カンガルーケアへの影響
危険な合併症の徴候は？	妊娠高血圧症候群、子癇発作、HELLP症候群	緊急対応への備え
最終の経口摂取時間は？	陣痛開始後かどうか	陣痛開始後は胃内容排泄が遅れる
子宮収縮薬は使っている？	オキシトシン	弛緩出血の可能性、子宮収縮薬の追加
子宮収縮抑制薬の使用は？	リトドリン塩酸塩	肺水腫のリスク
	硫酸マグネシウム	筋弛緩薬の作用時間延長
非産科手術時	胎児への影響	催奇形性、流産・早産のリスク、胎児心拍数モニタリング
	妊娠時期	麻酔導入法の検討、困難気道リスク

OPE NURSING 2024 秋季増刊 67

選択的帝王切開術の術前評価

　妊婦では通常の術前評価に加えて、妊娠経過や妊娠に伴う身体の変化（**表1**）[1〜4] も大切です。まず**非妊時からの体重増加**を確認します。選択的帝王切開術の麻酔法は脊髄くも膜下麻酔や硬膜外麻酔（区域麻酔）が多いですが、肥満妊婦ではその穿刺が難しいため、坐位で行うこともあります。坐位での穿刺に慣れていない場合は体位のとり方や支え方などを確認しておきましょう。また鎮静を行う場合の気道閉塞や全身麻酔移行時の困難気道を念頭においた気道評価も重要です。正常妊婦でも挿管困難発生率は非妊時の10倍以上といわれています[5]。ほかにも深部静脈血栓症や静脈路確保困難など、より多くのリスクを考慮する必要があります。

　血圧変化や尿検査の結果も大切です。妊娠高血圧症候群（hypertensive disorders of pregnancy；HDP）の徴候が認められる妊婦は緊急帝王切開術となる可能性もあるため、事前に評価しておくといざという時の助けになります。HDP妊婦は血管内から水が漏れ出しやすく、全身の浮腫が進行するために血管内の脱水傾向が強まります。一方HDPの病態として末梢血管抵抗が上昇するため、麻酔導入時の血圧は一概に下がるとは限りません[6]。しかし**血圧が下がった場合、単純に輸液量を増やす対応をとると肺水腫を引き起こしやすい**ので要注意です。またHDP妊婦は気道粘膜の浮腫も悪化するため、正常妊婦よりも困難気道のリスクが高いといわれています[6]。

　妊娠週数や児の推定体重は娩出後のカンガルーケアに影響する可能性があります。一律に「赤ちゃんが産まれたらすぐに抱っこできますからね」という説明をしていると、それ

表1　妊娠中の生理的変化（文献1〜4を参考に作成）
麻酔管理に関係する項目を中心に記載

	第1三半期 妊娠0〜13週	第2三半期 妊娠14〜27週	第3三半期 妊娠28週〜	備考
機能的残気量		↘	↓	
P_aCO_2	↓	↓	↓	妊娠中の正常値：28〜32mmHg
気道浮腫		↗	↑	・マランパチスコアも上昇 ・産後48時間でも影響が残ることが多い
心拍出量	↑↑	↑↑	↑	分娩時に最大となる
循環血液量	＋5〜15%	＋20〜40%	＋50%	産後3〜12週で復帰
凝固機能	↑	↑	↑	産後12週までに復帰
仰臥位低血圧症候群		20週から＋	＋	
消化管蠕動運動	↓	↓	↓	産後3〜4日で復帰
胃内容排泄時間	→	→	→	陣痛が始まると↑

が叶わなかった場合に多大な不安を与えることになりかねません。カンガルーケアができない可能性が想定される場合には、術前訪問や術中の声のかけ方にも気を付けましょう。

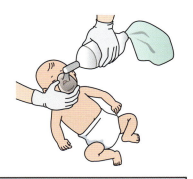

一言まとめポイント 術中の声かけ内容も意識して、児の状態についても情報収集しておきましょう。

緊急帝王切開術の術前評価

　超緊急（グレードA）帝王切開術では術前評価を行う暇はまずありません。ここで扱う緊急帝王切開術は、手術決定から数時間以内に行うグレードB〜Cの緊急帝王切開術です。とはいえ情報収集の時間は限られていますので、必要最低限の情報を効率よく収集しましょう（**表2**）[1, 5, 7, 8]。

　緊急帝王切開術でも麻酔法は区域麻酔が中心です。妊娠中は基本的に凝固亢進状態となるため[5]、区域麻酔の適応が問題となるケースは少ないです。しかし**重症HDP妊婦では血小板が大きく減少する**場合もありますので[6]、必ず確認しておきましょう。硬膜外無痛分娩を行っていた妊婦では、留置されている硬膜外カテーテルを麻酔の薬剤投与経路として使用可能か確認しておきましょう。また緊急手術ですので**絶飲食時間の確認**は必須です。胃内容排泄時間は妊娠中と非妊時で差はないとされていますが、陣痛開始後は排泄が遅れるため注意が必要です[1, 5]。

　分娩促進のためにオキシトシンが使用されていた場合、弛緩出血の可能性があります。分娩促進のためにオキシトシンを使用していない場合の9倍量程度のオキシトシンが必要とのデータもありますし[7]、別の子宮収縮薬（麦角アルカロイドやプロスタグランジン$F_{2\alpha}$

表2　緊急帝王切開術時にこれだけは確認しておきたいポイント

項目	なぜ必要か
（直前の）血小板数、凝固機能	麻酔法の決定のため。特にHDP妊婦で重要
最終飲食時間	陣痛発来後は胃内容排泄が遅れるため[1, 5]
子宮収縮薬（オキシトシン）使用の有無	弛緩出血への備え[7]
子宮収縮抑制薬使用の有無 　a. リトドリン塩酸塩 　b. 硫酸マグネシウム	a. 肺水腫が発生していないか呼吸状態の看視[8] b. （全身麻酔の場合）筋弛緩薬作用増強の可能性[8]

誘導体）が必要となるケースもあります。すぐに使えるように備えておくことも大切です。早産対策としてリトドリン塩酸塩や硫酸マグネシウムが使用されていた場合は、その副作用に注意が必要です[8]。

> **一言まとめポイント** 絶飲食時間と直前に使用していた薬剤（子宮収縮薬、収縮抑制薬）の確認を忘れずに！

妊娠中の非産科手術

妊娠経過中に急性虫垂炎などが原因で非産科手術が必要となることもあります（**表3**）[3]。胎児への影響を考えるのはもちろんですが、母体にとってはどうでしょうか？ **表1**にまとめた妊娠による身体の変化が、母体にとってリスクとなることもあります。例えば子宮の増大傾向が強まる妊娠中期以降の手術では低酸素血症に陥りやすいという懸念が出てきます。また全身麻酔中の換気設定も非妊時と変える必要があります。妊婦ではP_aCO_2（動脈血二酸化炭素分圧）の正常値が低下しているため[3]、換気の指標である**$P_{ET}CO_2$（呼気終末二酸化炭素分圧）を非妊時より低く設定しないと母体が呼吸性アシドーシスとなり、胎児の酸素化が悪化する危険性**があります。

妊娠中の非産科手術は早産のリスク因子でもあります[3]。そのため**子宮収縮作用のある薬剤（局所麻酔薬の血管内注入、ケタミン）を避ける**ことが必要です。術後鎮痛法の一つとして末梢神経ブロックが併用されることも多いですが、局所麻酔薬は直接血管内に注入されると子宮収縮作用を発揮します。吸引テストで血管内注入を完全に予防できるわけではないので、少量ずつの分割注入を徹底するなど、妊婦に対して末梢神経ブロックを行う際はいっそうの注意を払いましょう。

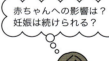

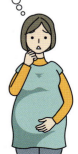

赤ちゃんへの影響は？
妊娠は続けられる？

表3 妊娠中に行われることの多い非産科手術（文献3を参考に作成）

腹部手術	附属器腫瘍	妊娠の約2％に発生
	急性虫垂炎	1人/1,100〜1,500妊娠
	急性胆嚢炎	1人/1,000妊娠
乳癌		1人/3,000妊娠
頭蓋内出血		1人/2,000〜10,000妊娠 くも膜下出血、脳動静脈奇形が原因。分娩時、産褥期に多い
外傷		妊娠の6〜7％に生じる。事故や家庭内暴力が原因

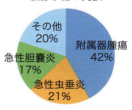

腹部手術の内訳
附属器腫瘍 42％
急性虫垂炎 21％
急性胆嚢炎 17％
その他 20％

妊婦が心配をするのは主に**催奇形性と妊娠継続への影響**です。妊娠4〜7週の器官形成期は催奇形性のリスクが高いので、可能な限り手術を避けることが推奨されています[3]。胎児機能不全の懸念に対しては低O_2血症、低および高CO_2血症、低血圧、子宮過収縮を避けることが術中に可能な対処です。胎児モニタリングは子宮胎盤血流の指標となるので、行うことが望ましいとされています[3]。

一言まとめポイント

妊娠時期による身体の変化によって注意点が変わることに気を付けよう！

知っていると役立つ！＋1プラスワンの知識

帝王切開術中の痛みへの対応

後陣痛は初産の人と比べて経産婦のほうが強い傾向があります[9,10]。実際に無痛分娩後の痛みについて評価を行った研究では、会陰部痛と異なり、**後陣痛については経産婦でより痛みが強い傾向**であったと報告されています[10]。帝王切開術中の区域麻酔の効き方によって、妊婦が術中に痛みを訴えることも少なくありません。創の方向（縦切開か横切開か）によっても変わりますが、創の鎮痛に必要な麻酔の範囲と、腹腔内の手術操作や後陣痛の鎮痛に必要な麻酔の範囲は異なります。前者はおおむね第10胸椎レベルまで麻酔が効いていれば痛みを感じませんが、後者は第4〜6胸椎レベルまで効いている必要があります。局所麻酔薬を投与してからの時間経過や、麻酔効果範囲の広がり方によってどちらが痛みの原因になっているのか、その痛みにどう対応するのかが変わります。担当麻酔科医と共に痛みの評価を行い、対処していきましょう。

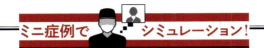

フルストマック妊婦の緊急帝王切開術の麻酔管理

36歳女性、身長155cm、体重60kg（非妊時51kg）。G2P1（2妊1産）、1人目の出産は経腟分娩。妊娠中期より蛋白尿を認めるようになり、血圧も徐々に上昇、妊娠高血圧症候群と診断され、経過を見ていた。妊娠38週で推定児体重も2,300gとなっていたため、誘発分娩目的に入院した。誘発を開始しようと

したが、血圧が 180/90mmHg と高くなっており、頭痛もするとのことで主治医より緊急帝王切開術の申し込みがあった。児心拍数は 160〜180bpm で基線細変動も認めていた。子癇発作予防に硫酸マグネシウム点滴静注が開始されており、頭痛も軽減したため脊髄くも膜下麻酔による緊急帝王切開術の方針となり、手術方針決定から 1 時間後に手術室入室となった。最終飲食は手術方針決定の直前（約 1 時間前）に、たまごサンドイッチとオレンジジュースを摂取したとのことであった。患者は突然の方針変更に戸惑い、硬い表情で手術室へ移動してきた。

手術室入室後、脊髄くも膜下麻酔を行い、Th4 レベルの麻酔域が得られたことを確認して手術を開始した。児の娩出はスムーズに終わり、状態も良好でカンガルーケアを開始した。児が手術室から退室した後、患者から「赤ちゃんと会った後は薬で眠れるって聞いたんですけど、寝かせてもらえますか？」と問いかけがあった。当院では予定帝王切開術では希望者に対して鎮静を行っているが、緊急手術で、最終飲食からも 1.5 時間ほどしか経過していないことから今回は使えない旨を説明した。患者は術野から聞こえる物音に不安そうな様子であったため、お子さんのことなどの会話を続けることで手術終了まで気を紛らわし、落ち着いて術中経過することができた。

この症例からの学び

緊急帝王切開術で緊張の強い妊婦でしたが、声かけによって不安の軽減を図りました。フルストマックの状態であったため、鎮静を行うこともできませんでしたが、会話により手術終了まで落ち着いて過ごしてもらうことができました。

引用・参考文献

1) 亀山良亘ほか. "母体の妊娠中, 産直後の生理学的変化". 産科麻酔 All in One. 加藤里絵ほか編. 東京, 文光堂, 2020, 2-7, （麻酔科プラクティス, 1）.
2) Boutonnet, M. et al. Mallampati class changes during pregnancy, labour, and after delivery : can these be predicted?. Br J Anaesth. 104 (1), 2010, 67-70.
3) 岡田尚子ほか. "妊娠中の非産科手術". 前掲書 1）, 91-8.
4) 柱本真. 産後生理：産褥期正常経過. ペリネイタルケア. 42 (11), 2023, 1082-9.
5) 安達真梨子ほか. "術前評価". 前掲書 1）, 154-8.
6) 日向俊輔. "妊娠高血圧症候群, HELLP 症候群". 前掲書 1）, 224-34.
7) 谷口美づき. "子宮収縮薬". 前掲書 1）, 187-91.
8) 平井菜穂. "硫酸マグネシウム, リトドリン塩酸塩, 副腎皮質ステロイド". 前掲書 1）, 192-3.
9) 池川明ほか. 後陣痛. ペリネイタルケア. 25 (3), 2006, 212-3.
10) 斉藤美和子ほか. 麻酔法の違いによる後陣痛・会陰切開痛の比較検討. 分娩と麻酔. 84, 2003, 10-6.

12 小児の評価

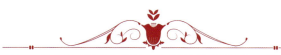

三重北医療センターいなべ総合病院 麻酔科 **鈴木智文** すずき・ともふみ

ざっくりつかむ！3ポイント

- 感冒症状があったらどうする？ 予定どおり手術を行うかどうかの判断に関わるポイント
- 気道評価、嫌がって見せてくれないからと適当に済ませていない？
- 乳幼児期は予防接種で大忙し！

図表でわかる！麻酔科医はこう考える

	評価のポイント	注意点
感冒症状	・湿性咳嗽かどうか ・鼻汁は膿性でないか ・元気かどうか	・ちょっとした咳や、透明な鼻汁は小児ではよくある ・患児が元気そうかどうかという主観的評価も重要！
気道評価	・扁桃の張り出し具合はどうか ・いびきをかくかどうか ・鼻詰まりや後鼻漏がないか	非協力的な患児の場合は、ちょっとした隙にまとめて口腔内の評価を
予防接種[1]	最終の摂取時期とワクチンの種類を確認しよう	・定まったガイドラインはなく、施設ごとの対応 ・ワクチンの種類によって副反応の発現しやすい時期が異なる ・乳幼児期はワクチンのスケジュールが過密なため[2]、患児の体調も考慮しつつ手術スケジュールを調整する

来院時、感冒症状があったら

　小児の予定手術で常に問題となるのが感冒症状です。感冒など**上気道感染があると、気道過敏性が亢進して周術期の呼吸器合併症のリスクが増大する**ためです。呼吸器合併症のなかでも特に問題となる喉頭痙攣は、年齢層が低いほどリスクが高く、上気道感染を伴うとさらに4倍ほどリスクが高くなることが報告されています[3]。38℃以上の発熱を認める場合や膿性鼻汁、湿性咳嗽がひどい場合、ぐったりして元気がない状態であれば、急ぐ必

要のない予定手術を中止することに異を唱える医療者は多くないでしょう。判断が難しいのはそこまで状態の悪くない時です。幼少児では透明な鼻汁を認める程度のことはよくありますし、保護者から見ると、少し咳は出るけど、いたって元気で普段どおりということもよくあります。こういった場合に手術の延期を進言するかどうかは麻酔科医も毎回判断に悩むところです。

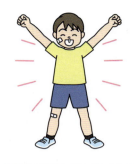

元気でも透明な鼻汁がみられる幼少児は多い

　原則として、**急がない手術の場合は上気道感染の症状が消失してから2週間以上あけてスケジュールを組み直す**ことを考えます。しかし乳幼児の場合、そもそも年に6〜8回程度、つまり6〜8週に1回感冒に罹患するとの報告もあります[4]。感冒の流行する冬季やきょうだいのいる家庭、集団保育を受けている児ではその頻度はさらに増加することは想像に難くありません。新たにスケジュールを組み直しても、次の手術予定日にまた感冒に罹患しているということもよくあります。乳幼児期は予防接種もたくさん受ける必要がありますので、そのスケジュール（図1）も加味すると、手術予定を組むことは非常に難しい場合もしばしばで、手術のタイミングを逃すことにもなりかねません。そこで実際には**手術内容や患児の状態、基礎疾患を加味したうえで、その日に手術を行う場合と延期した場合のメリット・デメリットを主治医、保護者とともに相談する**ことになります。ですので、咳をしている、微熱があるといった客観的な事実だけでなく、元気そうかそうでないかといった主観的な評価も情報収集として大きな意味をもちます。

> **一言まとめポイント**　感冒症状がある時は、どんな症状かだけでなく、元気かどうかといった主観的な評価も大事！

小児の診察はてこずることもいっぱい

　予定手術で全身状態も良好な小児の全身麻酔導入は、吸入麻酔薬を用いた緩徐導入で行う施設も多いと思います。1番の目的は不快な記憶をできるだけ残さないようにすることにあり、保護者を同伴しての手術室入室や、タブレットなどでの動画視聴やお気に入りのぬいぐるみなどを抱えての入室など、それぞれの施設で工夫していると思います。**小児の術前訪問は患児が興味をもっていることや好きなものをリサーチして、患児の緊張をほぐしていく**ことから始まります。

　緩徐導入を円滑に進めるためには気道の評価が欠かせません。小児では成人と比べて上気道閉塞をきたしやすいことや、機能的残気量が少ない割に酸素消費量が多いことから全

ワクチン		種類	乳児期										幼児期						学童期
			生直後	6週	2カ月	3カ月	4カ月	5カ月	6カ月	7カ月	8カ月	9-11カ月	12-15カ月	16-17カ月	18-23カ月	2歳	3歳	4歳	5歳	6歳
B型肝炎	ユニバーサル	不活化			①	②				③										
	母子感染予防		①	②					③											
ロタウイルス	1価	生			①	②														
	5価				①	②	③													
肺炎球菌（PCV13、PCV15）		不活化			①	②	③						④							
5種混合（DPT-IPV-Hib）		不活化			①	②	③								④	7.5歳まで				
3種混合（DPT）		不活化																		①
2種混合（DT）		不活化																		
ポリオ（IPV）		不活化																		①
インフルエンザ菌b型（ヒブ）※アクトヒブ®で初回接種する場合		不活化			①	②	③						④							
4種混合（DPT-IPV）※4種混合ワクチンで初回接種する場合		不活化			①	②	③								④	7.5歳まで				
BCG		生								①										
麻疹・風疹混合（MR）		生											①						②	
水痘		生											①		②					
おたふくかぜ		生											①							②
日本脳炎		不活化							生後6カ月から接種可能								①②	③	7.5歳まで	
インフルエンザ		不活化							生後6カ月から接種可能							毎年（10、11月などに）① ②				
新型コロナウイルス		mRNA																		
ヒトパピローマウイルス（HPV）	9価	不活化																		
	2価・4価	不活化																		
ワクチン		種類	生直後	6週	2カ月	3カ月	4カ月	5カ月	6カ月	7カ月	8カ月	9-11カ月	12-15カ月	16-17カ月	18-23カ月	2歳	3歳	4歳	5歳	6歳

凡例：
- ■ 定期接種の推奨期間
- □ 定期接種の接種可能な期間
- ■ 任意接種の推奨期間
- □ 任意接種の接種可能な期間
- ■ 添付文書には記載されていないが小児科学会として推奨する期間
- ■ 健康保険での接種時期

図1 乳幼児期の予防接種スケジュール（文献2を参考に作成）

身麻酔導入時に低O_2血症に陥りやすいという問題点があります[5]。術前訪問では困難気道のリスク評価をしっかりと行い、対策を検討しておくこと、確保の容易そうな静脈があるかどうかを確認しておくことが重要です。とはいえTreacher Collins症候群などのように困難気道で有名な先天性疾患の手術患児を市中病院で扱うことはまれだと思います。小児の専門病院ではない施設で実際に遭遇することの多い気道リスクは扁桃（図2）・アデノイドの肥大、鼻汁による鼻閉、口蓋形成術後、ダウン症候群患児にみられる巨舌などです。

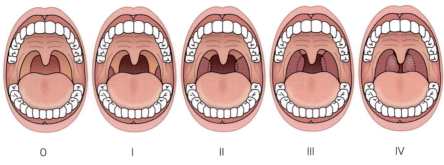

| 0 | I | II | III | IV |

図2 扁桃グレード（文献7を参考に作成）

また歯の生え変わりの時期の小児では動揺歯の存在も無視できません。保護者への聞き取りで評価が可能な項目もありますが、**口腔内の状況はやはり直接目で見ることが基本**です。診察に協力的な患児では成人同様に口の中を見せてくれますが、嫌がる小児も少なくありません。麻酔科医の術前診察で小児の困難気道の20％は予測できなかったという報告もあり、診察だけで見抜けない部分はあります[6]。しかし可能な限りの診察を行っておくことで、実際に予期しない困難気道に遭遇した時、どこが原因で困難気道となっているかを考える一助となりえます。術前訪問では初対面ということに加え、いつもの病院受診との雰囲気の違いを察したりして素直に口を開けて見せてもらえないこともしばしばですが、患児が発する声の様子（鼻声になっていないか）や返事などで口を開けてくれた隙に扁桃の様子や舌の大きさ、後鼻漏の有無、動揺歯の位置や様子をさっと確認しましょう。

一言まとめポイント　口腔内の診察は素早く、まとめて行うこと！

ここに注意！　落とし穴ポイント

最終の飲食時間だけでなく、飲み物の種類も確認する

　全身麻酔前には一定の絶飲食時間が必要であることはオペナースの皆さんには周知のことと思います。最終の飲食時間の確認は非常に重要です。術前の説明を聞いていた保護者がきちんと指示を守っていても、そうでない保護者が「何も食べさせないのはかわいそう」と食べさせてしまうケースがあります。また、飲み物の種類も要注意です。特に当日入院や日帰り手術の場合、外来で絶飲食の説明がなされます。施設によって何を許可するか決まっていると思いますが、**「ジュース」や「お茶」は注意が必要**です。乳製品や乳酸菌飲料を「ジュース」として飲

ませてしまうケースもありますし、ミルクティーを「お茶」として飲ませてしまうケースもあります。筆者も以前勤務していた施設で当日入院の小児が乳酸菌飲料を飲んで来てしまったケースがあります。術前外来で「ジュース」の種類について説明し、冊子も渡していたのですが、保護者が普段から乳酸菌飲料を「ジュース」という認識で飲ませていたこともあり、当日朝も飲ませてしまったとのことでした。幸い点滴を嫌がらない患児だったので、静脈路を確保して迅速導入で対応しましたが、最終の摂取時間だけではなく、種類まで確認しないといけないことを痛感した症例でした。

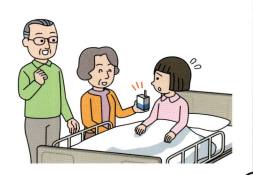

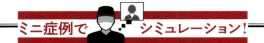

小児に対する緩徐導入（よくある１コマ）

　３歳男児、93cm、17kg。腹腔鏡下鼠径ヘルニア手術を予定して手術当日に入院。アレルギー性鼻炎で耳鼻科通院中であるが、今回が初めての入院。最終の飲食時間は、食事が前日19時に普段どおりの内容で、水分は当日朝７時にスポーツドリンクを100mLほど摂取した（手術室入室予定は午前９時）。普段から透明な鼻汁がよく出るとのことで、診察時も時折鼻をすすっているが、鼻閉はなく、いびきもかいていないとのこと。「口の中を見せて」と言うと、嫌がって口を閉ざしたが、名前を呼ばれると「はい」と返事をして口の中を見ることができた。扁桃の腫大は軽度（Ⅱ～Ⅲ度・図２）。直近２週間ほど発熱もなく、予防接種も受けていない。

　母親同伴で手術室に入室後、パルスオキシメータを装着してセボフルランによる緩徐導入を開始した。入眠が得られた段階で母親を待合室に案内しようとしたところで体動があった。母親が心配したので眠りにつく過程で一時的に動くことがあることを改めて説明し、待合室へと案内した。入眠後は上気道の閉塞傾向を認めたが、用手的気道確保手技のやり直しで対応できた。体動が落ち着き、偏位していた瞳孔が中央に戻り、縮瞳を始めたところで速やかに左手背に静脈路を確

保して、筋弛緩薬を投与し、気道確保を行った。その後順調に手術は終了し、穏やかに麻酔から覚醒、母親の待つ回復室へと移動した。

この症例からの学び

　ややぽっちゃりした体型の 3 歳児でしたが、普段からいびきもなく、扁桃の腫大も軽度であったため、困難気道のリスクは低いと判断し、通常の緩徐導入手順で麻酔を開始しました。入眠後の脱力に伴い、気道確保手技をやり直す必要はありましたが、気道確保困難というほどではありませんでした。

　事前に麻酔導入時の流れについて両親にも説明してありましたが、入眠後手足をばたつかせる様子を見て、母親は少し不安を覚えたようでした。入眠後の興奮期によくある動き[4]で、苦しがっているわけではないことを改めて説明し、母親に落ち着いて退室してもらうことができました。担当麻酔科医の指示で、体動が落ち着き、十分な麻酔レベルに達したことを確認してから血圧の測定や点滴の確保など刺激になる処置を行うようにしたこともあり[4]、スムーズに導入することができました。

引用・参考文献

1) 山根悠ほか. こどもの予防接種と全身麻酔. 臨床麻酔. 39（7）, 2015, 989-93.
2) 日本小児科学会編.【医療関係者用】日本小児科学会が推奨する予防接種スケジュールの変更点 2024 年 4 月 1 日版. http://www.jpeds.or.jp/uploads/files/20240401_vaccine_schedule.pdf〈2024 年 4 月参照〉
3) Birlie, CW. et al. Incidence and Associated Factors of Laryngospasm among Pediatric Patients Who Underwent Surgery under General Anesthesia, in University of Gondar Compressive Specialized Hospital, Northwest Ethiopia, 2019 : A Cross-Sectional Study. Anesthesiol Res Pract. 24. 2020, 3706106.
4) 土居ゆみ. "発熱と呼吸器合併症". 臨床小児麻酔科ハンドブック 改訂第 4 版. 溝渕知司監修. 東京, 診断と治療社, 2020, 106-10.
5) 香川哲郎. "気道管理と麻酔の導入". 前掲書 4）, 32-9.
6) 濱場啓史. 気道評価は, 勇者であるより臆病者であれ！―小児の困難気道を確実に予測するのは難しい. LiSA. 30（10）, 2023, 1088-92.
7) Mitchell, RB. et al. Clinical Practice Guideline : Tonsillectomy in Children (Update). Otolaryngol Head Neck Surg. 160（1_suppl）, 2019, S1-S42.

13 肥満患者の評価

三重北医療センターいなべ総合病院 麻酔科 **鈴木智文** すずき・ともふみ

ざっくりつかむ！3 ポイント

- 血圧測定の落とし穴！ マンシェットの適正サイズを確認しよう
- 肥満は困難気道のリスク要因！ きちんと評価して備えよう
- 仰臥位で寝かせて大丈夫？ 肥満が酸素化に与える影響を考えてみよう

図表でわかる！麻酔科医はこう考える

	ポイント	対応
マンシェットの適正サイズ	測定部位の周囲長の40％幅	・上腕の太さに応じたマンシェットを使用する ・幅広のものだと上腕にうまくフィットしない可能性も
上気道の問題点	・いびき、閉塞性睡眠時無呼吸症候群（OSAS）の有無 ・頸部の評価	・困難気道に備えた準備 ・LEMON などの覚え方で漏れなく評価を！
下気道の問題点	・呼吸機能への影響は？ 特に％肺活量に注意 ・仰臥位で呼吸苦、SpO_2 低下がないか	Ramp 体位

マンシェットの適正サイズ

　血圧測定でよく用いられるマンシェットですが、適正サイズがあることはよく知られています。ではなぜ、太すぎるマンシェットや細すぎるマンシェットではいけないのでしょうか？ 教科書には測定部位の周囲長の40％幅の太さとか、上腕の長さの2/3の幅のマンシェットを使用することと書かれていることが多いです[1]。太すぎるマンシェットを使うと測定値は正しい値よりも低く、細すぎるマンシェットを使うと高く計測されてしまうために[1]、このような決まりがあります。

高度肥満患者の場合、通常の成人用マンシェットでは幅が細すぎる場合が多く、実際の血圧よりも高い値が計測される可能性があります。つまり**実際には血圧が下がり、臓器の血流が低下しているのに、モニター上ではそれに気づけない危険性**があります。高度肥満患者は高血圧や糖尿病などの生活習慣病を複数合併していることが多く、またそのコントロールが不良な場合もよく見受けられます。血圧低下により臓器の血流が不足し、術後の肝機能障害や腎機能障害、心筋障害などの合併症につながる危険性がありますので、必ず適正なサイズのマンシェットを使用して血圧測定を行いましょう。

　太いサイズのマンシェットの用意がない場合や、手術部位の関係などで上肢に巻くことができない場合は大腿や下腿に巻くこともあります。もともと上肢に比べて下肢で測定した血圧は高く出ます[2]。**病的肥満患者でRamp体位を取っている場合は、必然的に測定部位が心臓より低くなりますので、余計に高く測定**されます[1]。このような場合に、術中の血圧監視目標を普段どおりに設定していると、病的肥満患者には低過ぎることになりますので、目標設定には十分留意しましょう。

> **一言まとめポイント**　マンシェットのサイズが合っているか確認を！　監視目標の設定も要注意！！

肥満が呼吸に与える影響

　肥満が呼吸に影響するポイントを考えるにあたって、上気道の問題（気道閉塞）と下気道の問題（無気肺）を分けて考えると整理しやすいと思います。

上気道の問題

　全身麻酔や鎮静による手術管理を行う際に気道確保困難のリスクが非肥満患者に比べて高い点が挙げられます。肥満により舌や咽頭周囲の軟部組織の厚みが増すと、下顎骨のサイズは変わらないために内腔側に軟部組織がせり出し、口腔や咽頭内のスペースが狭くなります[3]。そのため通常の睡眠時でもいびきをかいたり、いわゆる睡眠時無呼吸症候群（obstructive sleep apnea syndrome；OSAS）となったりするケースが出てきます。鎮静や全身麻酔を行う際には上気道閉塞を解除するために用手的な気道確保やエアウェイなどのデバイスを用いることが必要となる可能性が高くなりますし、そもそも気道確保が容易に行えない危険性も高くなります。ほかにも顔のサイズが大きくなるためにマスクのフィットが難しくなったり、**首周りの皮下脂肪のために頸部後屈が不良となり、喉頭展開が難しくなったりす**

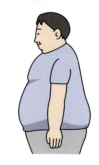

首回りの脂肪などで咽頭展開が難しくなる場合がある

ることも多いです。肥満患者の担当となった場合には、術前訪問でいびきや OSAS の有無を確認し、気道評価をしっかり行いましょう。気道評価項目の覚え方をまとめたものを**表1**にしました[4, 5]。一般的な気道評価法の "LEMON" と、OSAS の評価法の "STOP-BANG" を組み合わせて肥満患者の上気道評価を行いましょう（**表1**）。

表1 気道評価の LEMON と OSAS 評価の STOP-BANG（文献 4、5 を参考に作成）

LEMON 気管挿管困難の予測[4]

Look externally	外見的に無理そうでないか？
Evaluate the 3-3-2 rule	3-3-2 ルール（図1）
Mallampati	マランパチ分類（図2）
Obstruction	上気道閉塞の所見
Neck Mobility	頸部の可動性

1 項目でも当てはまれば気管挿管困難の可能性

STOP-BANG[5]

Snoring	いびきをかくか
Tiredness	疲れやすいか
Observed apnea	人から OSAS の指摘を受けたことがあるか
Pressure	高血圧はあるか
BMI	BMI > 35kg/m²
Age	年齢 > 50 歳
Neck circumference	首周囲長 > 40cm
Gender	男性

3 項目以上当てはまると OSAS を疑う

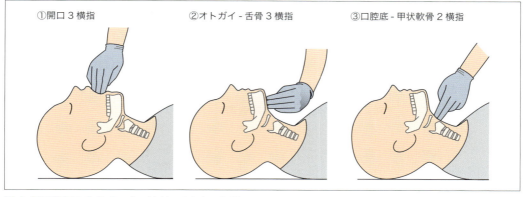

図1 気道評価の 3-3-2 rule（文献 4 を参考に作成）
①〜③のスペースがなければ気管挿管困難の可能性がある

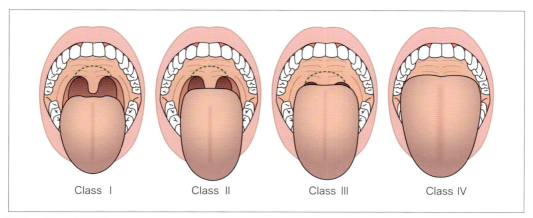

図2 マランパチ分類

下気道の問題

「肥満患者では機能的残気量が減少する」という一文を教科書などで目にすることが多いと思います[3]。しかし、機能的残気量と言われてもそれが何なのかイメージが湧きにくいかもしれません。機能的残気量とはひと言で言うと酸素の予備タンクです。**肥満患者では予備タンクの容量が減少しているので、鎮静や全身麻酔の影響で低換気となったり、呼吸が停止したりすると、すぐに酸素が不足する**事態となります。ですので、肥満患者の麻酔管理を行う際には、速やかに気道確保、呼吸補助が行えるよう準備を整えておくことが大事です。困難気道マネジメントについて確認しておきましょう[6]。

また、**できるだけ機能的残気量を減少させない環境づくり**も大事です。この目的で推奨されているのが「Ramp体位」です[7]。図3に示すように、頭部だけではなく上半身の下にも枕を入れて、上半身を傾斜（Ramp）させ、外耳道と胸骨が水平になるようにポジションをとります。また手術台全体を傾斜させて25°くらいの頭高位とすると、無呼吸となってからSpO_2が92%以下になるまでの時間が最も長くなるとの報告もあります。Ramp体位専用の枕も販売されていますが、タオルを重ねるなどの工夫でも対応できますので、肥満患者の手術の際には、麻酔科医と協力して、事前に枕の高さをどうするかなどシミュレーションを行っておくことが安全な周術期管理につながります。

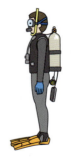
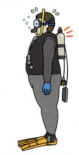

機能的残気量 = 酸素の予備タンク

肥満患者では予備タンクの容量が減少している＝機能的残気量の減少

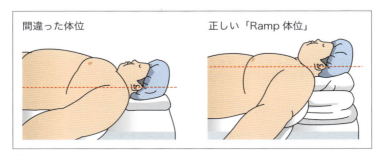

図3 Ramp体位（文献7を参考に作成）
気道を開通させるために、外耳道の高さと胸骨の高さが水平となるように背部から頭にかけて枕を入れる。

間違った体位　　　正しい「Ramp体位」

一言まとめポイント 術前の気道評価と、麻酔科医・主治医を含めたシミュレーションで危機に備えよう！

知って使える 注目用語!

Ramp体位

　肥満手術を行っている施設ではよく知られている、高度肥満患者に仰臥位をとってもらう時の体位です。高度肥満患者では仰臥位になるだけで生命の危機をまねく危険性があることがobesity sudden death syndromeとして報告されています[8, 9]。仰臥位をとると、内臓脂肪により肺が押し潰されることによる酸素化の悪化と、胸壁の脂肪の重量による呼吸仕事量の増加、および静脈灌流量の急激な増加による心負荷の増加が主な原因と考えられていますが、はっきりとしたことはまだわかっていません。いずれにしてもこのような影響を軽減するためにRamp体位をとることが推奨されています。

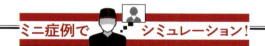

術中体位の工夫を行ったマランパチ分類Ⅲ度の高度肥満女性患者

　55歳女性、155cm、96.1kg（BMI 40.0kg/m^2）。乳癌に対し、乳房切除術およびセンチネルリンパ節生検が予定された。既往に高血圧、糖尿病、脂質異常症があり内服加療している。OSASの診断を受けたことはないが、家族からいびきがうるさいとは言われている。マランパチ分類Ⅲ度、頸部周囲長43cmで診察時（坐位）には頸部は埋もれてはっきりわからなかった。手術前日の入院日夕方に翌日使用予定の手術室が空いたタイミングで患者に手術室に来てもらい、主治医、担当麻酔科医および看護師も揃って体位の確認とRamp体位をとるためのタオルの重ね具合を確認した。当日、Ramp体位をとったところ、頸部を確認することもでき、全身麻酔の導入はスムーズに終了した。手術を開始して、センチネルリンパ節生検の際に主治医よりRamp体位のままでは行いづらいとの意見があったため、手術台の傾斜を少し緩めたところ、手術可能となった。生検終了後再びRamp体位に戻し、無事に手術は終了した。抜管も穏やかに終了し、手術室退室となった。

この症例からの学び

　　BMI 40.0kg/m^2 の高度肥満患者の全身麻酔管理で、術前診察では頸部を確認することができず、気道確保困難も予想されました。しかし前日のシミュレーションで Ramp 体位の準備を適切に行ったことで、当日 Ramp 体位では頸部を確認することもでき、全身麻酔導入後の気道確保もスムーズに進めることができました。手術操作により Ramp 体位のままでは行いづらい場合もあるため、主治医や麻酔科医と協議して調整することで、手術台の傾きを少し変えるだけで対応可能でした。事前の評価と準備が大切であることを実感した症例でした。

引用・参考文献

1) 讃岐美智義．マンシェットはどこに巻く？．オペナーシング．33 (3)，2018，291-7．
2) 柳沼淑夫ほか．動脈圧波形の成因と測定部位への伝播変化．血圧．8 (10)，2001，1035-40．
3) 白石としえ．"肥満による呼吸機能の変化"．肥満患者の麻酔．白石としえほか編．京都，金芳堂，2018，20-5．
4) 乗井達守．PSA 前の気道評価は"レモン"で大丈夫？．Emer-Log．35 (3)，2022，423-9．
5) 白石としえ．"気道の評価．肥満患者の麻酔．前掲書 3)，82-8．
6) 日本麻酔科学会．日本麻酔科学会気道管理ガイドライン 2014 (日本語訳) より安全な麻酔導入のために．https://anesth.or.jp/files/pdf/20150427-2guidelin.pdf 〈2024 年 4 月参照〉
7) 白石としえ．"術中体位．肥満患者の麻酔"．前掲書 3)，134-41．
8) Tsueda, K. et al. Obesity supine death syndrome: reports of two morbidly obese patients. Anesth Analg. 58 (4)，1979，345-7．
9) Cullen, A. et al. Perioperative management of the severely obese patient：a selective pathophysiological review. Can J Anesth. 59 (10)，2012，974-96．

14 アレルギーの評価

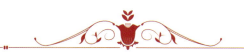

隠岐広域連合立隠岐病院 麻酔科 副診療部長　**助永親彦**　すけなが・ちかひこ

ざっくりつかむ！3ポイント

- アレルギー歴を詳細に聴取しよう
- アレルギー情報をしっかり共有しよう
- アレルギーの交差性に注意しよう

図表でわかる！麻酔科医はこう考える

比較的頻度が多いアレルギー反応／アナフィラキシーを引き起こす麻酔関連薬剤

ジャンル	代表的な薬剤
抗菌薬	セファゾリン、セフメタゾール
筋弛緩薬	ロクロニウム、ベクロニウム、スキサメトニウム
筋弛緩拮抗薬	スガマデクス
代用血漿	ヒドロキシエチルデンプン
麻薬	フェンタニル、レミフェンタニル、モルヒネ
局所麻酔薬	リドカイン、ロピバカイン、レボブピバカイン

アレルギー歴の詳細な聴取

詳細なアレルギーに関する病歴聴取の重要性

手術患者のアレルギー評価においては、**使用される可能性のある薬剤に対するアレルギー反応を詳細に把握する**ことが極めて重要です。前述の「比較的頻度が多いアレルギー反応／アナフィラキシーを引き起こす麻酔関連薬剤」に示された薬剤（セファゾリン、セフメタゾール、ロクロニウム、ベクロニウム、スキサメトニウム、スガマデクス、ヒドロキシエチルデンプン、フェンタニル、レミフェンタニル、モルヒネ、リドカイン、ロピバカイン、レボブピバカイン）は手術時に比較的頻繁に使用されますが、あくまでも代表例で

あり、これら以外の薬剤でもアレルギー反応を引き起こす可能性があります。

▶**病歴の詳細な確認**

　　アレルギー評価を行う際には、患者の病歴を詳細に確認することが基本です。これには、過去に薬剤やその他の物質によって引き起こされたアレルギー反応の有無、反応の時期、使用された薬剤の種類、発生した症状などが含まれます。例えば、麻酔薬や抗菌薬、麻薬など==術中に頻繁に使用される薬剤に対する過去の反応==は、手術計画において重要な判断材料となります。

▶**アレルギー反応の具体的な聴取**

　　アレルギー反応が起こった際の具体的な状況を把握することは、適切なアレルギー管理とリスクの低減につながります。看護師や医師は、患者が経験したアレルギー反応の全詳細を丁寧に聴取し、記録します。この情報は、将来的に同様の状況が発生した際の対応策を策定するために不可欠です。

▶**アレルギーと誤解されがちな反応の識別**

　　アレルギー評価では、アレルギー反応と誤解されることがある症状にも注意が必要です。例えば、アルコールによる発赤や歯科麻酔後の気分不良（アドレナリン入りリドカインの、アドレナリンによる症状の可能性、動悸など）は、アレルギー反応ではないことが多いですが、これをアレルギーと誤診すると不必要な制限や対策が行われることになります。

　　これらの詳細なアレルギーに関する病歴聴取を通じて、手術患者の安全を守るための適切な準備と対応を確実に行うことができます。看護師や医療チームは、患者からの情報を正確に把握し、さまざまな可能性を考慮に入れたうえで、最良の医療サービスを提供する責任があります。

> **一言まとめポイント**　使用される薬剤に対するアレルギー反応の有無を含む詳細な病歴を丁寧に聴取し、記録することが極めて重要です。

アレルギー情報の共有と術前の確認プロセスの重要性

　　WHO は『安全な手術のためのガイドライン 2009』[1) において、術中の患者安全を確保するための重要な手順として、アレルギー情報の確認を麻酔導入前のサインイン時に行うことを推奨しています。このプロセスは、==手術室に入る前に、医療チーム全員が患者のアレルギー状態を把握し、その情報を活用して予期せぬアレルギー反応や合併症を防ぐ==ために設計されています。タイムアウト時ではすでに麻酔や抗菌薬などが投与されているため、それらが投与される前のタイミングでの確認が重要です。これを怠るとアナフィラキシーのような緊急事態に迅速に対応できないリスクが高まります。したがって、術前のア

レルギー情報の共有は、患者の生命を守るための必須事項であり、医療チームはこのガイドラインに従って慎重に行動する必要があります。

一言まとめポイント 予期せぬアレルギー反応や合併症の予防のために、術前にアレルギー情報を確認し医療チーム内で共有することが必須！

ここに注意！ 落とし穴ポイント

アレルギーの交差性に注意

アレルギーの交差性は、特定のアレルゲンに反応する個体が、化学的に類似または関連する他の物質にも反応する現象です。例えば、==ラテックスアレルギー==をもつ患者は、自然ゴムに含まれる蛋白質に反応するのですが、これと類似の蛋白質をもつバナナやアボカド、キウイなどの特定の食品に対してもアレルギー反応を示すことがあります。このような食品とラテックスの間には明確な交差反応が存在するため、ラテックスアレルギーの患者にはこれらの食品を避けることが推奨されます。

また、プロポフォールに関しても交差アレルギーのリスクがあります。プロポフォールは麻酔薬であり、その製剤には卵黄や大豆オイルが含まれています。そのため、==卵や大豆に対して重度のアレルギーをもつ患者は、プロポフォールの使用に際して慎重な管理が必要==です。医療提供者はこれらの成分に対するアレルギー歴を確認し、必要に応じて代替の麻酔薬を選択することが求められます。

アレルギーの交差性は、特定の食品や物質だけでなく、薬剤間でも重要な問題です。特に、==抗菌薬や非ステロイド性抗炎症薬（NSAIDs）などの同一薬剤群に属する薬剤==に対して、患者がアレルギー反応を示す場合、類似の化学構造をもつほかの薬剤にも反応する可能性があります。たとえば、ペニシリン系抗菌薬にアレルギーがある患者は、セファロスポリン系などほかのベータラクタム抗菌薬にも反応するリスクが高まることが知られています。このような交差アレルギーは、患者への新たな抗菌薬の選択に際して注意を要します。オペナースにとっては、薬剤の細かい理解は難しいと感じることが多いかも知れませんが、少しずつでも薬剤に関する知識を増やすことも患者の安全管理につながります。==アレルギーの交差性を理解し、患者の安全を確保するために注意深く対応することが重要です。==

ミニ症例で　シミュレーション！

大豆アレルギー歴のある患者に
プロポフォールを使用した例

症例：48歳男性

手術：腹腔鏡下胆嚢摘出術

アレルギー歴：過去に大豆でアナフィラキシーを起こしたことがある

　入室後、麻酔科医とのサインイン時に上記の情報が共有された。導入時にプロポフォール使用直後に著明な低血圧と皮疹が出現したが、事前の情報からプロポフォールによるアナフィラキシーと想定され、迅速にアナフィラキシー対応が実施された。

この症例からの学び

　アレルギー歴を詳細に把握し、交差性についての理解ももっており、また適切なタイミングでアレルギーに関する情報を共有していたことで、重篤なアレルギー反応発生時にも患者の安全を確保できました。このような徹底した準備とチーム間コミュニケーションが、手術の成功と患者の安全を支える鍵となります。

引用・参考文献

1）　WHO 安全な手術のためのガイドライン 2009．http://www.anesth.or.jp/guide/pdf/20150526 guideline.pdf〈2024年4月参照〉

15 喫煙患者の評価

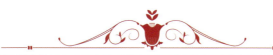

隠岐広域連合立隠岐病院 麻酔科 副診療部長 **助永親彦** すけなが・ちかひこ

ざっくりつかむ！3ポイント

- 喫煙者の実態を詳細に把握しよう
- 術前からのリハビリテーション介入をしよう
- 多職種チームによる術前からの禁煙支援をしよう

図表でわかる！麻酔科医はこう考える

喫煙患者の術前評価

評価項目	詳細内容	使用する診断ツールまたは手法
ブリンクマン指数	1日の喫煙本数 × 喫煙年数	患者の自己申告による情報収集
呼吸機能検査	呼吸の流量と容量を測定し、肺機能の状態を評価	スパイロメトリー（肺活量計）
COPDの診断・程度評価	慢性閉塞性肺疾患（COPD）の存在および重症度を特定	スパイロメトリー、症状の評価
胸部X線写真	肺の画像診断による構造的変化の確認	X線撮影
胸部CT画像	肺組織の詳細な検査、気腫や線維化の詳細評価	CTスキャン（特に高分解能で詳細な画像を提供）
喀痰の性質と量	喫煙による影響で増加する喀痰の評価	患者の自己申告と臨床観察

喫煙患者の評価

ブリンクマン指数

▶概要

　ブリンクマン指数は、患者の喫煙習慣の重症度を評価するための指標です。これは「1日に吸うタバコの本数」と「喫煙を始めてからの年数」を掛け合わせた数値で、喫煙の累積影響を示します。

▶**評価方法**

患者から1日の平均喫煙本数と喫煙年数を聞き出し、これらの数値を掛け合わせて計算します。例えば、1日に20本喫煙して10年の場合、ブリンクマン指数は200となります。

▶**重要性**

高いブリンクマン指数（400以上で高リスク）は、患者が長期間にわたり多量に喫煙していることを示し、呼吸器疾患や周術期の合併症リスクが高いことを意味します。

呼吸機能検査

▶**概要**

呼吸機能検査（スパイロメトリー）は、患者の肺容量と空気の流れを測定する検査です。これにより、慢性閉塞性肺疾患（chronic inflammatory lung disease；COPD）などの呼吸器障害の診断と重症度の評価が可能です。

▶**評価方法**

患者にスパイロメーターを用いて一息にできるだけ強く長く息を吹き出してもらい、吹き出せる空気の量（肺活量）と速さ（一秒量）を測定します。

▶**重要性**

呼吸機能の低下は喫煙の影響を受けることが多く、特に術前のリスク評価において、適切な呼吸サポートの必要性を判断するために重要です。

COPDの診断・程度評価

▶**概要**

COPDの診断は、呼吸機能検査の結果に基づいて行われ、患者の呼吸機能の持続的な低下を確認します。

▶**評価方法**

スパイロメトリーで得られる **FEV_1/FVC比（一秒量/努力性肺活量の比）が70%未満**であれば、COPDの存在が示唆されます。さらに症状の重症度に応じて、軽度から重度のCOPDに分類されます。

▶**重要性**

COPDの患者は麻酔や術中に肺炎や無気肺などの特有の合併症を発生しやすいため、術前に正確な診断と評価が必要です。

胸部X線画像

▶**概要**

胸部X線は、肺と胸腔の構造を可視化し、肺疾患の存在と程度を評価するための画像診断法です。

▶**評価方法**

X線画像をとおして、**肺野の異常透過性、肺野の繊維化、異常な空気蓄積（気腫）**など

の異常を探します。

▶重要性

　術前の評価において、胸部 X 線は肺炎やほかの肺疾患のスクリーニングに役立ちます。これにより、患者が手術に適切かどうかの判断材料になります。

胸部 CT 画像

▶概要

　高分解能 CT（high-resolution computed tomography；HRCT）では、通常の CT よりも詳細な肺の画像を提供し、小さな構造まで観察可能です。

▶評価方法

　HRCT は特に COPD や間質性肺疾患など、微細な肺の変化を詳細に捉えるために使用されます。気腫や肺の線維化などの評価に有効です。

▶重要性

　術前の詳細な肺評価により、潜在的なリスクを事前に把握し、適切な麻酔計画を立てるために不可欠です。

喀痰の性質と量

▶概要

　喀痰の性質と量の評価は、喫煙による影響および呼吸器疾患の診断に役立ちます。

▶評価方法

　患者の日常的な喀痰の状態（色、粘度、量）を観察し、記録します。

▶重要性

　喀痰の性質は、呼吸器感染症や COPD の管理に重要な指標であり、特に術前にはこれらの状態を把握し、必要に応じて介入を行うことが重要です。

> **一言まとめポイント**　術前の喫煙者評価には、ブリンクマン指数、呼吸機能検査、胸部画像、喀痰状態などを通じて包括的に評価します。

喫煙患者の術前呼吸リハビリテーションの概要

　緊急手術を除くすべての手術において、喫煙患者に対する術前の呼吸リハビリテーションが強く推奨されます。このリハビリテーションには、吸入療法、呼吸訓練、排痰訓練、深呼吸の練習、およびインセンティブスパイロメトリー（コーチ 2®など）を用いた肺伸展療法などが含まれます。これらの活動は、患者の肺機能を向上させ、術後の肺合併症のリスクを著しく低減することが期待されます。

吸入療法

　　吸入薬を使用する吸入療法では、気道を拡張させることで呼吸が楽になり、気道の炎症を減少させます。これは特に **COPD や喘息がある患者に対して効果的** です。

呼吸訓練

　　呼吸訓練プログラムは、患者が効率的に呼吸する方法を学ぶことを目的としています。これには、**腹式呼吸や胸式呼吸の練習** が含まれ、これらの技術が呼吸効率を向上させ、息切れを軽減します。

排痰訓練

　　排痰訓練は、患者が喀痰をより効果的に排出する方法を学ぶための訓練です。これには、**胸部の叩打や振動、体位排痰法** が含まれ、これらの技術は肺の清掃を助け、感染リスクを低減します。

深呼吸の練習

　　深呼吸の練習は、患者がより多くの空気を肺に取り込むことを促し、肺容量を最大化することを目指します。これにより、肺の換気が改善され、術後の肺機能の回復が早まります。

インセンティブスパイロメトリーを用いた肺伸展療法

　　インセンティブスパイロメトリーとは、患者に積極的に深呼吸を促す装置を使用し、肺を定期的に拡張することで肺の適応能力を高める治療法です。これは、特に術後の **無気肺を防ぐために有効** です。

　　これらの術前呼吸リハビリテーションに取り組むことは、術後の肺合併症の発生を軽減し、患者の全体的な回復プロセスを支援するために不可欠です。そのため、可能な限り **すべての喫煙患者** に対して、これらのプログラムの実施が推奨されます。

一言まとめポイント　術前の呼吸リハビリテーションは、喫煙患者の術後の肺合併症を効果的に減少させます。

知っていると役立つ！ +1 プラスワンの知識

加熱式タバコと電子タバコも
従来のタバコと同様、周術期には禁煙が推奨される

最近日本での使用者も増えた新型タバコについての情報を整理しておきましょう。日本麻酔科学会が作成している『周術期禁煙プラクティカルガイド』[1] には以下のように記載されています。

▶①新型タバコの種類と分類

・加熱式タバコ（heated tobacco products；HTPs）：
たばこ事業法に基づく規制がある

・電子タバコ（electronic cigarette；e-cigarette）

a. ニコチン含有（electronic nicotine delivery systems；ENDS）：
日本では正規には販売されていない

b. ニコチン非含有（electronic non-nicotine delivery systems；ENNDS）：
薬機法による法規制なし

▶②周術期における禁煙の指導

加熱式タバコ（HTPs）は、従来のタバコと同様に周術期禁煙の対象とするべきです。これらの製品による健康への影響が従来のタバコより少ないとする科学的証拠は現在のところ存在しません。

ニコチン非含有電子タバコ（ENNDS）も、有害物質の発生が確認されており、電子タバコ関連肺障害（e-cigarette or vaping product use associated lung injury；EVALI）のリスクを考慮して使用の中止を指導する必要があります。

周術期においては、==新型タバコも従来のタバコ同様、禁煙を推奨すべき==です。加熱式タバコおよび電子タバコの使用も、潜在的な健康リスクを考慮に入れ、手術前後の禁煙支援を行うことが重要です。

▶③日本麻酔科学会の周術期禁煙に関するステートメント

先述した『周術期禁煙プラクディカルガイド』には以下のようなステートメント（声明）が記載されています。

第1章 術前評価

15・喫煙患者の評価

OPE NURSING 2024 秋季増刊 93

> 周術期禁煙の意義は、第一義的には循環・呼吸系や創部感染などの周術期合併症を防ぐことであるが、加えて手術を機会に禁煙し、手術に至った原疾患の予後を良くすること、その後の人生でタバコ関連疾患の発生を抑制することでもある。
>
> 手術は手術患者にとって teachable moment となり、周術期に携わる医療従事者はこの絶好の禁煙の機会に関わることになる。
>
> 周術期禁煙を通して、安全に手術を受けて回復するとともに、健全な生活の獲得と生命予後の改善を目指すものである。

このステートメントについて、オペナースができることはどんなことでしょうか。この時期、皆さんが提供するサポートは、患者が喫煙を止める決断を下す重要な契機となり得ます。周術期禁煙の意義は、単に手術関連の合併症を防ぐことだけではなく、==患者が手術を機に禁煙し、将来的に健康問題のリスクを減らす==ことにもつながります。

オペナースとしての役割は、以下のように多岐にわたると考えます。

・教育と啓発：患者に対し、喫煙が健康に及ぼす影響と、禁煙のメリットについて情報を提供し、意識を高めてもらう。

・モチベーションの向上：手術を契機とした禁煙の重要性を強調し、患者が禁煙を継続するための支援を行う。

・感情的なサポート：禁煙に向けた患者の不安やストレスに対応し、励ましと支援をする。

・資源の提供：禁煙補助プログラムやカウンセリングへの参加を促し、必要に応じて医療チームと協力しながら適切な資源へのアクセスを支援する。

==手術前後の期間は、患者が健康に関する生活習慣を見直す絶好の機会==です。オペナースの皆さんが提供するケアと支援が、患者の生命予後を大きく左右するため、積極的に関わることが求められます。患者が健康的な未来を手に入れるために、この重要な時期において、その第一歩となるサポートを提供してもらえたら非常に価値あるものになるでしょう。

引用・参考文献

1） 日本麻酔科学会 周術期禁煙ガイドラインワーキンググループ. 周術期禁煙プラクティカルガイド. 2021. https://anesth.or.jp/files/pdf/kinen-practical-guide_20210928.pdf〈2024 年 4 月参照〉

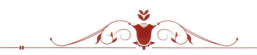

16 日常生活動作の評価

隠岐広域連合立隠岐病院 麻酔科 副診療部長　**助永親彦**　すけなが・ちかひこ

ざっくりつかむ！3ポイント

- 患者の自立度を正確に把握しよう
- 術後のリスク予測に役立てる
- 適切な介入とケアプランを設計するための基盤になる

図表でわかる！麻酔科医はこう考える

バーセルインデックス（Barthel Index）

		点数	質問内容	得点
1	食事	10	自立、自助具などの装着可。標準的時間内に食べ終える	/10点
		5	部分介助（たとえば、おかずを切って細かくしてもらう）	
		0	全介助	
2	車椅子からベッドへの移動	15	自立、ブレーキ、フラットレストの操作も含む（非行自立も含む）	/15点
		10	軽度の部分介助または監視を要する	
		5	座ることは可能であるがほぼ全介助	
		0	全介助または不可能	
3	整容	5	自立（洗面、整髪、歯磨き、ひげ剃り）	/5点
		0	部分介助または不可能	
4	トイレ動作	10	自立（衣服の操作、後始末を含む、ポータブル便器などを使用している場合はその洗浄も含む）	/10点
		5	部分介助、身体を支える、衣服、後始末に介助を要する	
		0	全介助または不可能	
5	入浴	5	自立	/5点
		0	部分介助または不可能	
6	歩行	15	45m以上の歩行、補装具（車椅子、歩行器は除く）の使用の有無は問わず	/15点
		10	45m以上の介助歩行、歩行器の使用を含む	
		5	歩行不能の場合、車椅子にて45m以上の操作可能	
		0	上記以外	

		点数	質問内容	得点
7	階段昇降	10	自立、手すりなどの使用の有無は問わず	
		5	介助または監視を要する	
		0	不能	/10 点
8	着替え	10	自立、靴、ファスナー、装具の着脱を含む	
		5	部分介助、標準的な時間内、半分以上は自分で行える	
		0	上記以外	/10 点
9	排便コントロール	10	失禁なし、浣腸、坐薬の取り扱いも可能	
		5	ときに失禁あり、浣腸、坐薬の取り扱いに介助を要する者も含む	
		0	上記以外	/10 点
10	排尿コントロール	10	失禁なし、収尿器の取り扱いも可能	
		5	ときに失禁あり。収尿器の取り扱いに介助を要する者も含む	
		0	上記以外	/10 点
合計得点（　　　　　/ 100 点）				

日常生活動作の評価

　　日常生活動作の評価にはさまざまな指標がありますが、今回は Barthel Index というものを紹介します。

　　バーセルインデックスは、高齢者や障害をもつ方々の日常生活動作（activities of daily living；ADL）の自立度を評価する国際的に認知された指標です。このインデックスは、食事、移乗、整容、トイレ使用、入浴、歩行（移動）、階段の昇降、更衣、排便、排尿の全10 項目で構成されており、各項目は自立度に応じて 15 点、10 点、5 点、0 点の 4 段階で採点されます。合計点は 100 点満点で、100 点が全自立を意味し、点数によって、60 点は部分自立、40 点は大部分が介助が必要、0 点は完全に介助が必要、などと評価されます。

　　バーセルインデックスは**評価がしやすいという利点**があります。評価は 2〜4 段階で簡単に行え、得点も 5 点刻みでわかりやすく設定されています。これにより、医療従事者や介護職員だけでなく、患者本人や家族も評価結果を容易に理解できる点が魅力です。また、採点方法が簡便で時間もかからないため、多忙な医療・介護現場で広く利用されています。

　　さらに、バーセルインデックスは、デイサービスをはじめとするさまざまな介護設定で利用されており、利用者の身体能力を適切に評価するための重要なツールとなっています。このような特性から、バーセルインデックスは日常的なケアプランニングにおいて不可欠な評価法として位置づけられています。

一言まとめポイント　バーセルインデックスは、ADL の自立度を明瞭に評価する国際的に広く使用される簡便な指標です。

日常生活動作を評価する意義

　術前の ADL の評価は、患者の術後の回復過程や合併症の発生リスクを予測するうえで極めて重要です。腹部手術を受ける高齢患者に関する研究[1] では、術前のバーセルインデックスが満点ではない患者は、術後に合併症が発生する確率が高いと報告されています。このような予測因子を用いることで、リスクが高い患者を早期に特定し、特別な注意を払うことが可能になります。

　また、股関節骨折手術を受けた高齢患者を対象とした別の研究[2] では、退院時のバーセルインデックスが高い患者は、その後の 1 年間で死亡するリスクが低下することが示されています。これは、高い ADL が術後の良好な健康状態と長期的な生存に直結していることを示唆しています。

　術前の ADL 評価は単に現在の機能レベルを測るだけでなく、術後の介護やリハビリテーションの計画にも重要な役割を果たします。医療従事者はこの情報を活用して、個々の患者に最適な支援計画を立て、合併症のリスクを最小限に抑えるとともに、患者の生活の質を向上させるための戦略を策定することができます。これにより、全体としての治療成果の向上と患者満足度の向上が期待されます。

> **一言まとめポイント**　術前の ADL 評価は、術後の回復と合併症予測に役立ち、治療成果を改善する可能性があります。

知っていると役立つ！ ＋1 プラスワンの知識

その他の ADL 評価：
FIM（functional independence measure）

　FIM も、患者の ADL の自立度を詳細に評価するための国際的なツールであり、特にリハビリテーションの分野で広く利用されています。

　この評価方法は、患者がどの程度自立して日常活動を行えるかを測定することを目的としており、合計 18 項目の ADL について評価を行います。これには食事、身の回りの世話、トイレ利用、入浴、移動などの基本的な身体活動が含まれるほか、コミュニケーション能力や社会的認知能力など、より複雑なスキルの評価も含まれます。

　各項目は 1 点（全介助が必要）から 7 点（完全自立）のスケールで採点され、

第1章　術前評価　16・日常生活動作の評価

患者の自立度を細かく数値化することが可能です。最高得点は 126 点で、これは患者がすべての項目で完全に自立している状態を示し、最低得点は 18 点で、ほぼすべての活動において完全な介助が必要な状態を示します。

FIM の大きな特長は、ただ単に身体的な機能だけでなく、==患者のコミュニケーション能力や社会的な認知能力も評価対象に含める==ことです。

バーセルインデックスと FIM は、どちらも国際的に認知された ADL 評価ツールですが、それぞれの評価方法と目的に違いがあります（**表 1**）。バーセルインデックスは 10 項目で構成され、そのシンプルさから迅速な評価が可能であり、日常的な臨床や介護現場での使用に適しています。一方、FIM は 18 項目から成り、各項目は 1 点から 7 点で採点されるため、より詳細なデータが得られ、特に病院での使用に適しています。さらに、FIM は患者が実際に行っている ADL だけでなく、コミュニケーション能力や社会的認知能力も評価します。これにより、==患者の自立度と必要な介護量をより詳細に把握し、治療やケアの計画立案に役立ちます==。

表 1 バーセルインデックスと FIM の比較

	バーセルインデックス	FIM
ADL 評価の内容	できる ADL	している ADL
認知項目	なし	あり
点数	100 点満点	126 点満点
評価項目	10 項目	18 項目
難易度	簡単	難しい
評価にかかる時間	短い	やや長い

引用・参考文献

1) Uchinaka, EI. et al. The Barthel Index for Predicting Postoperative Complications in Elderly Patients Undergoing Abdominal Surgery : A Prospective Single-center Study. In Vivo. 36 (6), 2022, 2973-80.
2) Pan, L. et al. A Higher Postoperative Barthel Index at Discharge is Associated with a Lower One-Year Mortality After Hip Fracture Surgery for Geriatric Patients : A Retrospective Case-Control Study. Clin Interv Aging. 18, 2023, 835-43.

17 術後痛のリスク評価

新潟大学医歯学総合病院 麻酔科 **渡部達範** わたなべ・たつのり

ざっくりつかむ！3ポイント

- 術前の不安は術後痛のリスクファクターとなる
- 術後痛が強い手術では硬膜外麻酔、末梢神経ブロック、オピオイドの持続投与が行われる
- 術後の痛みが強い場合は手技をやり直す場合がある

図表でわかる！麻酔科医はこう考える

現症	対処法
患者が不安を訴えている	不安を軽減するような情報提供を行う
術後痛が強いことが予想	・硬膜外麻酔・末梢神経ブロックの使用 ・iv-PCA を選択
術後、激しく痛がっている	処置をやり直す、鎮痛薬を追加する

術後痛を増強させるリスク因子

術前の不安、不安以外の精神疾患、現在の喫煙歴、現在のオピオイド使用がある患者では痛みが強くなることが知られています[1]。

手術を受ける患者は麻酔から覚めないのではないか、痛みはどうかなど、少なからず不安をもっています。患者は医師よりも看護師に対して不安を表出するケースも多く、オペナースが術前訪問を行っているような施設では、手術に対する不安を聞くことも多いと思います。麻酔の経過や方法、手術内容を知っているオペナースからの情報は患者の不安を軽減し、ひいては術後痛の軽減に役立ちます。私たち麻酔科医はさまざまな方法を使用し

て術後痛を少なくするようにしてはいますが、なかなか痛みを0にするのは難しいことです。また、前述した硬膜外麻酔・末梢神経ブロック・iv-PCAなどを使わないような手術、例えば局所麻酔のみで行うような手術でも麻酔が切れてくればそれなりに痛みが出ます。ロキソプロフェンやジクロフェナクといった、非ステロイド性消炎鎮痛薬が必要となるケースもあります。術前の説明で「痛くない」と言われていた手術で術後に痛くなれば患者の不安も強くなります。痛い痛いと脅かす必要はありませんが、適切な情報を伝えて、不安を軽減しましょう。

> **一言まとめポイント** 患者の術前の不安を軽減することで、術後の痛みが小さくなる可能性があります。

硬膜外麻酔 vs 末梢神経ブロック vs iv-PCA

術後痛が強い手術では硬膜外麻酔、末梢神経ブロックまたはオピオイド（モルヒネやフェンタニル）を用いたiv-PCAの施行が選択されます。

硬膜外麻酔と末梢神経ブロックは局所麻酔薬を使用する方法であり、==安静時痛のみならず体動時の痛みもとる==ことに優れている点が大きなメリットです。しかし、効果が限局的であることや、感染がある場合や凝固障害がある場合は施行できないことがあるといったデメリットがあります。特に硬膜外麻酔では凝固障害がある場合は硬膜外血腫を引き起こすリスクが上昇するため禁忌です。

オピオイドを用いたiv-PCAは大きな禁忌もなく全身に効かせることができるメリットがあります。しかし、オピオイドの性質上、特に体動時の痛みをとる点では局所麻酔薬より劣っており、上記2つに比べると痛みを訴える患者の割合は増えてきます。また==悪心・嘔吐や鎮静==なども引き起こします。

体幹の手術では体幹の末梢神経ブロック（腹直筋鞘ブロック、腹横筋膜面ブロックなど）のほかiv-PCAを併用することがあります。体幹の手術では体表の傷の痛みと内臓の傷の痛みが生じます。末梢神経ブロックは体表の痛みに対しては非常に効果がありますが、内臓の痛みには効果がないため、内臓の痛みに対してiv-PCAを併用します。iv-PCA自体は体表の痛みにもある程度効果を示しますが、前述のとおり特に体動時の痛みには効果が少ないため、末梢神経ブロックを併用したほうが効果が高くなります。

> **一言まとめポイント** 局所麻酔薬を併用したほうが痛みをとる効果は高いが、施行できないケースも多くあります。末梢神経ブロックとiv-PCAを併用する場合もあります。

覚醒後に強い痛みを訴えた場合は、処置をやり直す場合がある

　上記で挙げたいずれの鎮痛法も、効果が不十分であった場合は覚醒後に強い痛みを訴えます。その際は、痛みの程度によって硬膜外麻酔や神経ブロックをやり直す場合があります。iv-PCA の場合には覚醒後、使用していたオピオイドを追加投与します。**オピオイドの追加投与により呼吸停止**が起こることがありますので、必ずマスク換気ができる状態で行う必要があります。NSAIDs やアセトアミノフェンが投与されていない場合は投与します。

一言まとめポイント　できる限りの鎮痛を行い病棟に帰しましょう。

知っていると役立つ！ +1 プラスワンの知識

喫煙は痛みも増強させる

　前述のように喫煙は術後の痛みの増強因子となります。喫煙は呼吸器合併症を増加させることも知られており、術前の禁煙は非常に重要です。入院後に行う術前訪問の段階ではなかなか介入も難しいかと思いますが、周術期外来に関わっている場合には可能です。**呼吸器合併症だけではなく術後痛の観点からも禁煙を勧める**と、より禁煙を行う人が増えるかもしれません。

第1章　術前評価　17・術後痛のリスク評価

OPE NURSING 2024 秋季増刊　101

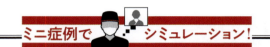

術中の鎮痛が不十分で血圧や脈拍の上昇がみられた患者

　75歳男性。胃癌に対して幽門側胃切除術が施行された。麻酔は硬膜外麻酔併用全身麻酔を行った。術中皮膚切開時や内臓操作の際に血圧・脈拍の上昇がみられていた。手術が終了し覚醒すると、患者は強い痛みを訴えた。麻酔科医より「硬膜外カテーテルの入れ替えを行う」と言われた。痛みが強いため再度麻酔を導入しカテーテルの挿入を行った。入れ替えしたのち再度覚醒させると痛みの訴えはなくなり病棟に帰室した。患者帰室後、麻酔科からは、「術中のバイタルサインの変化から硬膜外麻酔の効きが悪い可能性が高いと思っていた」と言われた。

この症例からの学び

　術中の鎮痛が不十分だと手術操作により血圧や脈拍の上昇が引き起こされます。現在はレミフェンタニルを併用して術中の鎮痛がされているケースも多く、わかりにくい場合もありますが、上記のようなバイタルサインの変化が認められる場合は硬膜外麻酔の効果が不十分である可能性を考えておく必要があります。

引用・参考文献
1) Armstrong, AD. et al. Risk Factors for Increased Postoperative Pain and Recommended Orderset for Postoperative Analgesic Usage. Clin J Pain. 36 (11), 2020, 845-51.

18 術後悪心・嘔吐（PONV）のリスク評価

新潟大学医歯学総合病院 麻酔科　**渡部達範**　わたなべ・たつのり

ざっくりつかむ！3ポイント

- PONVの発生は術後の患者満足度を大きく低下させる
- リスク評価を行う（特に若い女性はリスクが高い）
- セロトニン受容体拮抗薬などさまざまな予防薬・治療薬が使用される

図表でわかる！麻酔科医はこう考える

実施内容	対処法
PONVのリスクを評価する	患者因子・麻酔・手術因子を考慮
PONVの予防	・取り除けるリスク因子があるか ・薬剤による予防の検討
PONVの治療	・オンダンセトロンが第一選択 ・予防で使用していない薬剤を使用する

術後悪心・嘔吐（PONV）の患者のリスク因子

　術後悪心・嘔吐（postoperative nausea and vomiting；PONV）は術後の30%程度の患者に発生するといわれています[1]。The big little problem とよばれるように、命に関わる合併症ではありませんが、患者満足度を大きく損ねてしまいます。**成人では、50歳以下、女性、非喫煙者、乗り物酔いをしやすい、または過去のPONVの既往が、小児では3歳以上、家族のPONVの既往**もリスク因子となります。

> **一言まとめポイント**　若い女性の全身麻酔手術ではPONVの発生率が高くなります。

PONV の麻酔・術式に伴うリスク因子

　　手術のタイプ（婦人科手術、胆嚢摘出術、腹腔鏡下手術）、術後のオピオイド使用（持続硬膜外麻酔薬液への添加、フェンタニルを用いた持続静脈内投与〔iv-PCA〕等）、揮発性麻酔薬や笑気の使用、長い麻酔時間がリスク因子となります。小児では斜視手術や 30 分以上の手術がリスク因子となります。

　　予防策としては、局所麻酔で可能な手術であれば**全身麻酔を避ける**、**揮発性麻酔薬や笑気の使用を避けプロポフォールによる麻酔を行う**、**オピオイドの使用量を最少化**するなどの方法があります。

> **一言まとめポイント** PONV の起こりやすい術式・麻酔方法を確認しましょう。

PONV の予防薬・治療薬

　　最新のガイドライン[1]では PONV のリスク因子が 1 つ以上ある患者には**異なる作用機序の複数の制吐薬を予防投与する**ことが推奨されており、リスク因子が 1〜2 個では 2 剤を、3〜4 個の場合は 3 剤を併用することが推奨されています。

　　日本で使用されている薬剤としてはセロトニン（5-HT$_3$）受容体拮抗薬であるオンダンセトロンやグラニセトロン、ドパミン（D$_2$）受容体拮抗薬であるドロペリドールやメトクロプラミド、ステロイドであるデキサメタゾンが挙げられます。ほとんどの薬剤が手術終了時などの投与が推奨されていますが、デキサメタゾンは効果発現までに時間がかかるため麻酔導入時の投与が推奨されています。

　　術後に悪心が出てしまった場合、予防薬を投与していない場合は 5-HT$_3$ 受容体拮抗薬が第一選択となります。予防投与を行っている場合は、異なる作用機序の薬剤を投与することが推奨されています。ただし、使用できる薬剤をすべて投与してしまっているなど代替法がない場合は、投与から 6 時間以上が経過していれば 2 回目の 5-HT$_3$ 受容体拮抗薬またはドロペリドールの投与が考慮されます。

> **一言まとめポイント** 複数の薬剤を用いて予防することが推奨されていますが、オンダンセトロンやグラニセトロンのようなセロトニン受容体拮抗薬の使用が推奨されています。

知って使える 注目用語！

Apfel score

Apfel score とは、Apfel らによって提唱された成人における PONV の発生を予測するためのスコアです[2]。該当項目である①女性、②非喫煙者、③ PONV の既往・もしくは乗り物酔い、④術後の麻薬性鎮痛薬使用がある場合、をそれぞれ 1 点としてスコア化（0〜4 点）します。スコアが 0 点の場合、PONV の発生率は 10％ですが、スコアが増すごとに 20％、40％、60％、80％と PONV の頻度が増加します。今回紹介したガイドライン[1]では年齢が 50 歳以下という項目もリスク因子に加えられています。

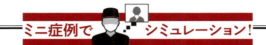

PONV ハイリスク例に対し、麻酔法の工夫や制吐薬により PONV を予防できた症例

42 歳女性。子宮筋腫に対する子宮全摘術が硬膜外麻酔併用全身麻酔下に施行された。20 代の頃に扁桃摘出術を全身麻酔下に受けたことがあり、その際術後の悪心がつらかったとのことであった。PONV のリスクが高いと判断し、今回の麻酔法はプロポフォールとレミフェンタニルを用いた全静脈麻酔とし、硬膜外麻酔にもオピオイドは使用しなかった。手術開始前にデキサメタゾンを、手術終了 15 分前頃にオンダンセトロンを投与した。手術終了後は速やかに覚醒し、PONV は発生しなかった。術後も PONV の発生はなく、患者から前回の全身麻酔より楽だったとのコメントがあった。

この症例からの学び

喫煙の情報はありませんが、過去に PONV の既往があるなど、わかっているだけでもリスクファクターは 3 個以上あり、今回も PONV のリスクは高いです。プロポフォールを用いた全静脈麻酔、オピオイドを使用しない、デキサメタゾンやオンダンセトロンの使用により前回つらかった PONV を予防することに成功しました。

引用・参考文献

1) Gan, TJ. et al. Fourth Consensus Guidelines for the Management of Postoperative Nausea and Vomiting. Anesth Analg. 131 (2), 2020, 411-48.
2) Apfel, CC. et al. A simplified risk score for predicting postoperative nausea and vomiting : conclusions from cross-validations between two centers. Anesthesiology. 91 (3), 1999, 693–700.

19 術後せん妄のリスク評価

新潟大学医歯学総合病院 麻酔科　**渡部達範**　わたなべ・たつのり

ざっくりつかむ！3ポイント

- 術後せん妄には必ず原因がある
- 術後せん妄のリスク因子を把握しよう
- 術後せん妄の予防と治療のメインは非薬物療法である

図表でわかる！麻酔科医はこう考える

現症	対処法
せん妄のリスク因子をもっている	入院時に評価し予防策を講じる
せん妄の発生	・まず原因検索を行う ・非薬物療法で対応 ・危機的状況では薬物療法を考慮

術後せん妄とは

　術後せん妄は、手術や麻酔をきっかけに発症するせん妄です。術後せん妄は安静保持困難、点滴など各種カテーテルの自己抜去、創部ドレッシングの自己除去などを引き起こし、術後急性期合併症の増加や予後にも影響を及ぼす可能性があり、その診断・予防は重要です[1]。**せん妄には必ず原因があり、術後では手術侵襲や麻酔がそれにあたります**。実は私たちも日常生活でせん妄に似たような経験をすることがあります。それは、お酒を飲んだ時です。飲酒前には正常でも、アルコールによって意識障害をきたすことがあります。術後せん妄は手術侵襲や麻酔などによって、薬剤または体内で産生された物質がアルコールのように作用し引き起こされているのです。

> **一言まとめポイント** せん妄は飲酒時の意識状態に似ています。そう考えると、せん妄に理解を示すことができる人が増えるのではないでしょうか（笑）。

術後せん妄のリスク因子

入院前には年齢（75歳以上）、認知機能障害・生活機能障害の有無、重度の身体疾患の併存、うつ病、アルコール依存などがないかどうかを把握します（**表1**）[2, 3]。手術の種類としては心臓大血管手術や脳外科手術、それ以外のICUに入るような手術ではリスクが上がります。睡眠薬や鎮静薬の使用、身体拘束の施行、尿道カテーテルの使用も術後せん妄を引き起こします。また、低酸素血症、低血糖、電解質異常・肝機能障害・腎機能障害などや、術後の合併症（縫合不全など）が隠れている場合もあります（**表2**）[2, 3]。前述のとおり、せん妄には必ず原因があり、介入可能なものも多いため積極的に原因検索を行いましょう。

表1 術後せん妄のリスク因子①（文献2、3を参考に作成）

危険因子	相対危険度
認知症	2.8
軽度の認知障害	3.5〜4.2
せん妄の既往	3
生活機能障害	2.5〜3.5
視覚障害	1.0〜3.0
聴覚障害	1.3
重度身体疾患の併存	4.3
うつ病	1.2
一過性の脳虚血や脳梗塞の既往	1.6
アルコール依存	1.4〜3.3
75歳以上の高齢者	2.3〜6.6

表2 術後せん妄のリスク因子②（文献2、3を参考に作成）

危険因子	相対危険度	危険因子	相対危険度
薬物		代謝性アシドーシス	1.4
複数薬物の使用	2.9	感染	3.1
抗精神病薬の使用	4.5	治療的合併症	1.9
睡眠薬や鎮静薬の使用	4.5	手術	
身体拘束の施行	3.2〜4.4	心臓大血管手術	8.3
尿カテーテルの使用	2.4	非血管系手術	3.5
血液検査		脳神経外科	4.5
BUNの上昇	1.1〜5.1	外傷	3.4
BUN：Cre比の上昇	2.0〜2.9	緊急入院	1.5
血清アルブミン値の異常	1.4	昏睡	1.8〜21.3
血清Na、K、血糖値の異常	3.4		

> **一言まとめポイント** 入院時に患者が術後せん妄のリスク因子をもつか把握しましょう。

術後せん妄の予防と治療

　術後せん妄の予防は、非薬物療法が中心となります。**呼吸・循環・血液所見などの至適化・十分な鎮痛・認知機能の維持（補聴器・メガネを着用してもらう）・早期離床・環境整備（昼と夜がわかるようにする）** などを行い、**リスクとなる薬物の使用を避ける**などが術後せん妄の予防や治療に有効です。薬物療法（ハロペリドールなど）は活動型せん妄に使用されますが、副作用も考慮したうえで使用する必要があります[1]。

一言まとめポイント 　基本的には非薬物療法で対処します。原因の除去が難しい場合に危険があれば薬物療法を考慮します。

知って使える 注 目 用 語 ！

覚醒時せん妄

　手術室の場合、覚醒時に暴れるかどうかも知りたいかと思います。覚醒時に暴れてしまうことは**覚醒時せん妄**（emergence delirium）や**覚醒時興奮**（emergence agitation）とよばれています。成人の覚醒時せん妄の危険因子として挙げられているのは、年齢（65歳以上）、男性、手術の種類（脊椎手術、筋骨格系手術、口腔外科手術、耳鼻科手術、乳房手術、腹部手術）、緊急手術、吸入麻酔薬の使用、長時間手術、抗コリン薬の使用、ベンゾジアゼピン系薬剤による前投薬、排尿切迫感、術後疼痛、術後悪心・嘔吐、侵襲的器具（尿道カテーテル、気管チューブなど）の有無などがあります[4]。鎮静薬や麻薬（オピオイド）を使用することで減らすこともできるといわれていますが、上記危険因子をもつ患者では覚醒時せん妄が起こり得るとして対応してください。

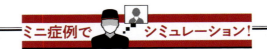

術中高血糖に対するインスリンの持続投与により、術後に低血糖によるせん妄を起こした糖尿病患者

　77歳男性。糖尿病の既往があり内服加療が行われている。膵臓癌に対して亜全胃温存膵頭十二指腸切除術を硬膜外麻酔併用全身麻酔下に施行した。手術時間は8時間程度であり術後ICUに帰室した。術中高血糖になったためインスリンが持続投与されていた。夜間より「家に帰る」などの言動、点滴ラインなどを自己抜去しそうになり、術後せん妄と診断した。動脈血採血を行ったところ、低酸素血症や電解質異常は認めなかったが低血糖を認めた。**低血糖の補正を行ったところ、症状は軽減**した。

この症例からの学び

　せん妄には必ず原因があります。提示した症例のように1つの原因であるとは限りませんので、原因検索を行うことは重要です。

引用・参考文献

1) 北川雄一. 高齢手術患者における術後せん妄. 日本外科系連合学会誌. 38 (1), 2013, 28-35.
2) 八田耕太郎. 診断. 日本総合病院精神医学会せん妄指針改訂班. せん妄の臨床指針. 東京, 星和書店, 2015, 1-32.
3) Ahmed, S, et al. Risk factors for incident delirium among older people in acute hospital medical units: a systematic review and meta-analysis. Age Ageing. 43 (3), 2014, 326-33.
4) Lee, SJ. et al. Emergence agitation: current knowledge and unresolved questions. Korean J Anesthesiol. 73 (6), 2020, 471-85.

第2章

手術室の薬剤
―麻酔薬・輸液・輸血・
術中に用いる薬剤・中止薬―

1 麻酔の導入法

香川大学 医学部地域医療共育推進オフィス 特命教授　**駒澤伸泰**　こまざわ・のぶやす

ざっくりつかむ！3 ポイント

- 麻酔導入は、大きく「全身麻酔」か、「全身麻酔でないか（脊髄くも膜下麻酔や硬膜外麻酔）」に分けられる
- 全身麻酔の場合は、「気道確保器具（気管挿管か声門上器具か）」や「麻酔導入法（マスク換気してから行う急速導入か、マスク換気なしで行う迅速導入か）」などに注意が必要
- 外科からの申し込みと麻酔科の判断は異なることがあるため、手術室入室前に麻酔科医とオペナースで麻酔導入方法を確認しておく

図表でわかる！麻酔科医はこう考える

	導入方法	気道確保	禁忌
脊髄くも膜下麻酔	覚醒下	なし	脊椎・脊髄疾患、抗凝固薬内服等による凝固障害がある場合
全身麻酔	急速導入	マスク換気後に気道確保	・フルストマックの場合 ・胃食道逆流が疑われる場合
	迅速導入	マスク換気なしで気道確保	特になし

脊髄くも膜下麻酔でも全身麻酔でも共通のプロセス

患者の入室と点滴確保

①オペナースと麻酔科医で患者の氏名を確認します。

②入室後患者にベッドに移動してもらいます。

③モニター類〔①血圧計、②動脈血酸素飽和度（SpO$_2$）モニター、③心電図（5 点誘導）

を着けます。そして血圧測定を行い、モニター上に心電図やSpO$_2$が表示されていることを確認します。そのバイタルサインを記録します。心電図はP波のあるなしを見るためにII誘導とST変化を発見しやすいV5誘導がスタンダードです。

④病棟ナースから引き継ぎを受けたオペナースは、病棟出棟時のバイタルサインをメモし、ルート情報を確認します。また、薬剤アレルギーについても一緒に確認します。

⑤点滴を確保します。基本は手術部位の反対側にとります。眼科など出血がほとんどないと思われる手術以外は20G以上で確保することが推奨されています。点滴は滴下良好かどうかを必ず確かめます。

この後の流れは、全身麻酔と脊髄くも膜下麻酔で大きく変わります。

> **一言まとめポイント** 全身麻酔でも脊髄くも膜下麻酔でも点滴確保と術中モニタリングは不可欠です。

全身麻酔の流れ

全身麻酔の導入段階では、患者のバイタルサイン（心拍数、血圧、SpO$_2$など）が継続的にモニタリングされ、安全性確保を目指します。手順の詳細は病院により異なりますが、以下①〜⑤の基本的な流れが全身麻酔の導入の一般的な手順です。

▶①前酸素化

麻酔の導入に先立ち、酸素マスクから5〜6L/分で純酸素が投与されます。これは換気不良や挿管困難時への対応として必要不可欠です。

▶②鎮痛薬の投与

最初に鎮静薬が投与され、患者が落ち着きリラックスした状態になります。

▶③麻酔導入薬の投与

麻酔科医が強力な麻酔導入薬を投与します。これらの薬物は、意識を失わせ、鎮静状態に誘導します。代表的な麻酔導入薬には、プロポフォールやレミマゾラムなどがあります。

▶④筋弛緩薬の投与

ロクロニウムなどの筋弛緩薬が使用され、患者の筋肉が弛緩します。

これにより、気管挿管が容易になるだけでなく、術中に外科医が操作しやすくなります。

▶⑤マスク換気確立と気道確保

マスク換気の確立後に、通常は気管挿管を行います。これにより、酸素供給と二酸化炭素排出が確保され、換気が行われます。

麻酔科医は患者の麻酔状態を確認し、必要に応じて麻酔薬の追加投与や調整を行います。

この段階では、患者は手術や処置に対して無感覚な状態になります。

> **一言まとめポイント** 脊髄くも膜下麻酔に絶対的禁忌はありますが、全身麻酔に絶対的禁忌はありません。

脊髄くも膜下麻酔

脊髄くも膜下麻酔とは、==くも膜下腔に局所麻酔薬を注入して脊髄の前根および後根をブロックする麻酔方法==のことです。腰椎の間から行われるため、「腰椎麻酔」とも言われてきました。

==Th6 以下の知覚神経支配領域の手術で、2～3 時間以内に終わる手術==に限定されます。適応症例として、経尿道的切除術（TUR；transurethral resection）、外陰部の手術、帝王切開術、膝・股関節の手術、痔核、鼠径ヘルニア、精索静脈瘤などです。呼吸機能が悪いなど全身麻酔に耐えられない場合、覚醒させておきたい場合も適応となります。

> **一言まとめポイント** 全身麻酔で申し込まれても、呼吸機能への負担を考えて麻酔科医が脊髄くも膜下麻酔を選択することもあります！

脊髄くも膜下麻酔の禁忌

脊髄くも膜下麻酔の禁忌は、①穿刺部位の感染、②出血傾向〔プロトロンビン活性（PT）が約 70％以下もしくは血小板数（PLT）8 万 / μL 以下など施設ごとに基準があると思います〕、③循環動態が不安定な患者、④患者の同意、協力が得られない場合、です。

> **一言まとめポイント** 脊髄くも膜下麻酔で申し込まれても麻酔科医の診察で禁忌であることが判明することもあり、全身麻酔が選択されることもあります！

脊髄くも膜下麻酔の流れ

①高比重液使用なら患側を下に、等比重なら患側を上に、側臥位をとります（硬膜外麻酔施行時の体位に準ずる）。左右の腸骨稜を結ぶ線（ヤコビー線）が L4 棘突起レベルを通過するため、これをメルクマールとして、通常 ==L3/4、L4/5 棘突起間から穿刺==します。脊髄の下端（脊髄円錐部）が第 1 腰椎下縁で終わるため、脊髄損傷の危険性があり、L3/4、L4/5 が選択されます。

②清潔操作のため、穿刺部を通常2回消毒し、丸穴覆布を掛けます。
③リドカインやメピバカインを用いて局所麻酔を行い、その際、棘間靱帯を探り穿刺方向を決めます。
④脊椎麻酔針を目的方向へゆっくり刺入します。ある程度の深さから、内筒針を抜いて脳脊髄液の逆流を確かめながら、少しずつ進めます。
⑤脳脊髄液の逆流を認めたら、脊椎麻酔針を90°ずつゆっくりと回転させ、全方向で脳脊髄液の逆流を確認します。
⑥脊椎麻酔針が動かないように、左手でしっかり把持し、あらかじめ用意しておいた局所麻酔薬シリンジを接続し、ゆっくり吸引し脳脊髄液の逆流を確認したら薬液を注入します。薬液注入後、脊椎麻酔針を抜去します。
⑦穿刺部を創傷被覆材で覆い、患者を仰臥位姿勢に戻します。無痛域を、氷袋などを用いて調べます（アイステスト）。最初の数分は、患者を観察し、効果に応じて体位を調整します。低血圧などの副作用がみられたら対応します。

また、脊髄くも膜下麻酔は、**必ずしも麻酔高が確保できるわけではないので、効果不良の場合は、全身麻酔に切り替わる場合もあります**（図1）。ですので、麻酔科医が、脊髄くも膜下麻酔の効果が不良と判断した場合はただちに全身麻酔を行えるように、オペナースに支援してもらえるとありがたいです。

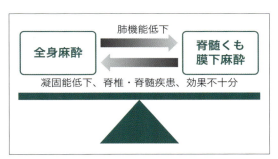

図1 全身麻酔と脊髄くも膜下麻酔は利点と欠点があり、麻酔科はバランスで考える

> **一言まとめポイント** 脊髄くも膜下麻酔が効果不十分な場合も全身麻酔に変更します。

ここに注意！ 落とし穴ポイント

外科からの手術申し込み時の麻酔方法と麻酔科医の麻酔が異なる場合

病院によって異なると思いますが、外科医の申し込み時の希望麻酔方法と麻酔科医の判断が異なることもあります。以前なら、脊髄くも膜下麻酔で行われていた症例でも、抗血小板薬や抗凝固薬の普及により全身麻酔で行われる比率が増え

てきました。また、脊髄への治療歴がある患者もいることから、麻酔科医判断で全身麻酔を選択することがあります。

最終的に麻酔方法は麻酔科医が決定するため、麻酔科医による記載や看護師への情報共有をしっかりと行う必要があります。

また、フルストマックであれば迅速導入で輪状軟骨圧迫を行いながら、麻酔導入を行います。ただ、麻酔科医の判断で胃食道逆流症や高度肥満症例では、迅速導入を選択する場合があります。オペナースは、麻酔導入直前にも麻酔導入方法について麻酔科医と情報共有することが期待されます。

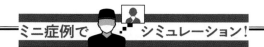

大腿骨頸部骨折の観血的骨整復術が脊髄くも膜下麻酔で申し込まれたが、麻酔科の判断で全身麻酔管理になった1例

ある日の朝、救急車で大腿骨頸部骨折の超高齢者が搬送された。大腿骨頸部骨折は早期の固定とリハビリテーション開始が予後改善に重要であるため、整形外科医から当日夕方の麻酔依頼があった。点滴確保がなされ、絶飲食の準備も整った。認知機能の低下がないことから、整形外科医は脊髄くも膜下麻酔での申し込みを行った。しかし、麻酔科医が術前診察で心房細動に対してワーファリン®を内服していることを知り、循環器内科にコンサルテーションを行った。心エコーでは有意な弁狭窄はないが、ワーファリン®は手術当日朝に内服しており、できるだけ早く内服を再開すべきとの意見を得た。麻酔科医は全身麻酔が妥当と判断し、整形外科に返答し、了承を得た。オペナースにも、全身麻酔で行う旨を共有した。

この症例からの学び

ひと昔前は、脊髄くも膜下麻酔で行うのが普通だった大腿骨頸部骨折などの症例も、抗血小板療法・抗凝固療法の普及により、全身麻酔で管理されるようになりました（表1）。

表 1 抗血小板薬・抗凝固薬の休薬期間の目安

①抗血小板薬	②抗凝固薬
7日前：アスピリン（バイアスピリン®）、チクロピジン（パナルジン®）、クロピドグレル（プラビックス®） 3日前：シロスタゾール（プレタール®） 2日前：ジピリダモール（ペルサンチン®）、サルポグレラート（アンプラーグ®）	4日前：ワルファリンカリウム（ワーファリン®）←ヘパリン持続静脈投与に切り替える場合もある。

引用・参考文献

1) 駒澤伸泰. 麻酔科研修実況中継 第1巻. 南敏明監. 2016, 東京, 中外医学社, 160p.

2 気管挿管が確実にできているかの評価

香川大学 医学部地域医療共育推進オフィス 特命教授　**駒澤伸泰**　こまざわ・のぶやす

ざっくりつかむ！3ポイント

- 気管挿管であれ、声門上器具であれ、確実な気道確保の評価には、カプノグラフィーの確認が最も大切
- 麻酔科医が人工呼吸への移行を確認するまでは、再挿管の可能性があることを理解しよう
- カプノグラフィーで確認できても、声門上器具は位置調整などを行う必要がある

図表でわかる！麻酔科医はこう考える

	酸素化と換気	誤嚥防止	補助器具	人工呼吸開始後の調整	長時間使用
気管挿管	確実	確実	必要	ほとんど不要	可能
声門上器具（i-gel®やLMA-ProSeal™など）	不確実な可能性	不確実な可能性	不必要	必要な場合もある	不安定

気管挿管・声門上器具の手順

　気管挿管と声門上器具挿入と確認は、多くの共通部分があります。イメージとしては、<mark>最初の前酸素化は共通で、挿入・挿管時のやり方は異なるものの確認法は再度同じような流れ</mark>になります（図1）。

> **一言まとめポイント**　気管挿管も声門上器具も最初と最後のプロセスは同じ！

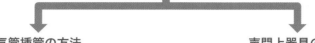

図1 気管挿管・声門上器具の手順

適正に換気ができているかの確認方法

　適正に換気できているかを確認する方法としては、以下の3点が挙げられます。このなかで最も大切なものはカプノグラムです。なぜなら、二酸化炭素を産生できるのは肺だからです。

▶①視診
　胸の上昇を確認する。回路・チューブ内の呼気が湿っていることを確認する。

▶②聴診
　換気による胸の音を確認し、両肺が換気されていること、また胃内への送気がないことを確認することもあります。

▶③カプノグラム

EtCO$_2$ がモニターに表示され、換気が正常に行われていることを確認し、声に出します。

一言まとめポイント	気管挿管の確認法として最も有効なものはカプノグラム！

人工呼吸器による換気もカプノグラムで確認

たとえ、気管挿管がきちんとできていても、気管チューブが屈曲したり（小児ではまれにあります）、人工呼吸器設定が正しくなければ適正に換気できません。また、声門上器具の場合は咽頭部位にはめているマスクなので、換気が不十分にもなります。そのように人工呼吸器による換気が円滑にできているかの確認にもカプノグラムが使われます。

一言まとめポイント	気管挿管だけでなく、人工呼吸器の評価もカプノグラム！

ここに注意！ 落とし穴ポイント

声門上器具でカプノグラフィーを挿入し、手動換気はOK だったが、人工呼吸器では適正に換気できない場合

声門上器具を挿入後に手動換気でリークが許容範囲であることを確認しても、人工呼吸器管理に変更した際にリークが発生することがあり、位置調整が必要なこともあります。

これは声門上器具が気管挿管と異なり、咽頭をシールするという特徴があるからです。ですので、オペナースは、声門上器具を挿入した後でも、麻酔科医が人工呼吸器の換気をきちんと確認するまでは体位変換などを待ち、カフ量の調整を手伝ってもらえるとありがたいです。

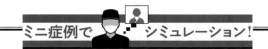

カフエア量は麻酔科医と相互に確認し合いましょう

75歳女性の人工関節置換術で麻酔科医が、LMA-ProSeal™のサイズ3を挿入した。カフエアをまず5mL入れてほしいと外回り看護師に指示し、手動換気で問題ないことを確認した。その後、人工呼吸器へ移行したが、ややリークが多いため、外回り看護師に追加で3mLのカフエア注入を指示した。その後、人工呼吸は円滑に機能し、術中もリークはなかった。

この症例からの学び

声門上器具のなかには、i-gel® などのカフが不要なものがありますが、LMA-ProSeal™ などの一般的なラリンジアルマスクはカフが必要です。昔の教科書ではサイズごとにカフエア注入の推奨量が記載されていますが、麻酔法も徐々に変化しています。咽頭スペースも患者により異なるため、適正なカフエア量は異なります。また、ラリンジアルマスクの種類も増えてきています。そのためオペナースには、麻酔科医がカフエア量を指示してから、カフエアを足していってもらえればと思います。

引用・参考文献

1) 駒澤伸泰．麻酔科研修実況中継 第1巻．南敏明監．2016, 東京, 中外医学社, 160p．
2) 駒澤伸泰ほか．"予期せぬ気管挿管困難"．駒澤伸泰・森本康裕編．29症例でイメージできる！麻酔科医の考え方がわかる！麻酔看護 先読み力UPブック．大阪, メディカ出版, 2018, 91-8, （オペナーシング2018年春季増刊）．

3 静脈麻酔薬の種類と使い分け

新潟大学医歯学総合病院 麻酔科 准教授 **古谷健太** ふるたに・けんた

ざっくりつかむ！3ポイント

- 静脈麻酔薬の利点は、迅速に効果を発現させることができること、悪性高熱症のトリガーを回避できること、術中神経モニタリングへの影響が小さいこと、温室効果ガスが出ないことである
- 術後悪心・嘔吐（postoperative nausea and vomiting；PONV）の発生を減らす目的ではプロポフォールが、血行動態への影響を小さくしたり拮抗薬で速やかに拮抗できたりする点ではレミマゾラムをはじめとするベンゾジアゼピン系薬剤が優れている
- 適切な麻酔深度を維持するために、脳波モニタリングは必須である

図表でわかる！麻酔科医はこう考える

	導入	維持	利点	欠点
プロポフォール	○	○	・導入覚醒が速い ・制吐作用がある	・注入時血管痛がある ・小児に対する集中治療における人工呼吸中の鎮静は禁忌である
ベンゾジアゼピン系薬剤（レミマゾラム、ミダゾラム、ジアゼパム）	○	○（レミマゾラム）	・循環動態への影響が小さい ・拮抗薬がある	・健忘作用がある ・拮抗薬（フルマゼニル）が存在する
バルビツール酸誘導体（チアミラール、チオペンタール）	○	×	導入覚醒が速い	・喘息、ポルフィリン症などの禁忌がある ・配合変化しやすい
ケタミン	○	○	・鎮痛作用がある ・循環抑制が小さい	・不快な夢を見ることがある ・脳波が麻酔深度を反映しない

吸入麻酔薬との比較

　静脈麻酔薬は、全身麻酔の導入薬、あるいは処置時の鎮静薬として広く用いられています。日々、時間に追われている麻酔科医が求める理想の導入薬は、入眠が速く、鎮痛作用があり、呼吸や循環への影響が小さく、持続時間が短時間である（鎮静作用が残りにくい）ものではないかと思います。一方で、すべてを満たすような麻酔薬は存在しないのが実情です。

　まず吸入麻酔薬（揮発性麻酔薬、ガス麻酔薬）と比較した場合の静脈麻酔薬の利点を整理してみましょう。

・全身麻酔の導入、覚醒、麻酔深度の調節が呼吸（換気）状態に影響されない。

・単回急速（ボーラス）投与によって、速やかな麻酔導入が可能である。

・温室効果ガスが発生しない。

・悪性高熱症の発生を回避できる。

・術中神経モニタリングに対する影響が少ない。

　以上の点が利点として挙げられます。

導入薬および維持薬としての使い分け

　次に、導入薬および維持薬としての使い分けを考えていきます。

導入薬としての使い分け

▶プロポフォール

　基本的にはどの静脈麻酔薬も全身麻酔の導入に用いることができます。一般的な手術患者は全身状態が良好であることが多いので、静脈麻酔薬のなかでも==導入・覚醒ともに速い==プロポフォールが広く用いられています。==注入時の血管痛が欠点==の一つですが、オピオイドや静注用リドカイン（適用外）などと併用すると軽減できます。

▶バルビツール酸誘導体

　バルビツール酸誘導体もプロポフォールと同様に、使いやすい薬剤ですが、==重症気管支喘息やポルフィリン症患者といった禁忌==がある点、ロクロニウムをはじめ==配合変化のある薬剤が多い==点に注意が必要です。

▶ベンゾジアゼピン系薬剤

　ベンゾジアゼピン系薬剤（ミダゾラム、レミマゾラム、ジアゼパム）は、血行動態に与える影響がほかの静脈麻酔薬と比べて小さい[1]ので、==重症心疾患を有する患者やショック患者==など循環動態の変化に注意が必要な症例に対して、オピオイドと組み合わせて用いられています。また健忘作用を期待して、鎮静下の気管挿管や術中覚醒が疑われる状況で用

いられることがあります。

▶ケタミン

　　ケタミンは麻薬伝票の記載が必要となって以降、麻酔導入薬として使われる機会は減りました。一方で、鎮静作用に加え鎮痛作用を有していること、循環抑制が小さいことが長所として挙げられます。加えて術後鎮痛の質を改善したり[2]、少量単回投与でうつ病を改善したり[3]することがわかってきており、近年、再び注目を集めています。

一言まとめポイント　全身麻酔の導入時は、通常はプロポフォール、具合が悪い患者やプロポフォールが使えない患者ではミダゾラムやレミマゾラム、ケタミンが用いられる傾向があります（施設間の差も大きいと思います）。

維持薬としての使い分け

　　維持に用いる薬剤は、==プロポフォール、レミマゾラム、ケタミン==に限定されます（デクスメデトミジンも静脈麻酔薬に分類されますが、全身麻酔に保険適用がありませんので、本稿では言及しません。使うとすれば経静脈鎮静時になります）。

　　維持薬として最もよく用いられているのがプロポフォールでしょう。ただし感受性には個人差が大きいため、安全に、かつ質の高い麻酔を行うためには脳波モニターは不可欠です。==PONV を起こしにくい==ので、PONV のハイリスク症例（女性、非喫煙、PONV あるいは乗り物酔いの既往、術後オピオイド使用症例など）には好んで用いられます。なお小児では、集中治療における人工呼吸中の鎮静にプロポフォールを用いるのは禁忌とされますが、術中の維持薬として用いることは禁忌ではありません。

　　2020 年にレミマゾラムが使用可能となり、ベンゾジアゼピン系薬剤が全身麻酔の導入時だけでなく維持薬としても用いやすくなりました。==プロポフォールよりも血圧が下がりにくい==[1]ので、前述のような循環管理の困難が予想される患者に適した薬剤といえます。==また拮抗薬（フルマゼニル）がある==ことで、脳神経外科や脊椎外科術後の神経学的診察を迅速に行いたい時（特に長時間手術の時）に、レミマゾラム投与中止から、短時間のうちにすっきりとした覚醒が得られる点も高く評価できます（**コラム「拮抗薬は作用持続時間に注意」**）。

　　ケタミンを全身麻酔の維持薬として用いる症例は限定的ですが、ほかの静脈麻酔薬やオピオイドとは薬理作用が異なること、鎮痛作用を有していることから、それぞれを組み合わせることによって==ほかの麻酔薬やオピオイドの投与量を減らしながら全身麻酔を行う==ことができます。一方でケタミンは脳波を速波化しますので、眠っていても BIS 値が高くなるため注意が必要です。

> **一言まとめポイント** PONV を防ぎたければプロポフォールに、血行動態への影響を小さくしたければレミマゾラムに分があります。

ここに注意！落とし穴ポイント

拮抗薬は作用持続時間に注意

拮抗薬は非常に便利です。例えば困難気道症例における鎮静下挿管時に際し、ミダゾラムで鎮静したものの無呼吸や気道閉塞が起こってしまった場合でも、フルマゼニルで覚醒させ、仕切り直すことができます。一方で、その作用持続時間が問題となります。==フルマゼニルは、拮抗の対象となるベンゾジアゼピン系薬剤よりも作用持続時間が短いので、時間経過とともに再鎮静が起こることがあります==。レミマゾラム 1mg/kg/ 時で全身麻酔を維持し、投与終了とともにフルマゼニル 0.5mg で拮抗し帰室させた患者が、その 45 分後に病棟で再鎮静された事例が報告されています [4]。拮抗薬も万能ではありません。フルマゼニルは、可能であればある程度の覚醒徴候を確認したのちに投与したほうがよいですし、使用した場合は病棟に帰室させる前に 30 分間程度は経過観察するのが理想的ですが、手術室の回転を優先する昨今の手術室事情からは難しい施設も多いかと思います。いずれにしても、==しばらくは意識状態、呼吸状態の持続的あるいは頻回なモニタリングができる体制で監視する==のが好ましいでしょう。

知っていると役立つ！ +1 プラスワンの知識

術中覚醒の危険因子

報告によりばらつきはありますが、術中覚醒は全身麻酔 1,000 例に 1〜2 例程度の確率で発生し、時間経過とともに心的外傷後ストレス障害（post traumatic stress disorder；PTSD）へ発展しうるといわれています。術中記憶は顕在記憶（自発的に思い出せるもの）と、潜在記憶（自分では思い出せないもの）に分けられます。さまざまな術中覚醒の危険因子が知られています。==手術因子==としては、心臓血管外科手術、産科（帝王切開術）、緊急手術などが、==患者因子==としては女性、循環動態不安定（麻酔薬を減量せざるを得ない状況）などが、==人的要因==とし

第2章

3・静脈麻酔薬の種類と使い分け

手術室の薬剤—麻酔薬・輸液・輸血・術中に用いる薬剤・中止薬—

OPE NURSING 2024 秋季増刊　125

て揮発性麻酔薬の投与忘れ、ルートトラブル、薬剤の溶解間違いなどが挙げられます。**薬剤関連**では筋弛緩薬とともに、全静脈麻酔（total intravenous anesthesia；TIVA）が術中覚醒の危険因子とされています。静脈麻酔薬の感受性は揮発性麻酔薬に比べ個人差が大きいため、脳波モニタリングを行い、睡眠紡錘波の出現を確認することが対策の一つです。

　術中覚醒の診断に際しては、「修正 Brice の質問票」[5] が代表的です。**表 1** に記しますので、術後訪問の際のツールの一つとしてご活用ください。

表 1 修正 Brice の質問票

1. 麻酔がかかる前に最後に覚えていることは何ですか？
2. 目が覚めた後に記憶している最初のことは何ですか？
3. 麻酔の前の記憶と目が覚めた後の記憶の間で、何か覚えていることはありますか？
4. 麻酔中に夢を見ましたか？
5. 術中に最も不快だったことは何でしたか？

引用・参考文献

1) Liu, T. et al. Effect of remimazolam induction on hemodynamics in patients undergoing valve replacement surgery : A randomized, double-blind, controlled trial. Pharmacol Res Perspect. 9 (5), 2021, e00851.

2) Schwenk, ES. et al. Consensus Guidelines on the Use of Intravenous Ketamine Infusions for Acute Pain Management From the American Society of Regional Anesthesia and Pain Medicine, the American Academy of Pain Medicine, and the American Society of Anesthesiologists. Reg Anesth Pain Med. 43 (5), 2018 , 456-66.

3) Krystal, JH. et al. Ketamine : A Paradigm Shift for Depression Research and Treatment. Neuron. 101 (5), 2019, 774-8.

4) Yamamoto, T. et al. A mechanism of re-sedation caused by remimazolam. J Anesth. 35 (3), 2021, 467-8.

5) Mashour, GA. et al. Assessment of intraoperative awareness with explicit recall : a comparison of 2 methods. Anesth Analg. 116 (4), 2013, 889-91.

4 吸入麻酔薬の種類と使い分け

新潟大学医歯学総合病院 麻酔科 准教授　**古谷健太**　ふるたに・けんた

ざっくりつかむ！3ポイント

- 吸入麻酔薬の作用には個人差が小さい
- セボフルランは気道刺激性が少ないので、維持だけではなく緩徐導入に用いることができる
- デスフルランは特に肥満症例や長時間手術において、セボフルランより覚醒の質が良いとされる

図表でわかる！麻酔科医はこう考える

	気道刺激性	MAC* (%)	生体内代謝率 (%)	その他
亜酸化窒素	なし	105	0	・イレウス、気胸に対しては禁忌 ・弱い抗侵害作用がある ・拡散性低酸素血症に注意する
セボフルラン	少ない	1.71	3〜5	・覚醒時興奮 ・重篤な喘息発作にも使用されることがある
デスフルラン	あり	6	0.02	肥満症例、長時間手術症例、運動誘発電位モニタリングを要する症例では、セボフルランより有利である可能性

＊ MAC：minimum alveolar concentration（最小肺胞濃度）

吸入麻酔薬の利点・欠点

　吸入麻酔薬の静脈麻酔薬と比較した場合の利点を挙げます。
・全身麻酔の導入に静脈ラインが不要である（緩徐導入に用いることができる）。
・静脈麻酔薬と比べて作用に個人差が小さいので、術中覚醒が起こりにくい。
・薬剤の排泄に代謝が関与する割合が小さいので、換気が維持されていれば自然と

覚醒する。

一方で吸入麻酔薬に共通する欠点としては、以下のようなものが挙げられます。

・術後悪心・嘔吐（postoperative nausea and vomiting；PONV）の発生が増える。

・それぞれの物質が温室効果ガスである。

・まれながら悪性高熱症が起こる。

緩徐導入に使えるか

緩徐導入に用いるためには、==気道刺激性が弱い==必要があります。その観点からは==亜酸化窒素とセボフルランが適しています==。亜酸化窒素には弱い鎮痛作用（抗侵害作用）があるので、セボフルランと組み合わせることにより、静脈ライン確保や声門上器具挿入に伴う体動を減らすことができます。ただ、セボフルラン単独でも緩徐導入は可能ですので、温室効果ガスを削減する観点から、亜酸化窒素を使わない施設も増えていると思います。デスフルランを緩徐導入に用いると、咳や息こらえなどの気道刺激症状が増加するので、通常は用いません。

> **一言まとめポイント** 緩徐導入にはセボフルラン（と必要に応じて亜酸化窒素）が用いられます。

維持薬としての使い分け

デスフルラン

デスフルランは血液／ガス分配係数が低く、生体内代謝率が非常に低い薬剤で、肺胞内濃度の上昇も速いため、==導入覚醒がより速い薬剤==といえます。これを裏付けるように、特に肥満患者においてセボフルランよりもデスフルランのほうが覚醒が早く、覚醒の質も良いことが示されています[1]。長時間手術や肥満患者などにおいては、デスフルランに利があるかもしれません。一方で、有利であるとはいえ、デスフルランとセボフルランとの差は大きくないため、一般的な患者でもその差が本当に利益になりうるのかどうか、議論があるところです（**コラム「環境保護の視点から吸入麻酔薬と静脈麻酔薬の使い分けを考える」**参照）。また揮発性麻酔薬は静脈麻酔薬と比べると運動誘発電位（MEP）の振幅をより強く抑制します（MEP モニタリングでは静脈麻酔薬のほうが有利）が、ベースライン波形が得られていれば、MEP モニタリング症例でも揮発性麻酔薬を用いることはでき、==デスフルランのほうがセボフルランよりも MEP を導出しやすい==ことが示されています[2]。

亜酸化窒素

　亜酸化窒素は MAC が 100％を超えていることからわかるとおり（そもそも 100％亜酸化窒素の吸入は、「0％酸素＝酸素を投与できないこと」を意味するので不可能）、単独で麻酔作用を発揮することはできませんが、**揮発性麻酔薬と併用することにより維持薬としても用いられます**。弱いながらも抗侵害作用があるので、セボフルラン、デスフルランはもちろんのこと、静脈麻酔薬と組み合わせて使われることもあります。前立腺生検、あるいは小児の抜糸や小処置時など、**術後の痛みが軽微で短時間で終わるような手術には、亜酸化窒素と揮発性麻酔薬を組み合わせる**ことで、オピオイドを使わずに安定した麻酔管理を行うことができます。レミフェンタニル登場前は GOS/GOI（亜酸化窒素－酸素－セボフルラン／イソフルラン）という麻酔が広く行われていましたが、レミフェンタニル登場後には亜酸化窒素の出番は限定的になりました。亜酸化窒素は投与中止後に、血液中から肺胞への亜酸化窒素の急速な拡散によって起こる拡散性低酸素血症が問題となるため、**投与終了後には 100％酸素を 5 分間以上投与**することが推奨されています。

維持濃度

　維持濃度についても簡潔に述べます。吸入麻酔薬は、導入時は肺胞 → 血液 → 中枢神経、覚醒時は中枢神経 → 血液 → 呼気という流れで移動します。全身麻酔導入時の吸入麻酔薬濃度は、吸気中＞中枢神経系＞呼気中、という関係になります。呼気中の麻酔薬濃度から中枢神経系の濃度をある程度類推できますので、麻酔深度を判断する場合は呼気中の麻酔薬濃度を見るとよいです。**全身麻酔中の維持濃度は、およそ呼気ガス濃度が 0.7MAC 程度になるように調整**します。

> **一言まとめポイント**　どの薬剤も全身麻酔の維持に用いますし、臨床的アウトカムはセボフルランとデスフルランに大差はないといえますが、症例によって目指す方向性に応じて使い分けています。

知っていると役立つ！ +1 プラスワンの知識

環境保護の視点から吸入麻酔薬と静脈麻酔薬の使い分けを考える

　ここで取り上げた**吸入麻酔薬は、それぞれが温室効果ガスである**ことが知られています。吸入麻酔薬の世界的な排出量は、石炭火力発電所1基または乗用車100万台からの二酸化炭素排出量に匹敵する気候への影響がある、という見解があります[3]。そのため、欧州ではデスフルランの使用を禁止する流れがあります。理由はより温暖化効果の小さいセボフルランを上回るメリットがない（ほとんどの症例がセボフルランで代替できる）ことです。

　一方で、揮発性麻酔薬、特にデスフルランに対する規制は行き過ぎたもので、その温室効果ガスの大気中に占める割合（圧倒的に二酸化炭素が多く、麻酔薬の割合は小さい）を加味した視点で見るべきとする意見もあります[4]。ともあれ、揮発性麻酔薬や亜酸化窒素は温室効果ガスであることは事実です。

　静脈麻酔薬が地球環境にやさしいかというと、それも単純な話ではありません。プロポフォールやレミマゾラムに用いられるシリンジ、プラスチックの焼却によって生じる二酸化炭素量は無視できるでしょうか？プロポフォールを環境中に廃棄したら、環境汚染を招かないでしょうか？

　いち麻酔科医としては、**揮発性麻酔薬でも静脈麻酔薬でも、患者に最適な麻酔薬が選択できることが最善**と考えます。一方で、いち地球人としては、セボフルランやデスフルランを使う時はなるべく低流量にすること、加えて日常生活での二酸化炭素排出量を減らすよう心がけることはできます。生産販売する企業に対しては、揮発性麻酔薬を分解するシステム、環境汚染を少なくするための廃棄方法等の改善が求められます。

ミニ症例でシミュレーション！

全身麻酔導入後に、悪性高熱症がみられた例

　45歳男性（身長174cm、体重70kg）が内視鏡下副鼻腔手術を予定された。プロポフォールとレミフェンタニルで全身麻酔を導入、ロクロニウムで筋弛緩を得た後、セボフルランを開始し、気管挿管した。一回換気量500mL、換気回数12回/分で人工呼吸を開始したが、終末呼気二酸化炭素分圧（$EtCO_2$）は50mmHgであった。一回換気量を550mL、換気回数を16回/分に増加させたが、$EtCO_2$は55mmHgまで上昇した。尿道カテーテルを挿入したところ、褐色の尿が流出した。モニターで直腸温を確認すると、全身麻酔導入後15分時点で38.0℃（入室前36.6℃）を示していた。悪性高熱症による緊急事態を宣言し、酸素流量を10L以上に上昇させるとともにセボフルランを中止、取り急ぎダントロレン5バイアル（100mg）の溶解と追加のダントロレンの確保を依頼した。動脈圧ラインを確保し、血液ガスを採取したところBE（base excess：塩基過剰）−10mEq/Lのアシドーシス、血清カリウム値が5.9mEq/Lであったため、炭酸水素ナトリウムとグルコン酸カルシウムの投与を開始した。

この症例からの学び

　悪性高熱症はまれな合併症のため、発生時の対応が後手になりがちです。各施設で発生時の行動フローを確認してみることをお勧めします。日本麻酔科学会の「悪性高熱症患者の管理に関するガイドライン2016」も、一度ご参照ください[5]。

引用・参考文献

1) McKay, RE. et al. Effect of increased body mass index and anaesthetic duration on recovery of protective airway reflexes after sevoflurane vs desflurane. Br J Anaesth. 104 (2), 2010, 175-82.

2) Chong, CT. et al. Direct comparison of the effect of desflurane and sevoflurane on intraoperative motor-evoked potentials monitoring. J Neurosurg Anesthesiol. 26 (4), 2014, 306-12.

3) Sulbaek Andersen, MP. et al. Inhalation anaesthetics and climate change. Br J Anaesth. 105 (6), 2010, 760-6.

4) Slingo, JM. et al. The science of climate change and the effect of anaesthetic gas emissions. Anaesthesia. 79 (3), 2024, 252-60.

5) 日本麻酔科学会. 悪性高熱症患者の管理に関するガイドライン2016. http://www.anesth.or.jp/guide/pdf/guideline_akuseikounetsu.pdf〈2024年4月参照〉

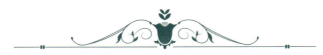

5 鎮痛薬の種類と使い分け

新潟大学医歯学総合病院 麻酔科 准教授　**古谷健太**　ふるたに・けんた

ざっくりつかむ！3 ポイント

- オピオイドは強力な鎮痛薬だが、術後は悪心・嘔吐対策と呼吸抑制の発生に注意する
- アセトアミノフェンや NSAIDs は広く用いられる鎮痛薬で、術後鎮痛の基礎である
- 多角的鎮痛法（multimodal analgesia）を実践しよう

図表でわかる！麻酔科医はこう考える

	作用機序	メリット	デメリット
オピオイド	オピオイド（主として µ）受容体の刺激	・強力な鎮痛作用 ・投与経路や剤型が豊富	・呼吸抑制 ・悪心・嘔吐 ・オピオイド起因性痛覚過敏
NSAIDs	シクロオキシゲナーゼ阻害	・抗炎症作用 ・解熱鎮痛作用	・腎機能障害 ・消化管障害 ・喘息発作が起こることがある
アセトアミノフェン	さまざまな機序が想定されているが、未知の部分がある	・少ない副作用 ・解熱鎮痛作用	肝機能障害
ケタミン	NMDA 受容体拮抗作用	オピオイドの必要量減少効果	悪夢

オピオイドとは

　オピオイド受容体に作用する薬物をオピオイドとよびます。術中使用薬としては、フェンタニル、モルヒネ、レミフェンタニルが代表的なオピオイドです。オピオイド受容体（µ、δ、κ）のうち、主にµ受容体に作用し、特に侵害受容性疼痛に対して強力な鎮痛効果を発揮します。

副作用として、呼吸中枢の抑制作用があります（呼吸数減少、一回換気量増加、分時換気量減少）。またオピオイドの投与は、術後の悪心・嘔吐発生の危険因子の一つですので、予防的に制吐薬を投与したほうがよいでしょう。

オピオイド各論

フェンタニル

　フェンタニルは静脈内投与のほか、硬膜外腔やくも膜下腔に投与されます。脂溶性が高く、中枢神経や脂肪組織に移行しやすい薬剤です（投与から数分で最大効果に達する）。大量投与や長時間持続投与によって、脂肪・筋肉等に蓄積しやすいですが、モルヒネとは異なり、代謝産物には活性がありません。オピオイドのなかでは循環抑制作用が小さいため、重症例に対してフェンタニルの大量投与によって麻酔を行うことがあります（大量フェンタニル麻酔）。ただしフェンタニルの急速大量投与で筋強直が起こることがあります。

レミフェンタニル

　レミフェンタニルは、体内に存在する非特異的エステラーゼで速やかに加水分解されるため、超短時間作用性で調節性がよい薬剤です。中枢神経内でも速やかに分解されるため、術後の悪心・嘔吐の原因になりにくいと考えられます。ただし鎮痛作用も速やかに消失するため、術後鎮痛のためにほかのオピオイドや鎮痛薬を併用する必要があります。大量、長時間投与により、覚醒後にシバリングを起こすことがあります。オピオイドの一つであるペチジンの投与がシバリングに対して有効です。なお神経毒性の観点から、レミフェンタニルは硬膜外投与や脊髄くも膜下投与は禁忌となっています。

モルヒネ

　モルヒネはアヘンから抽出精製される天然アルカロイドで、鎮痛薬としては紀元前から使用されていました。合成オピオイドと比較して、オピオイド特有の多幸感・陶酔感を生じやすいとされます。静注、皮下注、硬膜外およびくも膜下腔に投与されます。肝臓で代謝（グルクロン酸抱合）されますが、代謝産物（M6G、腎臓から排泄）のほうがモルヒネよりも作用が強く持続時間も長いため、腎機能障害のある患者に投与する際には注意が必要です。またモルヒネにはヒスタミン遊離作用があり、気管支攣縮や血圧低下をきたすことがあります。硬膜外投与やくも膜下投与で掻痒感や遅発性呼吸抑制が出やすいのもモルヒネの特徴の一つです。

ナロキソン

　ナロキソンはオピオイド受容体の拮抗薬ですが、オピオイド受容体に作用するのでオピオイドに含まれます。特にμ受容体との親和性が高く、呼吸抑制などの副作用を速やかに拮抗することができます。ただし効果持続時間は20〜60分と短いため、投与されていた

オピオイドの種類や量によっては、再度、オピオイドの作用が出現することがあるので注意が必要です。また**副作用として、肺水腫、異常高血圧、頻脈や不整脈**が出現することがあります。

> **一言まとめポイント** オピオイドにはさまざまな投与経路があり、強力な鎮痛作用がありますが、呼吸抑制、悪心・嘔吐などの副作用には注意が必要です。

NSAIDs とアセトアミノフェン

NSAIDs

NSAIDs とは非ステロイド性抗炎症薬（non-steroidal anti-inflammatory drugs）の略であり、シクロオキシゲナーゼ（COX）を阻害することでアラキドン酸カスケードからのプロスタグランジン（PG）類の合成を阻害します。特に PGE_2 は強力な発痛物質として知られており、PG の産生抑制によって鎮痛作用、解熱作用、抗炎症作用を発揮します。シクロオキシゲナーゼには COX-1 と COX-2 が存在し、COX-2 は炎症に伴って誘導される酵素です。COX-1 は生体の恒常性維持、例えば胃粘膜保護や腎血流維持に関与しているため、NSAIDs によって COX が阻害されることによって、**胃腸障害や腎機能障害といった副作用**が発生します。また COX の阻害による影響でロイコトリエンの産生が増加すると、**喘息症状**が出ることがあります。

アセトアミノフェン

アセトアミノフェンも NSAIDs と同じく解熱鎮痛作用が期待できますが、NSAIDs と異なり、抗炎症作用はありません。実は作用機序のすべては明らかになっておらず、中枢性の COX 阻害作用があること、カンナビノイド受容体やセロトニン系を介した下行性抑制系の活性化作用があることが鎮痛作用に寄与していると考えられています。NSAIDs と比べて胃腸障害や腎機能障害が起こらず、**高齢者にも使用できる**ため、NSAIDs と並び、いわゆる「痛み止め」としての第一選択薬となっています。一方で、アセトアミノフェンによって**肝機能障害が起こることがあり、過量投与には注意が必要**です。

> **一言まとめポイント** アセトアミノフェンと NSAIDs は重篤な副作用が少ないため、使いやすい鎮痛薬です。

ケタミン

ケタミンは鎮静作用と鎮痛作用を併せもつ静脈麻酔薬で、主として NMDA 受容体に対する拮抗作用によってその作用を発揮しますが、オピオイド受容体をはじめとするさまざまな受容体やイオンチャネルとも相互作用があることが知られています。ケタミンの投与はオピオイドをはじめとする**術後鎮痛薬の使用量を減少させ術後痛を軽減**します。麻酔量以下の投与量であれば、鎮痛作用を担保しつつ悪夢等の副作用を軽減することができます。

> **一言まとめポイント** ケタミンを用いるとオピオイドの量を減らすことできる場合があります。

多角的鎮痛法

それぞれの鎮痛薬は作用メカニズムが異なります。そのため得手・不得手があり、一つの鎮痛薬ですべての痛みを緩和することは困難です。特に術後痛は侵害受容性疼痛、神経障害性疼痛、炎症性疼痛といったさまざまな機序によって起こる痛みですから、**それぞれの痛みにより有効な薬剤を組み合わせる（＝多角的鎮痛法：multimodal analgesia）**ことで、良好な術後鎮痛を提供できます。

> **一言まとめポイント** 術後痛に対しては、作用機序の異なる薬剤を組み合わせることで、良好な鎮痛を目指す多角的鎮痛法の考え方が大切です。

知っていると役立つ！ **+1** プラスワンの知識

麻薬に分類される薬剤とは？

「麻薬」という表現があります。そもそも麻薬とは何でしょうか？ 麻薬とはケシ（芥子、opium poppy）の実から抽出されるオピオイド（opioid）系薬剤を指す言葉です。一方で、法律的な意義から定義される「麻薬」もあり、こちらは医療従事者が日常的に用いる意味の「麻薬」かと思います。麻薬及び向精神薬取締法では、レミフェンタニル、フェンタニル、モルヒネ、ヘロインといったオピオイド系薬物に加え、オピオイドには含まれないケタミンも「麻薬」に含まれま

第2章 5・鎮痛薬の種類と使い分け 手術室の薬剤—麻酔薬・輸液・輸血・術中に用いる薬剤・中止薬—

OPE NURSING 2024 秋季増刊 135

す（麻薬伝票の記載が必要です）。一方で、オピオイド系薬物（麻薬）でありながら、ブプレノルフィンやペンタゾシは「麻薬」ではなく「向精神薬」に、トラマドールやブトルファノールも弱オピオイド（麻薬）であるにもかかわらず、「麻薬」ではなく「一般医薬品」に分類されます（**表1**）。

表1　オピオイドの麻薬及び向精神薬取締法における分類

医療用麻薬	一般医薬品	向精神薬第2種
レミフェンタニル	ブトルファノール	ブプレノルフィン
フェンタニル	トラマドール	ペンタゾシン
モルヒネ		
ケタミン		
ペチジン		

ここに注意！　落とし穴ポイント

オピオイド起因性痛覚過敏（OIH）

　オピオイドは強力な鎮痛作用を示しますが、その投与後に痛覚過敏〔オピオイド起因性痛覚過敏：opioid-induced hyperalgesia（OIH）〕が生じます。==特に高用量のレミフェンタニルを用いた場合、術後、創部周辺で痛みを感じやすくなる==とともに術後のオピオイドの必要量が増加することが知られています[1]。OIH は必ずしもレミフェンタニルに限った話ではなく、フェンタニルやモルヒネでも観察される反応です。呼吸抑制や術後の悪心・嘔吐も問題となる副作用ですが、鎮痛作用だけを取り上げても、オピオイドには負の側面があるということです。精神依存や長期投与されている患者での耐性形成も問題です。このような背景から、特にオピオイドの乱用が問題となっているアメリカを中心に、オピオイドを使わない麻酔管理（opioid-free anesthesia）が行われています。オピオイドの代わりに、リドカインの持続静注、デクスメデトミジン、ケタミンなどが併用されており、multimodal analgesia と同じ概念がここにも用いられています。

引用・参考文献

1) Fletcher, D. et al. Opioid-induced hyperalgesia in patients after surgery : a systematic review and a meta-analysis. Br J Anaesth. 112 (6), 2014, 991-1004.

6 筋弛緩薬・拮抗薬の種類と使い分け

新潟大学医歯学総合病院 麻酔科 准教授 **古谷健太** ふるたに・けんた

ざっくりつかむ！3ポイント

- ロクロニウムで得た筋弛緩作用をスガマデクスで拮抗するのが現在の主流である
- 筋弛緩モニターは、標準的モニタリングに位置付けられている
- 残存筋弛緩は患者予後に悪影響を与える可能性がある

図表でわかる！麻酔科医はこう考える

筋弛緩薬	特徴	標準的な投与量	備考
ロクロニウム	・非脱分極性 ・作用持続時間は中等度	気管挿管時は 0.6〜0.9mg/kg、術中は必要に応じ 0.1〜0.2mg/kg	蓄積性がないので、持続投与にも適している。
スキサメトニウム	・脱分極性 ・短時間作用型	10〜60mg（一般的には 1mg/kg 前後）	高カリウム血症、眼圧上昇、悪性高熱症との関連が示唆されている。

拮抗薬	特徴	標準的な投与量	備考
スガマデクス	ロクロニウムを包接し、不活性化する。	2mg/kg（自発呼吸あるいはTOFカウント2の出現）〜4mg/kg（PTC 2 以上）	
ネオスチグミン	神経筋接合部に存在するアセチルコリン濃度を上昇させることにより筋弛緩を拮抗する。	0.04〜0.05 mg/kg	ムスカリン受容体への作用を減ずるために、アトロピンとともに投与される。

筋弛緩薬は、なぜ必要？

　周術期に筋弛緩薬を投与する目的の一つは、**気管挿管を容易にする**ことです。気道に問題がない患者では、気管挿管だけではなくマスク換気も容易にすることが示されています[1]し、声門上器具を使用する際にも気道管理を有利にする可能性があります[2]。

もう一つの目的は、**手術操作を容易にする**ことです。一般的に深い筋弛緩状態は、特に腹腔鏡下手術や開腹手術において手術操作を容易にするとされますが、目的とする筋弛緩レベルは、術式ごとに異なります。非常に便利な薬剤である一方で、術後の残存筋弛緩は、術後の転帰を悪化させることが知られています[3]。また、日本麻酔科学会による「安全な麻酔のためのモニター指針」が2019年に改訂され、筋弛緩モニターが標準的なモニタリングの一つとして明示されました。**筋弛緩薬を用いる際には、筋弛緩モニタリングを行いましょう**。

> **一言まとめポイント**　筋弛緩薬は気道確保を容易にするとともに、手術操作を容易にする目的で投与されます。

非脱分極性筋弛緩薬

　神経筋接合部のニコチン型アセチルコリン受容体に対して抑制的に働くことで筋弛緩作用を発揮します。ロクロニウムとベクロニウムが用いられていますが、スガマデクスが登場して以降、**術中に用いられる筋弛緩薬はほとんどがロクロニウム**ではないかと思います。ロクロニウムは体内では代謝されず主に胆汁に排泄されますが、ベクロニウムは肝臓で代謝され代謝産物（筋弛緩薬としての活性あり）は腎臓から排泄されます。またベクロニウムやパンクロニウムのような蓄積性がありませんので、持続投与に適した薬剤といえます。

> **一言まとめポイント**　非脱分極性筋弛緩薬のなかでもロクロニウムが術中に用いられる筋弛緩薬の主流です。

脱分極性筋弛緩薬

　スキサメトニウムは脱分極性の筋弛緩薬です。脱分極性とは、筋収縮（線維束攣縮）の後で筋弛緩作用が得られるタイプの薬剤のことです。作用発現は迅速で、また血漿中のコリンエステラーゼで速やかに分解されるので、**拮抗薬を要すことなく短時間（10分程度）のうちに筋弛緩作用が消失**します。副作用として高カリウム血症や筋肉痛があること、また悪性高熱症との関連があることから、現在では精神科の無痙攣通電療法のような、**ごく短時間の筋弛緩が必要な処置に使用が限定**されています。ただしスガマデクス投与後の再挿管時にも筋弛緩を得やすいことや、静脈ラインがない状態での気道トラブル時に筋肉注射できること、安価で拮抗薬が不要であることなど、メリットもあります。

> **一言まとめポイント** ▶ スキサメトニウムが使用される場面は限定的ですが、まだ必要とされています。

筋弛緩の拮抗薬（リバース）

　現在はスガマデクスが広く用いられています。一般的な拮抗薬は薬剤が作用する受容体（例えばフルマゼニルならばベンゾジアゼピン受容体、ナロキソンならばμオピオイド受容体）を標的にしていますが、スガマデクスはニコチン型アセチルコリン受容体に作用するのではなく、ロクロニウムそのものを包接する（網の中に捕らえるイメージ）ことにより不活性化する、というユニークな機序でロクロニウムの作用を拮抗します（ベクロニウムに対してもある程度の拮抗作用を発揮します）。==PTC（ポストテタニックカウント）1〜2程度の深い筋弛緩状態からも一気に拮抗できる==という利点がある一方で、投与されたロクロニウム量に対して==スガマデクスの投与量が過少だと、再クラーレ化が起こる==ことがあります。筋弛緩モニター下に、適切な量のスガマデクスを投与するようにしましょう。

　スガマデクスの欠点は、コストとアレルギーです。逆にいえばそれ以外に欠点はないのですが、==アレルギーがある場合には、コリンエステラーゼ阻害薬==を用いざるを得ません。コリンエステラーゼ阻害薬としては、ネオスチグミンが代表的です。アセチルコリンの分解を阻害することにより、神経筋接合部におけるアセチルコリン濃度を上昇させ、筋弛緩薬とニコチン型アセチルコリン受容体との結合を阻害し、その作用を拮抗します。神経筋接合部にあるアセチルコリン受容体はニコチン型ですが、増えたアセチルコリンは心筋や消化管、唾液腺などに存在するムスカリン型のアセチルコリン受容体にも作用し、徐脈、気管支攣縮、悪心・嘔吐、分泌亢進をきたすことがあります。このため、==ネオスチグミンはムスカリン受容体拮抗薬であるアトロピンとともに投与==されます。スガマデクスと異なり、TOFカウントでT4が出現するレベルまで筋弛緩からの回復が得られた後に投与する薬剤です。施設ごとに投与量は異なるかもしれませんが、アトロピン0.02mg/kgとネオスチグミン0.04〜0.05mg/kg程度が用いられます。

> **一言まとめポイント** ▶ スガマデクスは効率よく筋弛緩作用を拮抗できますが、筋弛緩モニター下で十分量を投与し、また筋弛緩薬からの回復を確認しましょう。

知っていると
役立つ！ **+1** プラスワンの
知識

スガマデクス投与後に
筋弛緩薬を投与する時はどうする？

　スガマデクスは深い筋弛緩状態を一発で拮抗できる非常に便利な薬剤です。一方で、**スガマデクス投与後に再度、筋弛緩薬を投与する必要が生じた場合（再挿管時など）には余っているスガマデクスがロクロニウムを包接してしまうため、ロクロニウムによる筋弛緩作用が得られない可能性**があります。この場合、理論上は高用量の（スガマデクス量を超える）ロクロニウムを投与すれば筋弛緩作用が得られます。分子量から計算すると、スガマデクス 200mg はロクロニウム 50〜60mg を包接できますので、50〜60mg に通常の使用量を加えて（例えば 50mg ＋ 50mg ＝ 100mg）投与すれば、目的とする筋弛緩作用が得られることになります。ただし体内に残存しているロクロニウム量は推定することしかできません（実測値は不明です）し、筋弛緩薬に対する感受性も個人差が大きいことから、筋弛緩モニター下に投与しましょう。

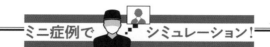

深い筋弛緩状態からスガマデクスで拮抗した例

65歳男性（身長180cm、体重80kg）が腹腔鏡下結腸切除術を予定された。プロポフォールで全身麻酔を導入し、筋弛緩薬はロクロニウム0.6mg/kgを投与した。3分後、TOFカウント0を確認したのち、気管挿管した。その後、ロクロニウムは7μg/kg/分の速度で持続投与を開始し、必要に応じてボーラス投与を組み合わせながら術中はPTC1～2の深い筋弛緩状態を維持した。閉創が始まった時点でロクロニウムの持続投与は中止し、術後X線撮影の時点でT2の再出現が確認できた。この時点でスガマデクス2mg/kgを投与したがTOF比は0.8であったため、2mg/kgを追加投与した。TOF比＞1.0を確認し、自発呼吸の出現および意識状態の回復後に抜管した。

この症例からの学び

術中は深い筋弛緩状態を維持したほうが術者には優しく、術後は筋弛緩モニタリング下に拮抗することが患者に優しいことになります。患者安全に勝るコストはありません。

引用・参考文献

1) Japanese Society of Anesthesiologists. JSA airway management guideline 2014：to improve the safety of induction of anesthesia. J Anesth. 28（4），2014，482-93.
2) Hattori, K. et al. Muscle relaxant facilitates i-gel insertion by novice doctors：A prospective randomized controlled trial. J Clin Anesth. 33, 2016, 218-22.
3) Bulka, CM. et al. Nondepolarizing Neuromuscular Blocking Agents, Reversal, and Risk of Postoperative Pneumonia. Anesthesiology. 125（4），2016，647-55.

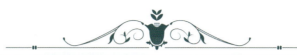

7 【局所麻酔の種類と薬の使い分け】
脊髄くも膜下麻酔

新潟大学医歯学総合病院 麻酔科　**渡部達範**　わたなべ・たつのり

 ざっくりつかむ！ **3** ポイント

- ●いわゆる"下半身麻酔"で、下腹部〜下肢の手術が適応となる
- ●主に第3/4腰椎部で穿刺する
- ●効きすぎることで呼吸停止が起こり得る

◀ 図表でわかる！麻酔科医はこう考える ▶

現症	対処法
血圧が下がってきた	輸液・昇圧薬の投与
高比重液を使用したが麻酔域が不十分	頭低位として麻酔域を広げる
手がしびれてきた	呼吸停止の危険性

低血圧の発生

　脊髄くも膜下麻酔はくも膜下腔に局所麻酔薬を投与し、主に下半身の知覚を消失させ麻酔状態にする方法です。第1または2腰椎までは脊髄があるため、脊髄くも膜下麻酔はそれ以下の高さ、多くの場合は第3/4腰椎間で施行します。硬膜外麻酔（**2章-8**）と同様、周囲を走行する交感神経がブロックされるため、==麻酔がかかった範囲の血管が拡張し血圧低下が起こります==。合併症を多くもつ高齢者に多い大腿骨近位部骨折患者ではくも膜下麻酔を行うケースも多いですが、手術が終了しても麻酔効果が切れるまで低血圧が遷延することもあり、しばらくノルアドレナリンなどの昇圧薬を持続しなければならない場合もあります。

| 一言まとめポイント | 血管拡張による血圧低下が起こり得ます。 |

皮膚切開部は痛くなくても内臓の痛みが生じることがある

　　麻酔の効果範囲は冷感テスト（コールドテスト）で判定することができます。温度と痛みは同じ神経を伝わるためです。冷たいものを感じない部分は切開を加えても痛みを感じません。下腹部の手術を行う場合、臍以下（Th10以下）で冷感低下が得られていれば皮膚切開時の痛みは感じませんが、内臓に到達したあたりで痛みや不快感を訴える場合があります。内臓はTh10よりも上の脊髄によって支配されていることがあるためこのようなことが起こります。臓器によって支配神経は異なりますが、乳頭のあたり（Th4）まで冷感低下を得られていないと十分な麻酔が得られないこともあります。その際は全身麻酔に切り替わる場合もあるため、冷感テストの結果を共有し、自分なりに麻酔が十分か不十分か考えておくことが重要です。

| 一言まとめポイント | 麻酔の効果判定の情報は共有しましょう。 |

効きすぎることで呼吸停止が起こり得る

　　脊髄くも膜下麻酔は基本的には呼吸は止まらないため人工呼吸の必要はありません。しかし、**効きすぎることで呼吸が停止してしまい急遽人工呼吸が必要となる**場合があります。それは、**横隔神経麻痺**が起こった場合と**全脊麻**となった場合です。横隔神経は第4頸椎神経（C4）の枝として存在します。C4は頸部前面の知覚も担っているため、同部位の知覚低下が起きている場合には呼吸停止をきたす可能性があります。頸部前面の知覚低下が起こる前にC5〜8の支配領域である上肢の知覚低下が起こるため、下肢〜体幹のみの知覚低下であれば心配はありませんが、**上肢の知覚低下がみられている場合には横隔神経麻痺による呼吸停止への注意**が必要です。また、脊髄くも膜下腔は脳とつながっているため、薬剤が脳まで到達してしまうと意識消失や呼吸停止が起こり全脊麻とよばれる状態となります。これらはいずれも可逆的な合併症であり、回復まで人工呼吸をすることで事なきを得ます。しかし、呼吸停止に気づかず人工呼吸などの適切な対応を行わなければ脳に不可逆的なダメージが起こり得ます。

| 一言まとめポイント | 急な呼吸停止にも対応できるようにしておきましょう。 |

第2章

7・【局所麻酔の種類と薬の使い分け】脊髄くも膜下麻酔

手術室の薬剤―麻酔薬・輸液・輸血・術中に用いる薬剤・中止薬―

OPE NURSING 2024 秋季増刊　143

知って使える 注目用語 !

硬膜穿刺後頭痛
(postdural puncture headache；PDPH)

　PDPH は硬膜穿刺後頭痛とよばれ、主に脊髄くも膜下麻酔後に起こることがある頭痛です。**体位により変化する変わった頭痛**をきたします。脊髄くも膜下麻酔ではくも膜下腔に到達した針を抜くと硬膜に穴が開きます。そこから脊髄くも膜下腔にある脳脊髄液が漏れ出てしまうと頭痛の原因となります。体位を立位や坐位とすると水圧で穴から漏れる髄液が多くなるので頭痛が増強し、臥位になると水圧がかかりにくくなり頭痛が軽減します。通常は輸液と安静で改善することが多いですが、改善しない時には患者の血液を硬膜外腔に注入して穴に蓋をする"ブラッドパッチ"という治療が行われます。予防としてはできるだけ細い針（25G や 27G）で行うことやペンシルポイント針を使うことなどが挙げられます[1]。

知っていると役立つ！ +1 プラスワンの知識

高比重液と等比重液

　脊髄くも膜下麻酔に適応のあるブピバカイン（マーカイン®）には高比重液と等比重液の 2 種類の製剤があります。薬剤は髄液との比重が大きければ重力に従って移動させることができます。麻酔の範囲を広げたいあるいは限局させたい時には前者を使用し、頭を下げるまたは上げることにより効果範囲を変えることができます。腹部の手術や会陰部の手術がそれにあたります。それほど広がりを求めず下肢中心の手術を行う際には等比重液を用います。

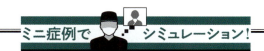

高比重液による脊髄くも膜下麻酔下で頭低位による麻酔高調節を行った帝王切開術の患者

　28歳女性。妊娠37週の骨盤位に対して脊髄くも膜下麻酔下に帝王切開術が施行された。L3/4より高比重マーカイン® 2.2mLを投与した。薬剤投与から5分後のコールドテストでは剣状突起（Th6）部では冷感の低下があったが、乳頭（Th4）では冷感低下は認められなかった。皮膚切開部（Th12付近）の鎮痛は得られているが、腹腔内操作時の鎮痛が不十分である可能性があるため効果範囲の拡大を目的に頭低位とした。頭低位にしたところ、手のしびれを訴えたため、再度コールドテストを行ったところ小指での冷感低下が確認された。C8まで麻酔高が広がっており麻酔領域としては十分であり、これ以上の広がりは横隔神経麻痺をきたす可能性もあるため、頭低位を解除し手術を開始した。術中は痛みを訴えることなく終了した。

この症例からの学び

　皮膚切開部の冷感低下が得られていても内臓の痛みが生じる場合があるため、操作が及ぶ臓器の支配領域も把握しておく必要があります。また手がしびれてきたということは横隔神経の領域に近づいていることを示しており、これ以上広がると呼吸停止の危険性があることを認識する必要があります。

引用・参考文献

1) Zorrilla-Vaca, A. et al. Finer gauge of cutting but not pencil-point needles correlate with lower incidence of post-dural puncture headache : a meta-regression analysis. J Anesth. 30 (5), 2016, 855-63.
2) Arevalo-Rodriguez, I. et al. Needle gauge and tip designs for preventing post-dural puncture headache (PDPH). Cochrane Database Syst Rev. 4 (4), 2017, CD010807.

8 【局所麻酔の種類と薬の使い分け】硬膜外麻酔

新潟大学医歯学総合病院 麻酔科　**渡部達範**　わたなべ・たつのり

ざっくりつかむ！3ポイント

- 硬膜外腔に薬液を入れて麻酔をする方法
- カテーテルを挿入することで術中・術後鎮痛にも使用できる
- 硬膜外血腫に注意が必要

図表でわかる！麻酔科医はこう考える

現症	対処法
血圧が下がった	輸液・昇圧薬の使用
痛みの強い手術（開胸・開腹手術等）	術後鎮痛用にカテーテルの挿入を行う
足が動かない	持続硬膜外麻酔をストップし病棟に申し送る

カテーテルを留置することで術中・術後の鎮痛にも使用できる

　脊髄は脊柱管内に存在し、外側から硬膜、くも膜、軟膜の3層の膜に包まれています。硬膜外麻酔は**脊柱管内かつ硬膜の外側に薬液を投与**し鎮痛効果を得る方法です。手術室で行う硬膜外麻酔はカテーテルを留置するものが多いと思います。カテーテルから薬剤を投与することで術中・術後の鎮痛に使用することができます。術中には短時間作用型の局所麻酔薬であるメピバカインやリドカイン、長時間作用型のレボブピバカインやロピバカインが使用されます。インフューザーポンプを使用することで術後鎮痛として利用することができ、これにはロピバカインやレボブピバカインが使用されます。いずれにもフェンタニルやモルヒネなどのオピオイドが添加される場合もあります。

持続投与中にしびれを訴えることがありますが、ほとんどの場合が投与している局所麻酔薬によるものです。薬剤の投与をやめれば消失するため、患者の不快が強くなければ経過観察でも大丈夫です。

> **一言まとめポイント** 　硬膜外麻酔は術中・術後鎮痛の大きな武器です。

低血圧が引き起こされる

　硬膜外腔に局所麻酔薬を投与すると、脊髄くも膜下麻酔（**2章-7**）と同様、周囲を走行する交感神経も遮断されます。**交感神経は血管を収縮させるため、遮断されると血管が拡張し血圧低下**が起こります。輸液速度を速めたり、昇圧薬を使用したりすることで対処します。**出血症例や腸閉塞などで血管内脱水**となっている時に局所麻酔薬を投与すると、思った以上に血圧が低下することがあります。

> **一言まとめポイント** 　血圧低下は高頻度で起こりますので、輸液や昇圧薬の用意をしましょう。

硬膜外血腫に注意

　硬膜外麻酔施行時でも下肢が動く症例が多いですが、**時に下肢が動かなくなる**ことがあります。投与した局所麻酔薬の濃度が高い場合は薬の作用として下肢が動かなくなる場合がありますが、カテーテルの位置異常または合併症を生じている可能性もあります。**カテーテルの位置異常**としてはくも膜下腔にカテーテルが迷入している可能性があり、薬液がくも膜下腔に投与されてしまうことにより下肢麻痺が生じます。合併症としては**硬膜外血腫**があり、硬膜外腔にできてしまった血腫が脊髄を圧迫することで下肢麻痺を引き起こします。

　カテーテル迷入含め薬液の効果によって下肢麻痺が生じている場合には、持続硬膜外麻酔を止めることで2時間以内には改善します。硬膜外血腫の場合は薬液を止めても改善せず、緊急で手術が必要となる場合があります。**硬膜外血腫は患者の血小板機能や凝固能異常、抗血小板薬や抗凝固薬の内服によって引き起こされやすくなる**ため、これらでは硬膜外麻酔の施行は禁忌となります。もともとの基礎疾患による場合もありますが、近年では患者の高齢化に伴いこれらの薬剤を飲んでいる患者が増えています。脳梗塞や心筋梗塞などの既往がある人では抗血小板薬を、心房細動などがある場合は抗凝固薬を飲んでいる場

OPE NURSING 2024 秋季増刊　147

合があります。緊急手術や予定手術でも休薬期間が不十分だった場合には硬膜外麻酔の施行は禁忌となりますのでチェックしましょう。

一言まとめポイント 覚醒後に足が動くかどうかは必ず申し送りましょう。

知っていると役立つ！＋1 プラスワンの知識

体位とりが重要

手技を容易にするには骨と骨の隙間を広くする必要があり、そのためには体位とりが重要となります。背中を丸くする前屈位をとると隙間が広くなり、逆に反ってしまう後屈位だと隙間が狭くなってしまいます（図1）。また、前または後ろに身体が倒れてくることもしばしばあります。倒れてくると針と背中の垂直関係がわかりにくくなり、いつもと同じように穿刺を行っても方向がずれてしまうことがあります。穿刺に時間がかかっている場合には体位を直すとすぐに入ることもあるので、ぜひ麻酔科医に声をかけてみてください。

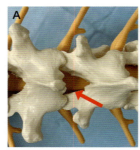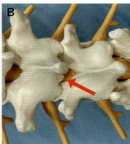

図1 椎間（背骨の隙間）の違い
A：前屈時（丸まっている時）
B：後屈時（反っている時）
Aのほうが椎間が広がっており挿入しやすい。

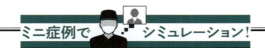

硬膜外麻酔併用全身麻酔による術後に下肢が動かなくなった患者

　56歳女性。子宮体癌に対して子宮体癌切除術が硬膜外麻酔併用全身麻酔で施行された。硬膜外カテーテルはTh11/12から挿入した。術中は硬膜外カテーテルからロピバカインを投与し、バルーンジェクターを用いてロピバカインにフェンタニルを添加した薬液を持続投与した。手術終了後、速やかに覚醒した。オーダーは入るものの、下肢の動きは確認できなかった。帰室前に持続投与をストップし、病棟看護師に下肢が動かないこと、2時間以内に足の動きが確認できるようになるか否かを教えてほしいこと、改善しない場合は緊急MRIや緊急手術が必要になり得ることを伝えた。帰室後1時間程度で下肢の動きが確認できたという連絡があったため、持続硬膜外麻酔を再開してもらった。その後は下肢の動きが悪化することなく経過した。

この症例からの学び

　術中に投与した局所麻酔薬が原因と考えられた下肢麻痺の症例です。下肢麻痺を見た段階では薬剤によるものか硬膜外血腫によるものかの鑑別はすぐにはできないので、持続硬膜外麻酔をストップして経過をみます。病棟には2時間以内に下肢の動きを評価してほしい旨を伝えます。**どのようなことを心配しているのか、どのような追加処置が必要となり得るのかを伝えることでより必要性が伝わる**かと思います。また、持続硬膜外麻酔を止めたままにしておけば当然痛みも出てきてしまいますので、下肢の動きが回復していれば持続投与を再開してもらいます。

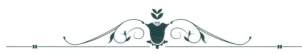

9 【局所麻酔の種類と薬の使い分け】
末梢神経ブロック

新潟大学医歯学総合病院 麻酔科　**渡部達範**　わたなべ・たつのり

ざっくりつかむ！ 3 ポイント

- ●末梢神経の支配エリアを麻酔する方法
- ●カテーテル留置により術後鎮痛にも応用できる
- ●感覚麻痺・運動麻痺をきたしている部位を正確に申し送りしよう

図表でわかる！麻酔科医はこう考える

確認事項・現症	対処法
手術を行う部位を把握する	神経ブロックの組み合わせを考える
術後の疼痛が強そう	カテーテルを留置して術後鎮痛を行う
感覚鈍麻・運動麻痺がある	神経ブロックにより説明できるかを確認する

複数のブロックを組み合わせることもある

　神経ブロックとは伝達麻酔のことを指します。伝達麻酔は局所麻酔の一種で、局所麻酔薬を末梢神経に投与することでその神経が支配するエリアの感覚を遮断し手術を可能にします。"末梢神経名"＋ブロックで呼ばれることが多く、大腿神経ブロックや坐骨神経ブロックがそれにあたります。**各末梢神経の支配領域は限られていますので、手術の種類によっては複数の神経をブロックする**必要があります。

　また、腹横筋膜面ブロックなど名称に末梢神経の名前が入っていないものもあります。末梢神経は筋膜の間にあることも多く、これらはそこに局所麻酔薬を入れる方法です。あくまで末梢神経をターゲットにしているので、これも末梢神経ブロックとなります。

　体幹の手術では体幹の末梢神経ブロック（腹直筋鞘ブロック、腹横筋膜面ブロックなど）

のほか iv-PCA を併用することがあります。体幹の手術では体表の傷の痛みと内臓の傷の痛みが生じます。末梢神経ブロックは体表の痛みに対しては非常に効果がありますが、内臓の痛みには効果がないため、内臓の痛みに対して iv-PCA を併用します。iv-PCA 自体は体表の痛みにもある程度効果を示しますが、特に体動時の痛みには効果が少ないため、末梢神経ブロックを併用したほうが効果が高くなります。

一言まとめポイント 手術部位によって施行するブロックの種類・数を変更します。

カテーテル留置により術後鎮痛にも応用できる

　現在国内で使用できる長時間作用型の局所麻酔薬を用いてもその効果は十数時間が限度です。また、患者は麻酔が効いている間、運動麻痺も生じているためその部位を動かすことができません。

　カテーテルを留置し局所麻酔薬を持続投与することで数日にわたって鎮痛することができます。また**カテーテルの位置や局所麻酔薬の濃度を調整することで運動麻痺を少なく鎮痛することも可能**となります。フェンタニルなどのオピオイドの持続静注による鎮痛よりも悪心や鎮静などの副作用が少ないといった利点もあります。

　カテーテルの自己抜去や薬液漏出が起こることが多いため、カテーテルの固定や薬液漏れ対策が必要となります。筆者施設では医療用の瞬間接着剤をカテーテルや刺入部に塗布することでいずれも防いでいますが、貼付剤の補強やガーゼの追加が必要となるケースもあります。薬液漏れは点滴漏れと言葉が似ていますので、すごくよくないことのように聞こえますが、鎮痛効果があれば特に問題にはなりません。漏れてくる薬液をガーゼなどで吸収してしまえば大丈夫です。貼付剤が剥がれやすくなったりして事故抜去につながる可能性はあるのでそこだけケアが必要です。

一言まとめポイント
カテーテルを留置した症例では事故抜去や薬液漏出の対策が必要です。

感覚麻痺・運動麻痺をきたしている部位を正確に申し送りする

　ブロックによって感覚や運動麻痺をきたしている部分を申し送ることは非常に重要です。病棟で新たに発症したものかどうかを判断するためには手術室退室時にあったものか否かの情報が必須です。どの指がしびれているのか、どの動きができなくなっているのかなどを細かく聴取し伝えることが重要です。起こりやすい症状は各ブロックで異なり覚えるのも大変ですので、覚醒前までに担当麻酔科医にチェック項目を聞いておくのもよいと思います。

　また、動かない部分は患者自身が除圧できず圧迫による神経障害をきたしやすい状況にあります。圧迫による神経障害は病棟で予防すべきものではありますが、どこに運動麻痺があるかを正確に申し送ることでその発生の予防を手助けすることができるかもしれません。

一言まとめポイント
申し送りを正確に行い、新たな神経障害の発症予防に貢献しましょう。

知って使える 注目用語！

反跳痛（リバウンドペイン）

　単回の神経ブロックを施行後、局所麻酔薬の効果が切れるタイミングで痛みが生じてきますが、この痛みがブロックを施行しなかった場合に比べて強くなることがあります。これを反跳痛（リバウンドペイン）とよびます。急激に局所麻酔薬の効果が切れることにより疼痛を強く感じるようになるものと推測されますが、その機序や原因は不明です。アセトアミノフェンや非ステロイド性抗炎症薬（NSAIDs）、オピオイドなどを用いた術後鎮痛を行うこともリバウンドペインの軽減に有効です[1]。

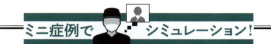

腕神経叢ブロック後に病棟で左手のしびれが続いた症例

　52歳男性。左腱板断裂に対して修復術を施行された。麻酔は全身麻酔と持続斜角筋間ブロック（腕神経叢ブロック）を施行された。手術が終了し肩の安静を保つためのスリングを装着した（図1）。麻酔から覚醒後しびれや動きについて聴取したところ、「左手のしびれはあるが握れます」とのことであった。ブロックによる症状と考え、"左手のしびれ"を病棟に申し送った。帰室後、病棟看護師は患者から「親指側と小指のしびれがあり、そのほかの指は大丈夫みたいだ」と聞いた。「術後に左手のしびれがあったのだから回復してきているのかな」と考えそのままとした。数時間後、病棟に来た主治医から「小指のしびれはスリングによる尺骨神経の圧迫のせいかもしれない、一回緩めてみよう」と言われスリングを緩めてみた。しばらくすると親指のしびれは残ったが、小指のしびれは改善した。数日後、持続斜角筋間ブロックを終了すると親指のしびれも消失した。

この症例からの学び

　本症例での左手のしびれは左親指のしびれであったものと考えられます。斜角筋間ブロック自体でも親指のみではなく左手全体の知覚低下をきたすことはありますが、親指のみの症例もしばしば経験します。本症例での小指のしびれは、実は病棟で**新たに**出現したしびれでした。新たに出現したしびれかどうかを病棟で判断するためには、手術室での申し送りが極めて重要でありますが、本症例では「左手のしびれ」と報告されていたため、新たなものであることに気付くのが遅くなってしまいました。

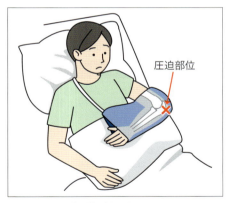

図1　スリング装着（左腕）

引用・参考文献
1）野口智子ほか．単回腕神経叢ブロック後のRebound painの2症例．日本臨床麻酔学会誌．38（5），2018，666-70．

10 輸液量の評価

兵庫医科大学 麻酔科学講座 准教授 **植木隆介** うえき・りゅうすけ

ざっくりつかむ！3ポイント

- ●術前の心肺機能、腎機能、食事や飲水など栄養状態の確認も大切！
- ●手術侵襲に伴う毛細血管腔から細胞間質への水分移動を意識しよう
- ●バイタルサインや尿量、各種のモニターを駆使して経時的に評価を行おう

図表でわかる！麻酔科医はこう考える

術前評価を含む輸液評価のための観察ポイントやモニター

観察項目	循環動態	呼吸	尿、その他
・術前意識レベル（声かけ、自覚症状） ・口渇の有無、程度 ・視診 ①頭頸部 　・舌、口腔の乾燥 　・頸静脈の怒張、虚脱 ②四肢 　・皮膚の乾燥 　・皮膚の浸潤 　・末梢の冷感の有無 　・皮膚のツルゴール	・血圧（脈圧）・脈拍 ・心拍出量（APCOモニターなど） ・CRT＊	・呼吸音 ・血液ガス所見 ・P/F比 ・胸部X線所見（心胸郭比の増加、肺血管陰影の増強、上縦隔の幅の拡大など）	・尿量（推移も大切） ・尿の色調（濃縮尿かどうか） ・尿比重 ・体重の推移 ・食事の摂取状況 ・飲水の状況 ・最終の飲食時間 ・絶食時間 ・排便、排尿 ・尿の回数、1日尿量 ・腎機能 ・肝機能

＊CRT……Capillary Refill Time：毛細血管再充満時間。爪床を5秒間圧迫して離した際に、血液が再充満して指先に赤みが回復するまでの時間を指す。2秒以上経過しても赤みが戻らない場合は末梢循環不全の可能性が考えられる

術前診察で得られた所見は、輸液の計画を考えるうえで重要な判断材料となる

　周術期の輸液量の評価のためには、まず術前状態の把握、次に行う手術・処置による体液・血液の喪失から予想した輸液計画の立案と実行、心肺機能、肝・腎機能、尿量の確認、血液ガス所見、胸部 X 線などを含む**総合的な評価を**行います（**図表でわかる！麻酔科医はこう考える**）[1]。過剰輸液による腸管浮腫（縫合不全のリスクとなり得る）や十分な輸液負荷による循環血液量維持により、腎移植の移植腎への血流維持など、それぞれの手術でのポイントも念頭におく必要があります。

　また、輸液に対して絶対的な指標の設定は難しいですが、尿量低下時の fluid チャレンジ（膠質液の投与による循環や尿量の反応性を確認する）などの管理手法もあり、**麻酔科医は術中の状況に応じて臨機応変に試行錯誤**を行っています。まずは、基本的な診察（観察）所見をふまえ、各種の指標を組み合わせて輸液管理を行うべきと考えます。

> **一言まとめポイント** 　術前評価を多角的に行い、麻酔科医は輸液計画を考えます。

輸液の評価には、呼吸・循環動態の確認に加え、尿量を定期的に確認しよう

　輸液量の最適化は、循環血液量の推移を持続的に計測する方法が実際的には困難であり、簡単なことではありません。ただ、心肺機能、肝・腎機能に問題のない、全身状態の良好な患者では、体液バランスの自己調節能力がはたらき、患者自身のホメオスタシスにより、体液量は自己調節能による調整（輸液過多では尿量増加、輸液過小では尿量低下）を受けます。しかしながら、特に**心肺機能が低下した重症患者では、体液バランスの異常、調整不十分（過剰輸液や輸液量の不足）により、病態の悪化のリスク**があります。各種の代用的なモニタリングにより、術野の状況などから輸液の必要量を推測しながら、術中には担当麻酔科医が一貫して輸液管理を行っています（**表 1**）。病名や術式、術前合併症、緊急手

表 1　周術期の輸液量調節のための各種の指標

静的指標	動的指標	その他の指標
・血圧（脈圧の変動）・脈拍 ・中心静脈圧（CVP） ・肺動脈楔入圧（PCWP） ・左室拡張末期圧	・動脈圧波形を含む脈圧変動（PPV） ・一回拍出量変動係数（SVV） ・下大静脈径 ・内頚静脈径	・尿量 ・尿比重 ・乳酸 ・Hb 値 ・pH ・混合静脈血酸素飽和度 ・P/F 比（PaO_2/FiO_2） ・心エコー検査所見

術に至る敗血症性ショックなど手術室でも多くの病態に対応することになります。輸液に関しても、循環血液量の維持、循環動態の安定化を目指して、血液ガスデータを確認しながら投与します。また、大量出血のリスクがある状態では、アルブミン製剤や輸血（赤血球製剤、場合により新鮮凍結血漿や血小板製剤も含む）の準備を行うことは大切です。

> **一言まとめポイント** 各種のモニターや指標、手術の進行状況に合わせて、麻酔科医は輸液の評価と調整を行っています。

動脈圧波形を用いる心拍出量測定（APCO）の機器や動脈圧波形の脈圧変動（PPV）は、輸液反応性のモニターとして有用性が認識されている

循環モニタリングの手法としては、従来から用いられている中心静脈圧（central venous pressure；CVP）、動脈圧（arterial pressure；AP）、肺動脈圧（pulmonary artery pressure；PAP）、上（下）大静脈径などのモニタリングに加えて、近年では陽圧換気に伴う胸腔内圧の周期的変動を反映するモニタリングが輸液反応性の指標として活用されています。

動脈圧波形を用いる心拍出量測定（arterial pressure-based cardiac output；APCO）のシステム（例：FloTrac™、エドワーズライフサイエンス株式会社製）から、一回拍出量変動（stroke volume variation；SVV）が求められます。SVV は、動脈圧波形情報から求められた SV の 20 秒間の呼吸性変動を計算式【SVV（%）＝［(SVmax － SVmin)/SVmean］×100】で算出し、モニタリングしているものです。測定精度に関して、調節呼吸であること、呼吸数は一定、一回換気量は 8〜12mL/kg、換気回数は 8〜12 回、呼気終末陽圧（positive end expiratory pressure；PEEP）は 10cmH$_2$O 以下であることなどの前提条件があります。しかし、不整脈（上室性・心室性期外収縮の多発、心房細動など）や大動脈弁閉鎖不全症などでは、正確な評価が難しい（経時的な推移は参考にはなる）ことを理解しておくことが必要です。

そのほか、呼吸周期に対する動脈圧波形の脈圧変動（pulse pressure variation；PPV）や呼吸周期に対する PI（perfusion index：灌流指標）の変動である PVI（pleth variability index：脈波変動指標）があります。これらはいずれも値が高いと脈波の呼吸性変動が大きいということで、輸液反応性のモニターとして有用性があると考えられています。

> **一言まとめポイント** 動脈圧波形や脈波の呼吸性変動は、輸液反応性の指標の1つと考えられています。

ここに注意！ 落とし穴ポイント

リンゲル液中のアルカリ化剤の乳酸と酢酸の役割

▶酸がついてるのにアルカリ化剤として働くメカニズムとは？ 以下の理解が必要！

==アルカリ化剤を含まない生理食塩液を大量に輸液すると、希釈により重炭酸イオン（HCO_3^-）が減少し、高 Cl 性の希釈性アシドーシス==となるため、注意が必要です。これに対して、乳酸リンゲル液、酢酸リンゲル液は、リンゲル液に乳酸ナトリウム、酢酸ナトリウムを加えた細胞外液（血漿）の組成に近づけた輸液製剤です。乳酸ナトリウムや酢酸ナトリウムはいずれも生体内で代謝されて、HCO_3^- が生成されるため、アルカリ化作用を示し、この希釈性アシドーシスを是正します（図1）。

この2つには代謝経路に違いがあり、乳酸は肝で代謝されて HCO_3^- を生じることによりアルカリ化効果を発揮します。一方、酢酸は骨格筋を含むすべての臓器で代謝されて HCO_3^- を生じるため、ショックなどで肝血流量が低下した状態においてもアルカリ化効果を示します。そのため、==肝機能低下、肝血流量低下がある場合には、乳酸リンゲル液よりも酢酸リンゲル液の使用==が勧められます。しかし、いずれにせよ効果発現までには時間がかかります。その点では、HCO_3^- を含むリンゲル液を直接補給すれば、速やかなアルカリ化効果が得られるといえます。

乳酸リンゲル液 **乳酸ナトリウム**
酢酸リンゲル液 **酢酸ナトリウム**

乳酸は肝臓、**酢酸**は全身の組織で代謝を受けて、HCO_3^- に代謝され、**アルカリ化剤**として作用

図1 乳酸と酢酸のアルカリ化剤としての代謝

知っていると役立つ！+1 プラスワンの知識

下大静脈径と呼吸性変動の程度で、右房圧（循環血液量の過不足）を推定できる

表2は下大静脈の最大径と呼吸性変動による循環動態の推定について示しています[2~4]。

表2 下大静脈の最大径と呼吸性変動による循環動態の推定

最大の下大静脈径（mm）	呼吸性変動（吸気時の虚脱の程度）	推定右房径（mmHg）（予測範囲）
脱水失血によるショック（≦5）	虚脱する	< 3
正常値（12～21）≦21	≧50%	3（0～5）
	< 50%	8（5～10）
拡大（> 21）	≧50%	8（5～10）
	< 50%	15（10～20）

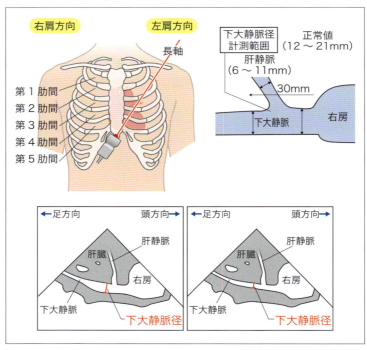

図2 下大静脈径の計測上の注意
肋骨弓下のアプローチで下大静脈長軸を描出し、右房との接合部から1～2cmの部位、肝静脈の合流部のすぐ近傍、肝静脈合流部から2～3cmの部位、などで計測する。呼吸は必ず腹式呼吸で行う。長軸だけではなく、短軸像でも下大静脈形態の呼吸性変動を観察する。

図 2 のように、リアルタイムで下大静脈の血管の径を計測するのは難しいですが、概念としては、参考になるでしょう。呼吸性変動を使用する各種のモニタリングが利用されていることを考えても、このような非侵襲的な超音波診断装置（エコー装置）の利用は、救急外来や ICU をはじめとして、さまざまな診療場面で役立つと考えられます。同時に中心静脈穿刺や神経ブロックを行っている麻酔科医の周術期の診断技術としても普及していくものと考えています。

引用・参考文献

1) 松木悠佳. 【実践編】術中の輸液管理の謎を追え！. オペナーシング. 35 (12), 2020, 13-29.
2) 黒澤温. 総論 腎機能障害があると、手術はどうなる？. オペナーシング. 34 (8), 2019, 68-71.
3) Rudski, LG. et al. Guidelines for the echocardiographic assessment of the right heart in adults：a report from the American Society of Echocardiography endorsed by the European Asscociation of Echocardiography, a registered branch of the European Society of Cardiology, and the Canadian Society of Echocardiography. J Am Soc Echocardiogr. 23 (7), 2010, 685-713.
4) 高橋智紀ほか. II 身につけたい考え方 / 進め方：2 心機能を評価する：d. 下大静脈径の評価. Heart View. 25 (12), 2021, 103-7.

11 輸液製剤の種類と使い分け

兵庫医科大学 麻酔科学講座 准教授　**植木隆介**　うえき・りゅうすけ

ざっくりつかむ！3 ポイント

- ●術中輸液の種類は、晶質液と膠質液に大きく分類できる
- ●晶質液は、細胞外液、開始液、維持液に分類される
- ●各輸液製剤の主な特徴とともに、使用時の注意点も理解しよう

図表でわかる！麻酔科医はこう考える

表1　主な輸液製剤の分類とその種類

輸液の種類	販売名	Na量 (mEq/L)	Cl量 (mEq/L)	K量 (mEq/L)	Ca量 (mEq/L)	Mg量 (mEq/L)	アルカリ化剤 Mg量 (mEq/L)	グルコース (g/dL)	浸透圧比*
生理食塩水	生理食塩水	154	154	0	0	0	0	0	1
細胞外液	・ラクテック®	130	109	4	3		Lactate⁻ 28	0	0.9
	・ソルアセトF	140	109	4	3		Acetate⁻ 28	1	0.9
	・フィジオ140	140	115	4	3	2	Acetate⁻ 25	0	1
	・ビカネイト®	140	109	4	3	2	HCO₃⁻ 28	0	1
開始液	ソリタ®-T1	90		0			L-Lactate⁻ 20	2.6	1
維持液	ソリタ®-T3	35	35	20			L-Lactate⁻ 20	4.3	1
	ソリタ®-T4	30	20	0			L-Lactate⁻ 20	4.3	1
膠質液	ボルベン®	154	154	0				(ヒドロキシエチルデンプン 60g/L)	1

＊浸透圧比：人間の体液（285±5mOsm/L）に対して

輸液製剤の選択には、それぞれの特徴を理解することが大切

　表1に、よく使用される輸液製剤の種類（細胞外液、開始液、維持液、膠質液）と、各電解質やブドウ糖の濃度、生理食塩水に対する浸透圧の比をまとめています。これをみると、細胞外液には、アルカリ化剤として3種類（乳酸：Lactate、酢酸：Acetate、重炭酸：HCO_3^-）があることがわかります。これについては、「**2章-10 輸液量の評価**」のコラム「**リンゲル液中のアルカリ化剤の乳酸と酢酸の役割**」で述べたとおりです。

　輸液製剤の選択については、==腎機能低下の患者では、特に注意が必要==となります。例えば、慢性腎不全で透析を受けている患者では、術前にさまざまな確認が必要です。透析に至った原疾患（糖尿病性腎症、腎硬化症、慢性糸球体腎炎など）、透析歴、血液透析か腹膜透析か、透析シャントの位置、ドライウエイト、透析前後の体重増加、透析の日程、除水量、自尿の有無、透析中の血圧低下や昇圧薬使用の有無、ほかの臓器の合併症など、いろいろと留意する必要があります。特に==透析患者の輸液管理では、カリウムフリーの輸液==が使われることが多いと思います。後述のコラム「**透析患者の輸液**」で解説するように、生理食塩水の大量投与によって、高 Cl^- 性アシドーシスが惹起される可能性もあるので、念頭においておきましょう。

　このように、患者の病態や重症度を含めて考えます。考慮すべき病態の例には、消化管疾患や低栄養状態に伴う細胞内外の脱水、胸水貯留、腹水貯留、下腿浮腫、肺うっ血、肺水腫など多数の因子があります。また、術中輸液の実際については、手術の種類や手術時間によって、尿道バルーンを留置するか、導尿は行うか、なども、輸液量の調節には参考になります。

> **一言まとめポイント**　晶質液のなかでも、細胞外液製剤は周術期によく用いられる輸液製剤であり、製品ごとに特徴があります。

輸液製剤の電解質、ブドウ糖含有濃度などは輸液選択の参考になる

　輸液製剤の浸透圧は、配合されている電解質、糖質、アミノ酸などの濃度によって異なります。==体液の正常な浸透圧は、285±5mOsm/L== であり、これと等しい（晶質）浸透圧の輸液を等張液、低い輸液を低張液、高い輸液を高張液といいます。

　低張液としては、水以外の粒子を含まない、つまり浸透圧0の蒸留水があります。これを大量に投与すると、赤血球の細胞膜を介して浸透圧で水が赤血球内に充満し、赤血球が

第2章

11・輸液製剤の種類と使い分け

手術室の薬剤—麻酔薬・輸液・輸血・術中に用いる薬剤・中止薬—

壊れて（溶血）しまいます。そのため、蒸留水単独の静脈内輸液は禁忌です。

　高張液としては10%塩化ナトリウム（NaCl）液などがあります。このような高浸透圧の液を急速に投与して、急に血中Na濃度が上昇すると、細胞内の水分が浸透圧で引き出され、細胞内脱水により浸透圧性脱水症候群が起こります。そのため、低Na血症の補正の際などには、注意が必要です。等張輸液の代表として、生理食塩水と5%ブドウ糖液があります。

一言まとめポイント　体液の正常な浸透圧に近い輸液製剤を用いることが基本となります。

ここに注意！ 落とし穴ポイント

透析患者の輸液

　血液透析を受けている高度腎機能障害患者では、カリウム（K^+）を尿として排泄できないため、K摂取量を制限しながら定期的に血液透析を行ってK^+を体外に除去する必要があります。一方、透析患者では健常成人と比較して、細胞内のK^+貯留量は変わりませんが、血清K^+濃度の変動の幅が大きいとされています[1]。また腸管からのK^+の吸収が少なく便からのK^+排泄が多いという特徴があります。歴史的には、高度腎機能低下患者（透析患者）の周術期輸液はK^+非含有にすべきだと当然のように指導されている施設が多いと思われます。しかしながら、術前脱水の補正を生理食塩水（normal saline；NS）で行うことには、問題も指摘されています。すなわち、NSはNa^+とクロール（Cl^-）を154mEq/Lずつ含有する溶液であり、血漿の電解質組成とは明らかに異なります。そのため、==非生理的なNSの大量投与を行うと高Cl^-血症となり、高Cl^-性アシドーシスが引き起こされます==[2,3]。すなわち、K^+非含有の輸液が絶対とはいえない問題点もあるところが議論になっており、さまざまな考え方を受けいれて、それぞれの利点・欠点を念頭に、施設の方針もふまえて考えていく必要があると思います。

知っていると役立つ！ +1 プラスワンの知識

アミノ酸含有の輸液製剤

　アミノ酸製剤は、アミノ酸投与による蛋白合成に伴う熱産生が生じて、**術中体温維持**に効果があると考えられています。高齢者ではその効果は少ないともいわれますが、長時間手術や大量出血などで低体温に陥った症例のシバリングの予防、治療に寄与するものと考えられます。ブドウ糖やその代謝を促進するビタミン B_1 も含まれており、維持輸液として末梢あるいは中枢ルートから投与します。現在使用できるアミノ酸輸液には、ビーフリード® やパレプラス® などが挙げられます。

引用・参考文献

1) Pani, A. et al. Hyperkalemia in hemodialysis patients. Semin Dial. 27 (6), 2014, 571-6.
2) 辛島裕士. 高度腎機能低下患者の周術期輸液は K^+ フリーか否か？Cons. 体液・代謝管理. 36 (1), 2020, 39-45.
3) 中澤春政. 高度腎機能低下患者（透析患者）の周術期輸液は K^+ フリーか否か？Pros. 体液・代謝管理. 36 (1), 2020, 33-8.

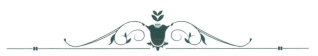

12 輸血を開始するかどうかの評価

宇部興産中央病院 麻酔科 診療科長・副院長　**森本康裕**　もりもと・やすひろ

ざっくりつかむ！3ポイント

- 輸血の開始の目安は循環血液量の20％以上の出血。術中の出血量をできるだけ正確に測定しよう
- 少量の出血に対してはまず細胞外液補充液、さらに人工膠質液で対応する。出血量が多くなったらヘモグロビン（Hb）値を測定して貧血の程度を評価しよう
- 虚血性心疾患を合併している患者や高齢者では予備能が低下しているため、早期より輸血の適応となることがある

図表でわかる！麻酔科医はこう考える

出血量	循環血液量（体重の7％）の20％を超えたら輸血の開始を考慮
ヘモグロビン値	Hb値で7～8g/dL以下になれば赤血球濃厚液の投与を考慮
患者の要因	虚血性心疾患を合併している患者や高齢者では早期より輸血を考慮。患者が輸血に同意しているかも重要
その他	今後の手術の進行（出血はコントロールされているか？など）

出血量の目安

　術中の出血に対しては、循環血液量に対する出血量の割合と臨床所見に応じて対応します。循環血液量の**20％以下の出血に対しては細胞外液補充液（乳酸リンゲル液、酢酸リンゲル液、重炭酸リンゲル液）を投与**します。

　20～50％の出血に対しては人工膠質液（ボルベン®など）を投与します。同時に血液検査を行い、**赤血球不足による組織への酸素供給不足が懸念される場合には赤血球濃厚液**を

投与します。目安としてはヘモグロビン値で 7〜8g/dL 程度です。しかし冠動脈疾患など
の虚血性心疾患患者あるいは脳循環障害のある患者ではヘモグロビン値を 8〜10g/dL 程
度に維持することが必要で、より早期から輸血を考慮する必要があります。高齢者も同様
です。

> **一言まとめポイント** 循環血液量に対する出血量の割合と臨床所見に応じて輸液を使い分けます。

手術の進行

　輸血の開始を考える時にもう 1 つ重要なのは手術の進行です。突然の出血で、現在も**出血がコントロールされていない時**は早目に輸血の確保や開始が必要になります。一方、循環血液量の 20%を超える出血でも確実に止血されており、すでに手術が終了に向かっていれば輸血の必要は少なくなります。

> **一言まとめポイント** 術中の輸血の開始の判断の一つに手術の進行状況があります。

患者の要因

　高齢や合併症の有無以外に**患者が輸血に同意しているかも重要なポイント**です。通常、術前に輸血に対する同意が得られています。宗教上の理由などで患者が輸血を拒否していないかどうかを確認します。また術前に自己血が貯血されている場合は、まず自己血を投与します。

> **一言まとめポイント** 術前に輸血に対する同意が得られているか、確認しておきましょう。

第2章

12・輸血を開始するかどうかの評価

手術室の薬剤―麻酔薬・輸液・輸血・術中に用いる薬剤・中止薬―

OPE NURSING 2024 秋季増刊　165

ここに注意！ 落とし穴ポイント

出血量の測定

　術中の出血量は、ガーゼの重量測定と吸引量の測定の2種類があります。注意したいのは**測定された出血量すべてが血液ではない**ということです。

　まず、開腹時に腹水などを吸引した場合、吸引量を測定することは必要ですが、出血量からは差し引く必要があります。術中も吸引、あるいはガーゼの出血として測定される重量の中に、やはり腹水や浸出液が含まれている場合があります。量だけでなく色にも注意し、「腹水込みです」などと麻酔科医に報告してください。

　一方、出血が多い場合などでは血液が術野から床に落ちて計測できていない場合もあります。この場合も可能な限り出血量を測定したり、測定できていない出血の可能性を麻酔科医に報告してください。

知っていると役立つ！ +1 プラスワンの知識

エホバの証人と輸血

　エホバの証人はキリスト教系の宗教団体の一つです。聖書中の「血を避けるべき」という記述を重視し輸血を拒否しています。ただし、赤血球や血小板輸血は受け入れませんが、アルブミンや凝固因子などの**血液製剤の使用は患者の判断**によります。また、通常の貯血による自己血輸血は拒否しますが、回収式あるいは希釈式の自己血輸血の使用も患者の判断によります。術前に輸血拒否の確認と使用できる輸血の確認と同意を行っていますので、エホバの証人の手術時は確認しておきましょう。

引用・参考文献

1）「血液製剤の使用指針」. 厚生労働省医薬・生活衛生局編. 平成29年3月. https://www.mhlw.go.jp/file/06-Seisakujouhou-11120000-Iyakushokuhinkyoku/0000161115.pdf〈2024年4月参照〉

13 輸血製剤の取り扱い

宇部興産中央病院 麻酔科 診療科長・副院長　**森本康裕**　もりもと・やすひろ

ざっくりつかむ！3ポイント

- 輸血製剤は製剤ごとに取り扱いが決まっている。特に温度管理に注意が必要。使用前には外観を確認し異常がある場合は報告しよう
- 輸血の開始時には院内の手順に従って輸血製剤を確認しよう。輸血製剤と患者の適合を、患者名と血液型で確認しよう
- 輸血ルートはそれぞれ専用のものを使用する。使用する血液製剤に応じた輸血セットを準備しよう

図表でわかる！麻酔科医はこう考える

	赤血球濃厚液	新鮮凍結血漿	濃厚血小板
保存温度	2～6℃	−20℃以下	20～24℃で振盪保存
保存期間	採血後21日	採血後1年	採血後4日間
投与ルート	輸血セット	・輸血セット ・血小板輸血セット	血小板輸血セット
注意点	室温で放置しない	30～37℃の温湯で解凍	冷蔵庫に入れない

赤血球濃厚液

　赤血球濃厚液は2～6℃で保管する必要があります。自動温度記録計と警報装置が付いた専用の保冷庫に保管する必要があり、手術室に保冷庫がない施設では輸血直前に輸血部から血液を取り寄せる必要があります。**誤って冷凍庫に入れると赤血球が溶血し使用できなくなります**。一方、**室温で放置してしまうと製剤の品質低下や細菌が増殖する**危険性があります。手術室内では速やかに使用を開始します。投与は輸血セットを使用します。

OPE NURSING 2024 秋季増刊　167

| 一言まとめポイント | 赤血球濃厚液は 2～6℃で保存することが大切です。 |

新鮮凍結血漿

　　新鮮凍結血漿は－20℃以下で保管する必要があります。自動温度記録計と警報装置の付いた専用の冷凍庫に保管する必要があります。

　　使用前には解凍します。ビニール袋に入れたまま 30～37℃の温湯で解凍します。**専用の解凍装置や恒温槽、あるいはお湯を入れた容器を準備**します。凍った状態ではバッグが破損しやすいので取り扱いには注意します。解凍後は目視および触感で完全に解凍していることを確認します。

　　投与は輸血セットあるいは血小板輸血セットを使用します。

| 一言まとめポイント | 新鮮凍結血漿は冷凍保存するため、解凍時はバッグの破損に注意しましょう。 |

濃厚血小板

　　濃厚血小板は 20～24℃で振盪保存します。手術室内でも手で振盪操作を行うことで血小板機能を維持することができます。**有効期限が採血後 4 日間と短い**ので注意します。投与は血小板輸血セットを使用します。

| 一言まとめポイント | 濃厚血小板は振盪保存が必要です。 |

輸血開始時の確認

　　輸血開始時には院内のルールに従って血液製剤を確認します。まず血液製剤のバッグと交差適合試験適合票を使って患者名、血液型、血液製剤名、製造番号、有効期限と交差適合試験結果を確認しサインします。**確認は必ず医療従事者 2 名**で行います。次に、電子カルテで患者カルテを開き、認証画面でバーコードリーダーを用いて血液製剤バッグのバーコードを読み込んで照合後に輸血を開始します。

| 一言まとめポイント | 輸血開始前にダブルチェックを行いましょう。 |

ここに注意！ 落とし穴ポイント

血液製剤バッグとルートの接続

　輸血前には製剤の外観をよく観察し異常がないことを確認します。内容を混和する必要があるかもしれません。バッグの開封部にはいくつかの種類があります。輸血口を露出させます。バッグを平らな場所に置いて輸血ルートのプラスチック針を差し込んでいきます。==点滴スタンドに掛けて差し込むと血液が漏れ出る==可能性があります。その後、ルートをプライミングして輸血を開始します。

ここに注意！ 落とし穴ポイント

輸血時の加温

　輸血製剤の使用時、特に冷所で保存されていた赤血球濃厚液の使用時には輸血ルートの加温を考慮する必要があります。病棟での輸血では緩徐に投与するため加温の必要は通常ありません。しかし、術中はしばしば急速に輸血することから加温を考慮する必要があります。==加温時は 37℃を超えると溶血を起こすために注意==が必要です。専用の輸血加温装置、または急速輸血装置を使用します。また37℃を超えない温度であっても、例えば輸血のためにルートをプライミングして準備後、輸血が開始されていない状態で加温を開始すると溶血の可能性があります。必ず投与開始後に加温する必要があります。

引用・参考文献

1）「血液製剤の使用指針」．厚生労働省医薬・生活衛生局編．平成 29 年 3 月．https://www.mhlw.go.jp/file/06-Seisakujouhou-11120000-Iyakushokuhinkyoku/0000161115.pdf〈2024 年 4 月参照〉

第2章

13・輸血製剤の取り扱い

手術室の薬剤―麻酔薬・輸液・輸血・術中に用いる薬剤・中止薬―

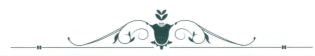

14 輸血製剤の種類と使い分け

宇部興産中央病院 麻酔科 診療科長・副院長 **森本康裕** もりもと・やすひろ

ざっくりつかむ！3ポイント

- ●採血した血液をそのまま使用する全血製剤は現在ほとんど使用されていない。適応により必要な成分を輸血する
- ●成分輸血には容量がいくつかある。患者の必要な量により使い分ける
- ●使用頻度は少ないが特殊輸血製剤がある。頭に入れておこう

図表でわかる！麻酔科医はこう考える

製剤名	容量（mL）	採血量（mL）	適応
人全血液	200	200	大量出血時
	400	400	
赤血球濃厚液	140	200	ヘモグロビン濃度低下時
	280	400	
	400	400	
新鮮凍結血漿	120	200	凝固因子の補給
	240	400	
	480	成分献血由来	
濃厚血小板	20	1単位（200mL）	血小板成分の補充
	40	2単位	
	100	5単位	
	200	10単位	
	250	15単位	
	250	20単位	

人全血液

大量出血などすべての血液成分が不足する状態で、**赤血球と血漿の同時補給を要する場合**に使用されます。現在は成分輸血が主流であり、ほとんど使用されません。

> ◤一言まとめポイント◢　現在はほとんど使用されませんが、大量出血時に使用されます。

赤血球濃厚液

出血およびヘモグロビン濃度が低下した状態で使用されます。例えば、体重 50kg の成人に 2 単位（400mL 全血採血由来）の赤血球濃厚液を投与すると、ヘモグロビン濃度は約 1.5g/dL 上昇します。

> ◤一言まとめポイント◢　ヘモグロビン濃度低下時に、患者の体重に応じた単位を使用します。

新鮮凍結血漿

凝固因子の補充目的で使用されます。術中に凝固因子が低下すると止血が困難になります。**肝機能障害により凝固因子活性が低下し出血傾向がある場合**は投与を考慮します。生理的な止血効果を期待するために必要な最小の凝固因子活性量は、正常の 20〜30％です。体重 50kg の患者の場合、凝固因子の活性量を約 20〜30％上昇させるのに必要な血漿量は約 400〜600mL となります。

一方、循環血液量が減少している病態では、人工膠質液あるいは等張アルブミン製剤が適応となります。出血傾向がなければ新鮮凍結血漿の使用は適当ではありません。

> ◤一言まとめポイント◢　出血傾向がある時に凝固因子の補給のため使用します。

濃厚血小板

濃厚血小板は、血小板数の減少または機能の異常により重篤な出血ないし出血の予想される病態に対して、血小板成分を補充することにより止血を図ったり、予防するために使用されます。

手術患者の場合、血小板数が 5 万 /μL 以上あれば通常は血小板輸血を必要とすることはないため、5 万 /μL 以上を維持することが 1 つの目安になります。

一言まとめポイント ▶ 止血効果や止血予防のために血小板成分を補充します。

知っていると役立つ！ +1 プラスワンの知識

術中の出血の対応

循環血液量の 20〜50％の出血に対しては人工膠質液の投与に加えて、ヘモグロビン濃度などを参考に赤血球濃厚液を投与します。

循環血液量の 50〜100％の出血では輸液と赤血球濃厚液の投与のみでは血清アルブミン濃度の低下による濃度の低下による肺水腫などが出現する可能性があるので、適宜等張アルブミン製剤を投与します。この段階での新鮮凍結血漿の投与は適切ではありません。

さらに循環血液量以上の出血（24 時間以内に 100％以上）があった場合には、凝固因子や血小板数の低下による出血傾向が起こる可能性があるので、凝固系や血小板数の検査と臨床的な出血傾向を参考にして、新鮮凍結血漿や血小板濃厚液の投与も考慮します。

輸血製剤のうち濃厚血小板は有効期間が 4 日間と短く、原則として予約制です。術中の予期しない大量出血の場合はほかの製剤と比較して入手が困難です。早めに輸血部とコンタクトして確保してもらう必要があります。

知っていると役立つ！ ＋1 プラスワンの知識

特殊な輸血製剤

洗浄赤血球液は、赤血球成分から血漿成分を除去するために生理食塩水で洗浄したのち、生理食塩水で浮遊させた製剤です。血漿成分などによる副作用を避ける場合に用いられます。**解凍赤血球液**は赤血球層に凍害保護液を加えて凍結保存したものを解凍後、凍害保護液を洗浄除去し、赤血球保存用添加液（MAP液）を加えた製剤です。長期保存できるため、主にまれな血液型のための保存用血液となっています。

濃厚血小板 HLA は HLA 抗体を有するため通常の血小板製剤では効果がみられない場合に適応となります。

引用・参考文献

1) 「血液製剤の使用指針」，厚生労働省医薬・生活衛生局編．平成29年3月．https://www.mhlw.go.jp/file/06-Seisakujouhou-11120000-Iyakushokuhinkyoku/0000161115.pdf〈2024年4月参照〉

第2章

14・輸血製剤の種類と使い分け 手術室の薬剤─麻酔薬・輸液・輸血・術中に用いる薬剤・中止薬─

15 昇圧薬の種類と使い分け

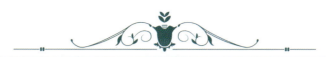

済生会兵庫県病院 麻酔科 医長　**金 史信**　きん・ふみのぶ

ざっくりつかむ！3ポイント

- ●血圧が下がる理由と対処法を押さえよう
- ●昇圧薬の種類を確認しよう
- ●状況に応じた昇圧薬の使い分けを押さえよう

図表でわかる！麻酔科医はこう考える

血圧が下がる理由	対処方法
麻酔による影響	麻酔の適正化、昇圧薬の投与
・循環血液量の低下 ・脱水、出血	輸液、輸血、昇圧薬の投与
手術操作：胃や腸を引っ張ることによる腸間膜牽引症候群（迷走神経反射）	・副交感神経遮断薬（アトロピン）、昇圧薬の投与 ・手術操作の中断

昇圧薬の種類（使用頻度の高いもの）

希釈して使用	・ネオシネジン：血圧上昇。脈拍は低下することが多い ・エフェドリン：血圧上昇。脈拍ともに上昇 ・ノルアドレナリン：強力な昇圧薬。投与量が多くなると頻脈となる
原液で使用	・ドパミンシリンジ：血圧、脈拍ともに上昇

まず血圧が下がる理由を考える

　全身麻酔を行うと"血圧が下がる"ことが多いです。なぜなら鎮静薬、鎮痛薬により患者は刺激を感じない状態になるからです（なっていなければ全身麻酔とはいえない）。全身麻酔の導入から気道確保までの間は、麻酔科医がマスク換気をするくらいで患者への刺激がほとんどない時間帯で、血圧は大きく下がることが多いです。しかし数分以内に気管挿管など刺激の強い処置を行い血圧が上がる可能性が高いため、"**麻酔導入から気道確保ま**

で"のタイミングで昇圧薬の投与を行うことはほとんどないと思います。

　気道確保終了から手術開始まで数分〜数十分かけて体位変換や消毒、ドレーピングなどを行いますが、これらの処置による刺激は全身麻酔で抑えられますので、この時間帯は血圧が下がりやすくなります。ここで安易に昇圧薬を投与してしまうと、いざ手術を開始した時に"手術による痛み"と"昇圧薬の投与"のどちらが原因で血圧が上がったのかわからなくなってしまいます。ですから、昇圧薬の投与を行う前に鎮静薬や鎮痛薬の量を調整する『麻酔の適正化』を行うべきです。

　このように麻酔の影響により血圧は大きく変動しますが、麻酔や手術の【流れ】を把握することが最も重要です。

状況に応じた昇圧薬の使い分け

▶ネオシネジン

　帝王切開術の時に行うことが多い脊髄くも膜下麻酔（脊麻）では、血圧低下はほぼ必発と考えるべきです。脊麻は全身麻酔とは異なり、くも膜下腔へ薬液を注入した後は麻酔の強さを調節することができなくなります。よって薬液注入から手術開始までの間に血圧が下がる原因は、脊麻の影響により体内の循環血液量が大量に下半身へ移動することです。よってネオシネジンなどの末梢の細動脈を収縮させるタイプの昇圧薬を使うと同時に、ボルベン®などの膠質液による輸液を行うことが対処法となります。

▶ドパミン・ノルアドレナリン

　術中に血圧が下がるおもな原因は"循環血液量の減少""手術操作"です。術中の出血により循環血液量が減少すると血圧が下がっていきます。循環血液量の低下による血圧低下は頻脈を伴うことが多いため、脈拍を増加させないタイプの昇圧薬を投与しながら輸液を行い、場合によっては輸血が必要となります。大量出血により血圧が下がり頻脈になるような状況では、非常に強力な昇圧薬であるドパミン（イノバン®）やノルアドレナリン（以下ノルアド）を使用せざるを得ないこともあります。これらの薬剤は、【ガンマ計算】といわれる体重1kgあたりに必要な薬剤の量の計算をして、精密持続注入（輸液ポンプやシリンジポンプ）で投与することになります。ドパミンはシリンジ製剤が使用できるため、そのままシリンジポンプにセットして使用します。しかしノルアドは必ず原液を希釈してから投与しなくてはいけません。ここで問題となるのは、ノルアドの希釈方法は各施設または麻酔科医ごとに好みがあり統一されていない点です。よってノルアドの投与を指示された場合は、その希釈方法が【標準的であるか】を確認しておく必要があります。かなり大雑把ですがノルアド1本（1mg）を生理食塩水で20mLに希釈（20倍）するというイメージはもっておきましょう。つまりノルアドを原液で投与することは禁忌であること、

10倍に薄めても濃度としては濃いということです。

▶アトロピン

気腹操作や腸を引っ張るなどの手術操作により迷走神経反射を起こすと、脈拍や血圧が下がります。迷走神経反射が起こると副交感神経が有意となり徐脈や低血圧を引き起こすので、副交感神経遮断薬であるアトロピンを投与します。薬剤の投与でも迷走神経反射が改善されない場合は、一時的に手術の操作を中断することも必要です。

一言まとめポイント

- 麻酔中に血圧が下がる【理由】を考えましょう。
- 麻酔科医は昇圧薬の特徴や使用方法を理解したうえで、血圧が下がる原因を考えてどの薬剤を投与するかを判断しています。
- <mark>最も重要なことは【手術の流れをつかむこと】でしょう。</mark>

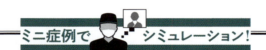

慌てない、慌てない

手術開始から2時間が経過したころ、「出血1,000mL超えました!!」と、看護師が悲鳴に近い報告をする。モニターでは観血的動脈圧（Aライン）は90/45mmHg、脈拍は65回/分と表示されている。

「今ちょっと（血が）出るところだから!!」。術者も大きな声で返答する。このような状況を皆さんは修羅場と呼ぶのだろうか。

患者は65歳、男性。身長185cm、体重90kg。前立腺癌に対して腹腔鏡下前立腺全摘術を行っている最中の場面である。

前立腺周囲は血管が多いため、上記の手術では大量出血の可能性を常に考慮しなければならない。出血量が1Lを超えており、すぐに対処が必要ではあると思うが、

『まだ慌てるような場面じゃない』

『1,000mL』という数字だけ見れば出血量は多い。しかし、この患者は大柄な体格であり、術前の循環血液量は体重（kg）÷13（mL）の式で求めると約6,900mLであるため、出血量は循環血液量の約15%程度である。もちろん出血量の把握は重要であるが、大量出血の際に大事な指標としてショックインデックス（SI）というものがあり、SI＝脈拍÷収縮期血圧で求められる。具体例を挙げ

ると血圧90/45、脈拍90回/分でSI＝1となる。一般的に **SIが1以上で "出血性ショック" と判断**する。

冒頭の提示症例ではSI＝65÷90＝0.72となるため、出血量は多いもののショック状態でないことがわかる。

この症例からの学び

患者が出血性ショックの状態でないにもかかわらず、単純に出血量が多いということだけで慌てて昇圧薬の投与、特に強力な昇圧薬であるノルアドレナリンなどを投与してしまうと、かえって血圧が上がりすぎて出血量が増えてしまうかもしれません。手術の状況をしっかりと観察して、まだ出血が増えそうなのか、すでに出血部位のコントロールはできているのかといった冷静な状況判断が最も重要です。

また、術前に出血のリスクが予想されていれば輸血の準備もできているので、冷静に行動できるでしょう。予期せぬ出血に対して昇圧薬を何度も使うことになるということは、【予測していなかった】という準備不足が原因の一つに挙げられます。**準備不足を昇圧薬で補うのは怠慢ではないでしょうか。** 起こりうる事態を予想して準備しておけば、出血しても冷静な判断ができるでしょう。

引用・参考文献
1) 麻酔薬および麻酔関連薬使用ガイドライン 第3版. VIII 循環作動薬. http://www.anesth.or.jp/guide/pdf/publication4-8_20180427s.pdf〈2024年4月参照〉

16 降圧薬の種類と使い分け

済生会兵庫県病院 麻酔科 医長　**金 史信**　きん・ふみのぶ

ざっくりつかむ！3ポイント

- ●血圧が上がる理由と対処法を押さえよう
- ●降圧薬の種類を確認しよう
- ●状況に応じた降圧薬の使い分けを押さえよう

図表でわかる！麻酔科医はこう考える

血圧が上がる理由	対処方法
麻酔による影響	麻酔の適正化、降圧薬の投与
患者側による要因	麻酔の適正化、降圧薬の投与
手術操作（すべての手術操作は痛みを伴う）	・麻酔の適正化 ・手術操作の中断

降圧薬の種類（使用頻度の高いもの）

原液で使用	・ニカルジピン（ペルジピン®）：血圧低下。脈拍は上昇することが多い
希釈して使用：術中の使用頻度が最も多い	・ニコランジル（シグマート®）：冠動脈攣縮を抑えるために使用することが多い ・硝酸イソソルビド（ニトロール®）：冠動脈攣縮を抑えるために使用することが多い ・ジルチアゼム（ヘルベッサー®）：動脈を拡張させる作用をもつ ・ニトロプルシドナトリウム*（ニトプロ®）：使用頻度は低いが非常に強力な降圧薬 ＊わずかな投与量の変化でも降圧効果が絶大なため取り扱いには厳重に注意

血圧が上がる理由を考えよう

　全身麻酔により血圧が上がる機会として"気管挿管"が挙げられます。この手技は患者が全身麻酔をかけられた状態で行われるため、それほど痛くないと考える人もいるようですが、その考えは大間違いです。==気管挿管はとても痛い==気道確保方法であるため、==全身麻酔が必要==であるととらえるべきでしょう。喉頭鏡という金属やプラスチックの板を無理

やり口の中に突っ込んで喉の奥までチューブを入れるわけですから、痛くて苦しいに決まっています。この痛みや苦しみを与える刺激が"侵襲"であり、すべての侵襲は交感神経を刺激するため血圧を上昇させます。

　医療行為によって生じるすべての侵襲刺激が血圧を上げることになりますので、患者が侵襲刺激を感じさせないようにする、これが麻酔の本質であるといえます。ですから気管挿管の処置に伴って血圧が上昇した時に、『血圧が高いから降圧薬を投与して血圧を下げる』という対処は麻酔の本質から外れていると思います。この場合は『気管挿管の侵襲刺激』によって血圧が高くなっているわけですから、まず対処すべきことは『侵襲刺激』を抑えることです。侵襲刺激に対して鎮静・鎮痛薬を投与して麻酔の適正化を図れば、刺激が抑えられて血圧は低下します。麻酔作用をもたない降圧薬の投与により一時的に血圧を下げることができたとしても、侵襲刺激を抑えなければ再び血圧は上昇します。

　端的に言えば、【痛くて血圧が上がっているのだから血圧を下げる前にまずは痛みを抑えましょう】ということです。

一言まとめポイント

・麻酔中に血圧が上がる【理由】を考えましょう。
・麻酔科医は降圧薬の特徴や使用方法を理解したうえで、血圧が上がる原因を考えてどの薬剤を投与するかを判断しています。
・血圧が上がる理由として最も多いのは気管挿管や手術による『痛み』です。

状況に応じた降圧薬の使い分け

　麻酔が適正であれば降圧薬を使用する機会はほとんどありませんが、血圧の上昇を予防する目的で降圧薬を使用することがあります。

知っていると役立つ！ +1 プラスワンの知識

血圧 95 と 90 の違いがわかる人たち

　左人工股関節置換術の麻酔管理をしている。手術は順調に進行し、臼蓋側のカップ入れ替えが終わり大腿骨の掘削を行う時であった。術者から「今から骨を削って血が出るので血圧をもう少し下げてもらえますか？」という要望があった。モニターでは、脈拍58回/分、NIBP（非観血的動脈圧：マンシェット）は

95/48mmHg、筋弛緩モニターは TOF カウント＝0 を示している。鎮静・鎮痛・筋弛緩は十分に効いている状況、つまり麻酔は適切な深さにある。

　以下は私（麻酔科医）と術者（整形外科医）のやりとりである。

私：血圧はどのくらいに下げればよいでしょうか？
術者：うーん…そうですねぇ。まあ 90 をちょっと切るくらいがいいですかね。
私：わかりました。
術者：お願いします。

　その後、私はセボフルランの吸入濃度を 1.5 から 2.0％に上昇させた。5 分後の NIBP は 88/46mmHg を示していた。

術者：あー、いい感じです。ありがとうございます。

　術者に感謝された私は術野をくまなく観察し、吸引の出血量も確認していたが、そこに大きな変化があったとは思えなかった。私には収縮期血圧が 7mmHg 低下した 5 分間で出血量に大きな差があるとは思えなかったが、術者はそのわずかな差を感じとることができるようである。こんなわずかな出血量の違いに気づくとは、さすがはプロの整形外科医だなと感心させられる。

　この場面で降圧薬を使わなかった理由は【コントロールしにくい】ためである。

　麻酔が適切な状態で収縮期血圧を 95mmHg から 85～90mmHg へ下げるためにペルジピン®などの降圧薬を投与すると、血圧が下がりすぎてしまうことが多い。例えばペルジピン®0.5～1mg を静注すると収縮期血圧は 10～15mmHg 以上下がってしまうこともある。ペルジピン®投与から 5 分後に大きなアラーム音とともにモニターに NIBP 67/35mmHg と表示が出て、術者から「そんなに下げなくてもいいですよ」と不安そうな顔で言われたこともある。

　ごくわずかな血圧の差を降圧薬でコントロールすることは難しいため、鎮痛・鎮静薬などの麻酔薬をわずかに変化させて血圧を下げることも可能である。

　ちなみに同じ術者・手術で観血的動脈圧ライン（A ライン）を確保して麻酔管理していた時に、術者から「ちょっと血圧が高いので下げてもらえますか？」と言われた私は、「すぐに対処します」と返事をした。まず A ラインのセンサー位置を約 5cm 上昇させた位置で固定したところ、血圧は 88/50mmHg を示していた。術者から「あー、ありがとうございます。おかげで出血量が減りました」と感謝されたことは一生の思い出となっている。

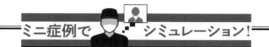

術中に血圧が上昇した2つの症例

▶ **開頭したら真っ赤。その時、麻酔科医の顔は……**

　　未破裂脳動脈瘤に対する開頭クリッピングのため、全身麻酔を導入してAラインで確保後に気管挿管を行った。この時、動脈圧が一時的に85/47mmHgから145/98mmHgへと上昇した。迅速に対応し麻酔を深くして血圧は約95/50mmHgで推移し、手術は開始された。術者が頭蓋骨を外して硬膜を切った直後に叫んだ。「動脈瘤が破れて血が出てる！！ 挿管したの誰？」。

　　真偽のほどは不明だが、気管挿管に伴う血圧の変動により脳動脈瘤が破裂したのではないかと思われる。少なくとも主治医である脳神経外科医はそう思っているであろうし、それ以外に原因が見当たらなさそうなことも事実である。

　　麻酔科医の顔は真っ青である。

　　担当した麻酔科医は血圧の変動に気を配っていたために、全身麻酔を導入して気管挿管を行う前に同僚の麻酔科医に応援を頼んでAラインを確保してもらったのであった。

　　同僚の麻酔科医から見ても麻酔深度や気管挿管の技術に大きな問題はなかった。しかし気管挿管の手技、特に喉頭鏡による喉頭展開の際に動脈圧がみるみる上昇していくのがわかった。

　　仮に喉頭展開による血圧上昇が脳動脈瘤の破裂を引き起こしたのであるとすれば（しつこいようだが因果関係は証明されていない）、気管挿管を行う前に血圧の上昇を防ぐためにニカルジピンを静注して血圧を下げておくとよいかもしれない。

▶ **長時間のターニケット**

　　右橈骨・尺骨遠位端骨折の観血的整復固定術が始まってから約1時間半が経過した。

　　全身麻酔導入後に腕神経叢ブロック（腋窩アプローチ）を施行、さらにレミフェンタニルの持続投与も行っているため鎮痛は十分な状態である。しかし手術開始から1時間を経過したあたりから徐々に血圧が上昇しており、NIBPは135/78mmHgの表示である。

　　右上腕にターニケットを巻いており駆血圧は250mmHgで開始。駆血時間は85分である。

　　術野に血液が滲み出してきているのか、「麻酔科の先生、もう少し血圧を下げてもらえますか？」との要望があった。

ターニケットを使用する理由は、術野への血流を一時的に途絶えさせ術野での視野を確保することにあるため、血圧の上昇は避けなければならない。しかし駆血時間が長くなるとターニケットによる駆血による痛み、いわゆるターニケットペインを生じる。ターニケットペインは鎮痛薬のみで抑制できないこともあるため、降圧薬を投与して血圧を下げる必要がある。または術者と協議して、駆血時間が長時間に及んでいるため、いったん駆血を解除することも検討する必要がある。本症例ではプレートによる骨折部の固定までにそれほど時間を要する状況ではなかったため、ニカルジピンの持続投与を開始して血圧を下げるという方針をとった。もし骨折部のプレート固定までにさらに 1 時間以上を要するようであれば、いったん駆血の解除をお願いしたかもしれない。

　このように単純に血圧を下げるのではなく <mark>手術の流れに応じて対処方法を考える</mark>ことが重要である。

これら 2 症例からの学び

　血圧が上がる理由を分析して対処すればよいでしょう。

引用・参考文献

1）　麻酔薬および麻酔関連薬使用ガイドライン 第 3 版. Ⅷ 循環作動薬. http://www.anesth.or.jp/guide/pdf/publication4-8_20180427s.pdf〈2024 年 4 月参照〉

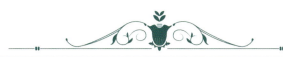

17 術前休止薬と中止する理由

済生会兵庫県病院 麻酔科 医長　**金 史信**　きん・ふみのぶ

ざっくりつかむ！3ポイント

- 代表的な術前休止薬を理解しよう
- なぜ術前に休止する必要があるのか？
- 本当に休止してよい？

図表でわかる！麻酔科医はこう考える

術前休止薬

血液凝固、出血にかかわるもの（抗血栓薬、エストロゲン・プロゲステロン）	・抗血小板作用：バイアスピリン® ・抗血栓作用：ワルファリンカリウム ・エストロゲン、プロゲステロン製剤：選択的エストロゲン受容体調節薬
降圧薬	ACE阻害薬、ARB（アンジオテンシン受容体拮抗薬）を中止すべきかどうかは、症例に応じて判断する
血糖降下薬	インスリンを含むすべての血糖降下薬

まず休止する理由を考える

抗血栓薬

　バイアスピリン®に代表される抗血栓薬など出血にかかわる薬剤を術前に中止する理由は、術中の出血を減らすためである。麻酔科領域では硬膜外麻酔を行う症例ではプラビックス®（一般名：クロピドグレル）は中止、それ以外の抗血栓薬は出血に注意しながら内服を継続するという見解が「抗血栓療法中の区域麻酔・神経ブロック ガイドライン」[1]から出されている。

　手術、神経ブロックなどを行う【医師側】は抗血栓薬による出血を恐れており、【患者側】は休薬による脳梗塞・心筋梗塞といった重大な合併症を恐れることになる。抗血栓薬

の休薬は『休薬による合併症のリスクより手術治療によるメリットが上回る』という理由で行われる。当然、手術を受ける患者の年齢や疾患、手術の緊急度はすべて異なるため、画一的に休薬する・しないということは判断できず、『個々の症例に応じて抗血栓薬の休薬を考える』という月並みな答えしか出せないのである。

中止すべき（？）降圧薬

基本的に高血圧の既往がある患者の降圧薬は手術当日も内服してもらう。しかし、ACE阻害薬、ARBは、全身麻酔導入後に治療抵抗性（昇圧薬に反応しない）の低血圧に陥ることがあるため術前に休止すべきであるという意見がある（代表的なACE阻害薬、ARB：ニューロタン®、オルメテック®、ブロプレス®、ディオバン®、ミカルディス®、アイミクス®）。しかし、ACE阻害薬・ARBには心臓や腎臓といった重要臓器を保護する作用もあるため、術前に中止すべきではないという報告もある。現時点で結論は出ておらず、『個々の症例に応じて休薬を考える』としかいえない。

血糖降下薬

絶食中の患者が血糖降下薬を内服すると【意識障害を伴う低血糖に陥る危険】があるため血糖降下薬は原則的に中止すべきである。

一言まとめポイント 患者が**内服薬を飲んでいる理由**を考えましょう。

知っていると役立つ！ +1 プラスワンの知識

休止すべき薬、覚えられますか？

結論から述べるが**休止すべき薬剤をすべて記憶することはほぼ不可能**である。

例えば抗血小板薬の先発薬剤だけでも10種類以上存在する。さらにジェネリックの薬剤を含めれば50種類以上の薬剤名を記憶しなければならない。新たな薬剤も次々に販売されるため、それらをすべて記憶することは現実的ではない。

よって薬剤名の記憶よりも**患者の病歴や既往歴、内服薬剤を調べて術前に休止すべき薬剤を内服している可能性を考える**こと、該当する薬剤が疑われる場合は専門家である薬剤師に休止すべき薬剤が含まれているかを調べてもらうというコミュニケーションをとることが肝要である。薬剤師もすべての抗血栓薬に関する情報を完璧に記憶しているわけではない。まして私たちは薬剤の知識では専門家に劣るため、患者の内服薬について不明な点があれば薬剤師に相談するべきである。

引用・参考文献

1) 日本ペインクリニック学会ほか. 抗血栓療法中の区域麻酔・神経ブロック ガイドライン. https://anesth.or.jp/files/pdf/guideline_kouketsusen.pdf〈2024年4月参照〉
2) 辛島裕士. 周術期の血管拡張薬 up to date：ARB/ACE 阻害薬. 日本臨床麻酔学会誌. 40（7）, 2020, 634-41.
3) 今浦将治. 術前の休薬・継続による術前環境の適正化. 外科と代謝・栄養. 55（5）, 2021, 179-84.

第3章
術中の
モニタリング

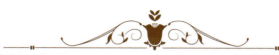

【術中の呼吸の評価】
総論

兵庫医科大学 麻酔科学講座 准教授 **植木隆介** うえき・りゅうすけ

ざっくりつかむ！3ポイント

- まずは呼吸状態の把握（自発呼吸、補助呼吸、調節呼吸）を！
- 呼吸モード、一回換気量と呼吸回数、最高気道内圧の変化は特に重要！
- 酸素濃度、新鮮ガス流量、麻酔ガス濃度のチェックも大切！

図表でわかる！麻酔科医はこう考える

チェック項目	患者観察の基本	モニター	麻酔器	+αの注意点
①	・胸郭の動き ・左右差	パルスオキシメータ： ・波形、呼吸性変動 ・PI：perfusion index	一回換気量	異常があれば、用手換気で確認を！
②	呼気の曇り（吸気は水蒸気を含む）		呼吸回数	回路の外れ、閉塞、DOPE※に注意！
③	呼吸音	カプノメータ： ・波形 ・EtCO$_2$ ・基線の上昇（ソーダライム：炭酸ガス吸収）	気道内圧	カフ圧チェック：気管挿管時は20〜30cmH$_2$Oが正常範囲
④	唇の色		呼吸モード設定	気道確保困難の術前評価と実際の難易度
⑤	・爪の色 ・皮膚の色		自発呼吸・用手換気か機械換気	血液ガス所見による客観的な評価も考慮

＊DOPE：後述の**「知っていると役立つ！プラスワンの知識：DOPEとは」**参照

呼吸器設定の把握に加えて、まずは異変にすぐに気付けるように！

　漠然と術中の呼吸管理といっても、呼吸の状況について、患者の視診（胸郭の動き）や聴診（頸部、胸部の呼吸音）、呼吸の状況（自発呼吸、補助呼吸、調節呼吸）、各種の呼吸関連モニター（パルスオキシメータ、カプノメータなど）、麻酔器の設定（呼吸器の各設定）を丁寧にチェック、確認、調整していく必要があります。**前述の表**に、大まかに日常的に麻酔科医がチェックしている項目をまとめました。

> **一言まとめポイント** 　呼吸トラブルによる低酸素血症を未然に防ぐべく、各項目の監視と確認が大切です。

アラームに敏感になり、異常を感知したらすぐに原因検索を！

　術中は、呼吸以外にも心電図や血圧計、体温を含めて麻酔科医は総合的な監視と確認を繰り返しています。呼吸管理は麻酔管理の基本の1つであり、麻酔薬の使用状況と吸入麻酔薬の投与濃度や呼気濃度、気化器の残量の確認は基本的なチェック項目です。そのなかでも、**前述の表**中の **DOPE** という、人工呼吸中の低酸素血症への対処を示す考え方について、日頃から念頭においておくとよいでしょう（詳しくは後述の「**知っていると役立つ！プラスワンの知識：DOPE とは**」参照）。進行する低酸素血症に対しては、換気が可能かどうかも重要です。**有効な換気が困難な状況に陥った場合には、まず緊急コールを行い、人手を集めて対応**することが重要です。

> **一言まとめポイント** 　呼吸の異常には特に迅速な対応が求められます。アナフィラキシーショックや緊張性気胸、肺塞栓症のような呼吸と循環の双方に異常が生じ、急激に危機的状況に陥る事態も想定に入れておきましょう。

第3章

1・【術中の呼吸の評価】総論　術中のモニタリング

OPE NURSING 2024 秋季増刊　189

知っていると役立つ！ ＋1 プラスワンの知識

DOPE とは

　　人工呼吸中に低酸素血症が生じた場合に、DOPE を意識した対処が推奨されています[1]。まずは用手換気に切り替えて胸部の聴診を行い、原因検索を進める際、DOPE の順番を念頭においた対応が有用といわれています。気管チューブの逸脱や位置異常、気管支攣縮、喉頭痙攣、呼吸回路の屈曲、大量の喀痰貯留、気道出血などさまざまな原因を検索・考慮します。

▶**DOPE の各項目**

・D：Displacement →（気管チューブなどの）位置異常

・O：Obstruction →（チューブなどの気道）閉塞

・P：Pneumothorax →（緊張性）気胸

・E：Equipment failure →装置の異常・不具合

　　この順番で、患者側の原因をまず検索して、次に装置の不具合も考慮します。装置の不具合を疑う場合には、バッグバルブマスク（BVM）や小児ではジャクソンリース回路による用手換気を試みます。筆者もこの DOPE に助けられたことがあります。脊髄損傷で腹臥位での手術体位をとった直後に換気不能に陥り、気管チューブから非常に大量の気道内分泌物を吸引して換気可能になった症例があります。この症例は、DOPE の "O" にあたると思います。喘息の重積発作で換気不能となり、高い気道内圧にて換気を試みた結果、緊張性気胸で低酸素血症に陥った症例があり、胸腔穿刺により救命できました。これは "P" にあたります。また、麻酔回路の F 回路のトラブルで高炭酸ガス血症となった症例もあり、上級医のとっさの判断により麻酔器と麻酔回路を交換して事なきを得ました。これは "E" にあたります。さまざまな場面で、この考え方は役立つでしょう。

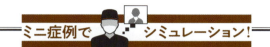

手術終了時に重篤な気管支攣縮発作をきたした1症例

79歳男性、身長152cm、体重56kg。1カ月前に検診で右上肺野に異常陰影を認めて精査の結果、肺がんと診断され、左上葉部分切除術が予定された。既往歴として、小児期より気管支喘息があり、テオフィリンを内服していた。最近10年は、大きな発作は認めていなかった。麻酔は完全静脈麻酔で行い、手術は無事に終了した。筋弛緩拮抗薬のスガマデクスを投与したところ、自発呼吸の一回換気量（tidal volume；TV）は50～100mLと弱く、陽圧換気を試みるも気道抵抗が強く、呼吸音もWheezes（ヒューヒューやピーピーという高音の連続性副雑音：piping rale〔笛声音〕）が聴取され、気管支攣縮発作を疑った。血液ガス測定では、FiO_2は1.0%でPaO_2は130mmHg、$PaCO_2$は80mmHgと著明な高炭酸ガス血症を認めた。呼吸ガス混合器によるプロカテロール吸入を行ったところ、カプノグラフィ波形の閉塞性パターンは徐々に改善し、抜管できました。

この症例からの学び

スガマデクス投与直後の重篤な気管支攣縮発作は、アナフィラキシーショックとの鑑別も含め、迅速な対応が必要な状況でした。重篤な気管支攣縮発作では、カプノメータの波形も小さく、有効な呼気の呼出ができず、著明な高炭酸ガス血症をきたしました。本症例では、幸いにも呼吸ガス混合器による気管支拡張薬（$β_2$刺激薬）の吸入が効果的でした。また、さらなる病態悪化時の追加の対応策（セボフルラン吸入やステロイド薬投与など）も考慮しておく必要がありました。術中術後のいずれの時期においても、呼吸トラブルへの迅速な対応や備えは重要といえます。

引用・参考文献
1) 村上大道. 人工呼吸中のトラブルシューティング. レジデントノート. 18 (9), 2016, 1743-9.

2 【術中の呼吸の評価】
パルスオキシメータ

兵庫医科大学 麻酔科学講座 准教授　**植木隆介**　うえき・りゅうすけ

ざっくりつかむ！3 ポイント

- ●パルスオキシメータは酸素化の基本的モニター！
- ●赤色光と赤外光の酸素化 Hb、還元 Hb の吸光度の差を利用している
- ●パルスオキシメータの PI 値は末梢循環の指標になる

図表でわかる！麻酔科医はこう考える

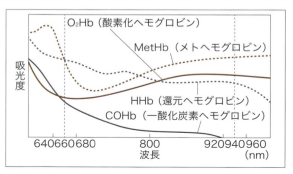

図1　各ヘモグロビンの吸光度曲線

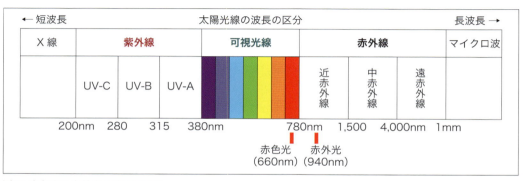

図2　赤色光と赤外光の波長の区分

パルスオキシメータの原理を理解して、測定誤差の原因を理解しよう

　血中ヘモグロビン（Hb）は、酸素化ヘモグロビン（O₂Hb）・還元ヘモグロビン（HHb）・メトヘモグロビン（MetHb）・一酸化炭素ヘモグロビン（COHb）の4種の状態で存在します（図1）。MetHb・COHbは、それぞれメトヘモグロビン（二価の鉄イオンが三価になった状態）血症・一酸化炭素中毒で増加する異常ヘモグロビンです。これらは正常に酸素を運搬することができません。**酸素飽和度は通常 O₂Hb と O₂Hb + HHb の比**で決まります。Hbに赤色光（Red）と赤外光（infrared；IR）を透過させた場合、赤色光（Red）の吸光度は還元ヘモグロビン（HHb）で O₂Hbより著しく大きく、Redの波長によって大きく変化します（図2）。一方、赤外光（IR）の吸光度は、HHbが O₂Hbよりわずかに低いです[1,2]。パルスオキシメータは、この2波長の光の透過量を測定することで（分光光度法）、連続的で非侵襲的に経皮的動脈血酸素飽和度（SpO₂）を算出します[3]。ヘモグロビン酸素解離曲線に影響する因子もここで復習しておきましょう（図3）[4]。手足の指で SpO₂ を測定する場合、**発光部が爪側、受光部が指の腹側**になるようにプローブを装着します。

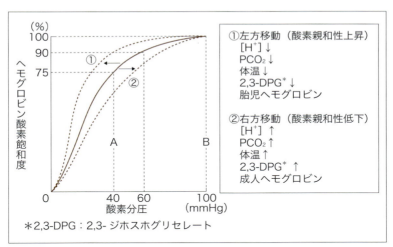

図3　ヘモグロビン酸素解離曲線（文献4を参考に作成）

一言まとめポイント　パルスオキシメータの原理は確かに複雑ですが、2つの波長の光の透過性の違いをもとにしていることを理解しましょう。

パルスオキシメータの値に影響を及ぼす各種の因子を理解しよう！

パルスオキシメータで測定する際、爪にマニキュアを塗っているとマニキュアが光を吸収し、生体を透過する光量成分を減少させ、誤差が生じます。すなわちマニキュア使用下では、通常は偽低値を示しますので、装着部位の確認が必要です。そのほかにも**表1**に示したように、数値が正しく測定できなくなる因子は複数存在します。プローブの外れやずれ、体動などをはじめとして、これらは臨床ではしばしば認められます。シールのタイプの SpO$_2$ センサーでも、指との接触状況（隙間の空間）にも影響を受けます。これらのことも念頭において数値を評価します。したがって、<mark>単に数値の確認のみならず、装着部位の確認が重要</mark>となります。

また、体外から当てられた光は、動脈のみならず静脈血や組織（毛細血管）でも吸収されます。そのなかで、拍動している動脈成分を分析しています。一般に SpO$_2$ は一定時間（6〜12秒）、あるいは一定の脈拍数ごとに得られた値を平均して求めた後に、一般に直近の数秒間（4〜8秒）相当の平均値（移動平均処理）を1秒ごとに更新して表示されます。

表1 パルスオキシメータの測定に影響を与える因子

- センサーの装着不良（プローブ外れ・ずれ、発光部と受光部の位置不良など）、受光部への外光侵入
- 同側の上腕での血圧測定（脈波の一時的な消失）
- 駆血帯（ターニケット）などによる血流遮断
- 手術による手足の動脈血流遮断
- 末梢動脈疾患、血栓塞栓症、透析シャント、うっ血、浮腫、虚血壊死
- 患者の体動、体位変換
- 低心拍出量に陥る各種の病態
- 末梢循環不全、出血、脱水、体温低下、各種ショックに伴う末梢循環の血流低下
- マニキュア（透明のものやジェルネイル含む）やつけ爪、絆創膏
- 爪白癬症、爪疾患、高度な色素沈着
- 異常ヘモグロビンの存在、メトヘモグロビン（MetHb）、一酸化炭素ヘモグロビン（COHb）

一言まとめポイント パルスオキシメータの数値の精度確保のためには、取り付け部位の確認が重要です。

ここに注意！ 落とし穴ポイント

SpO₂ と一酸化炭素中毒、メトヘモグロビン血症

一酸化炭素（CO）は無色無臭の気体で、ヘモグロビンに対する親和性が酸素のおよそ 250 倍とされています。そのため、**CO 中毒では組織の低酸素に陥って細胞内呼吸が阻害され、さまざまな障害が生じます**。主に住宅火災、通気が不適切な自動車、ガス暖房器具、湯沸かし器、木や炭のストーブ（練炭）、暖炉、灯油ストーブなどが原因となり、手術室で遭遇するのはまれだと思いますが、**多発外傷、熱傷の症例**では念頭におく必要があります。

メトヘモグロビン血症の原因には、先天性（遺伝性）のものと後天性（誘発性）のものがあります。後天性の原因として多いのは、局所麻酔薬であるリドカイン、ベンゾカイン、プリロカインが挙げられます。また、硝酸塩や亜硝酸塩は強力な酸化剤であり、1 カ月の乳児でこれら（発色剤など）を含む飲食物を摂取するとメトヘモグロビンが増加しやすくなります。そのほか、亜硝酸塩の経皮曝露、一酸化窒素（NO）吸入などが原因となります[5]。**NO 吸入療法の適応は、現在「新生児の肺高血圧を伴う低酸素性呼吸不全の改善」と「心臓手術の周術期における肺高血圧の改善」の 2 つ**です。まれではありますが、メトヘモグロビン還元酵素欠損小児は NO 吸入療法の禁忌です。農薬や殺虫剤、排気ガス、一酸化炭素、工業用化学物質の吸入など、あらゆる物質によってメトヘモグロビン血症が起こりうると考えられています。

上記の状況では、SpO₂（酸化 Hb ＋還元 Hb の比率のみから算出）の値が良いのに、血液ガス分析での SaO₂（COHb、MetHb も個別に測定し、トータルの Hb 中の酸化 Hb の割合を算出したもの）よりも実際には低いという現象が起こるため、注意が必要です。そのほかに色素製剤（インドシアニングリーン、インジゴカルミン、メチレンブルー）を使用した場合、その色が還元 Hb に似ているため、一時的に測定された SpO₂ が実際の SaO₂ より低めになります[6]。

第3章

術中のモニタリング

2・【術中の呼吸の評価】パルスオキシメータ

OPE NURSING 2024 秋季増刊

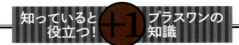

Perfusion Index（PI）とは

　PIとは、プローブで測定する拍動成分と無拍動成分との比率で数値化されます。[PI（%）＝拍動性分 / 非拍動性分 ×100]という式で表されます。PIが大きければプローブを装着した部位の拍動性の血流（すなわち動脈成分）が多く流れていることになり、脈波信号の大きさを示す指標といえます。

　PIには正常値という概念はありませんが、指では、おおよそ2〜10%程度で、循環血液量や末梢循環の状態で大きく変動します。末梢循環不全などの低灌流状態では、手指が最もその影響を受けやすく、PIは循環不全のない安静時の約1/5〜1/10に減少します。そのため、手指で測定困難となるケースは、敗血症性ショックや大量出血、体温低下状態の術中で時折みられます。

　測定原理上、正確な値を担保するにはPI値が1.0%以上あることが「望ましい」とされています。身体の状況を反映する指標としてPI値を捉える場合には、それが1.0%を切るレベルであるということは、末梢血流状態が通常よりも悪くなっているという一つの注意喚起点ともいえます。

引用・参考文献
1) 小坂誠ほか．パルスオキシメータの原理（総説）．日本集中治療医学会雑誌．23（6），2016，625-31．
2) 日本呼吸器学会 肺生理専門委員会．Q&A パルスオキシメータハンドブック．2014年3月．https://www.jrs.or.jp/file/pulse-oximeter_medical.pdf〈2024年4月参照〉
3) 日本呼吸器学会 肺生理専門委員会．よくわかるパルスオキシメータ．2014年3月発行 2021年2月改訂．https://www.jrs.or.jp/file/pulse-oximeter_general20211004.pdf〈2024年4月参照〉
4) 柴田泰史．ガス交換の指標としての血液ガス（2）－データの読み方．Medical Technology．44（3），2016，293-6．
5) 金子尚樹ほか．リドカイン・プロピトカイン配合クリームにより中毒性メトヘモグロビン血症をきたした乳児例．日本集中治療医学会雑誌．26（2），2019，111-4．
6) 仁田原慶一ほか．パルスオキシメータ：術中にインジゴカルミンを静注したら，急にSpO_2が低下した．LiSA．15（4），2008，388-92．

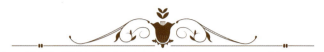

3

【術中の呼吸の評価】
カプノメータ

兵庫医科大学 麻酔科学講座 准教授　**植木隆介**　うえき・りゅうすけ

ざっくりつかむ！3ポイント

- カプノメータはカプノグラフィ（カプノグラム）、カプノメトリなどともよばれる
- メインストリーム、サイドストリーム方式の2つに分けられる
- パルスオキシメータと並び、カプノメータは重要な呼吸管理モニター

図表でわかる！麻酔科医はこう考える

カプノグラムの波形

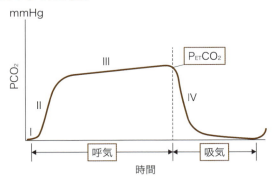

測定方法による違い：メインストリームとサイドストリーム

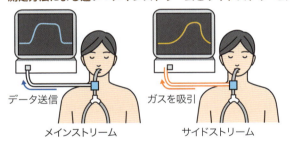

カプノメータについて、まずは機器の特徴を理解しよう

　　CO_2 の濃度／分圧を経時的にグラフで表すものをカプノグラフィとよび、濃度（分圧）を数値化したものをカプノメトリとよびます。**呼気ガスの一番濃度の高い値を $P_{ET}CO_2$**（end-tidal CO_2：呼気終末時 CO_2 分圧）といいます。測定方法は、赤外線吸収法が用いられます[1]。これは2種類以上の原子からなる気体は特定の波長の赤外線を吸収する現象を応用しています。

　　また、**測定方式には、サイドストリーム方式と、メインストリーム方式の2種類**があります。サイドストリーム方式の長所は、①回路にセンサを取り付けないため、患者の負担が比較的少ない、②他ガスの同時測定ができる、③死腔が小さい、などがあります[2]。短所としては、サンプリングチューブが水蒸気などで閉塞しやすく長時間測定に向かない、などがありますが、長所が大きいため、サイドストリームが手術室内では主流と考えられます。メインストリーム方式の長所は、①長時間使用の安定性がよい、②応答が速く、波形のゆがみがない、③速い呼吸、低流量の呼吸でも正確に測定できる、などがあります。しかし、短所として、①センサを取り付けることで、気管チューブが折れたり、曲がることがある、②死腔が比較的大きい、などがあります。

> **一言まとめポイント** まずは術中に自施設のカプノメータの使用方法について確認しておきましょう。

カプノメータの各時相、第I相から第IV相までの意味を理解しよう

　　人工呼吸中のカプノメータの各時相は以下のように説明されます。

・**第I相**：吸気終末からまさに呼気が開始されようとする時期。チューブやマスクなどの死腔のガス排泄で形成され、二酸化炭素分圧（PCO_2）の上昇が生じない時期です。

・**第II相**：末梢気道より呼気ガスが排泄されることで、その呼気流量に従って PCO_2 の上昇が形成されます。

・**第III相**：alveolar plateau とよばれており、肺胞気が回路内に排泄され始める時期です。気道内ガスとゆっくりと交じり合うことで PCO_2 がなだらかに上昇し、最終点が $P_{ET}CO_2$ となります。

・**第IV相**：吸気開始により PCO_2 が低下します。

　　第I相から第IV相は主に、気管挿管下での人工呼吸管理で認められますが、各種処置時の鎮静においてもカプノメータのサンプリングチューブを鼻や口元につけて、PCO_2 をサ

ンプリング、モニターすることがあります。その場合には、周囲の空気による希釈を受けるため、CO_2分圧のモニタリング数値は希釈の程度にもよりますが、一般的に低くなります。このように、呼吸の回数や低換気、鎮静薬による呼吸抑制、舌根沈下などの上気道閉塞の影響、換気状態のモニターとして、手術室や処置室の内外において、しばしば用いられます（図1）。

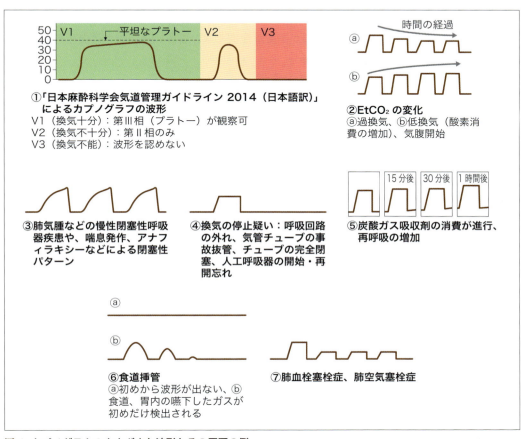

図1 カプノグラムのさまざまな波形とその原因の例

一言まとめポイント カプノメータは、呼吸状態をリアルタイムの波形で確認できる換気の重要なモニターです。

ここに注意！ 落とし穴ポイント

EtCO₂の異常をきたす各種の状況と
ターニケットの駆血解除

表1に示すように、$EtCO_2$の異常をきたす状況は多岐にわたり、複数の要因が関係することを理解しましょう[3～5]。これらのなかで、==腹腔鏡の気腹の開始に伴う $EtCO_2$ の上昇==は、皮下気腫が高度な症例では、著しい高炭酸ガス血症を伴うことがあるので、注意が必要です。

また、==ターニケットの駆血解除時の $EtCO_2$ の上昇==は日常的に経験します。ターニケットは、四肢の手術で出血量の抑制と無血野の確保の目的で使用されます。ターニケットを使用すると、それより遠位の四肢の虚血が起こります。ターニケットが解除されると、阻血部で産生されていた CO_2 が全身に循環するので、一時的に $EtCO_2$ が上昇します。虚血が解除されると、虚血部位の血管は一気に拡張して反応性充血が起こるとともに相対的に血管床が増大します。また、虚血部位で産生されていた乳酸などの代謝産物による全身的な血管拡張と心抑制、ターニケットペインの消失に伴う交感神経系の緊張低下などが関与して、血圧が低下します。したがって、ターニケット解除時には、深部静脈血栓症がある症例はもちろん、肺血栓塞栓症の可能性も念頭に入れつつ、カプノメータによる観察や循環抑制、血圧低下に十分に注意し、必要に応じて昇圧薬の投与や麻酔薬の投与調整を行います。

表1 EtCO₂の異常をきたす病態

原因	EtCO₂の増加	EtCO₂の減少
呼吸	・低換気 ・COPD（慢性閉塞性肺疾患） ・喘息	・過換気 ・肺水腫 ・肺内シャント
循環	・駆血解除 ・CO₂使用の腹腔鏡 ・アシドーシス治療 ・ターニケットの駆血解除	・麻酔導入時 ・肺塞栓 ・ハイポボレミア（循環血液量不足） ・心原性ショック ・出血性ショック ・心内シャント
代謝	・麻酔覚醒（シバリング） ・悪性高熱症、悪性症候群 ・甲状腺クリーゼ ・重症敗血症	・低体温 ・代謝性アシドーシス
テクニカル・機器	・二酸化炭素吸収剤の消費 ・モニターの汚れ	・呼吸回路の接続不良 ・サンプリングチューブの閉塞

知っていると役立つ！ +1 プラスワンの知識

a-ADCO₂（arterial-alveolar carbon dioxygen difference：動脈血 - 肺胞気炭酸ガス分圧較差）

酸素と二酸化炭素でそれぞれ肺胞でのガス交換に関する指標があります。酸素のほうは、A-aDO₂（alveolar-arterial oxygen difference：肺胞 - 動脈血酸素分圧較差）で表され、この酸素分圧較差の開大は、【A-aDO₂ ＝ PAO₂（理想的な肺胞気酸素分圧）－ PaO₂（動脈血酸素分圧）】の計算式で表されます。<mark>①換気血流比の不均等分布（ミスマッチ）、②ガス拡散の障害、③肺内血流シャント（右左シャント）の増加</mark>、で開大（正常値は 10〜15mmHg 以下、もしくは【A-aDO₂ ＝ 2.5 ＋ 0.21× 年齢】という換算式もあります）し、肺胞低換気では開大しません。

これに対して、a-ADCO₂ は、血液ガスの PaCO₂ と PETCO₂ から以下の近似式で求められます。ここで、PaCO₂ は PETCO₂ と近似すると仮定すると、生理学的死腔率は【VD（phy）/VT ＝（PaCO₂ － PETCO₂）/PaCO₂】で計算されます [1]。通常の健常人では、PETCO₂ は PaCO₂ より 2〜5mmHg ほど低いとされます。a-ADCO₂ の開大には、肺胞死腔の関与が大きいといわれています [6]。肺動脈塞栓や心拍出量、肺血流量の低下などにより肺胞死腔が増大すると、PETCO₂ は死腔換気により希釈されて低下する一方、有効肺胞換気量が低下するので PaCO₂ は上昇し、両者の較差（a-ADCO₂）が開大します [7]。<mark>人工呼吸中の突然の PETCO₂ 低下が肺塞栓症の発生を疑う手がかり</mark>となることがあり、注意が必要です。

引用・参考文献

1) 小松孝美. 呼気 CO₂ モニター（基礎編）. 人工呼吸. 34（1）, 2017, 51-4.
2) 宮本和徳ほか. モニタリング. オペナーシング. 35（1）, 2020, 26-7.
3) 讃岐美智義. "気道確保 人工呼吸 循環の維持". やさしくわかる！麻酔科研修. 東京, 学研メディカル秀潤社, 2015, 137.
4) Kodali, BS. Capnography outside the operating rooms. Anesthesiology. 118（1）, 2013, 192-201.
5) 島本葉子. カプノメータ（Q&A）. オペナーシング. 34（12）, 2019, 25-31.
6) 伊藤彰師. PETCO₂ と PaCO₂ の差はどこから生まれるのか. LiSA. 18（5）, 2011, 452-4.
7) 坂口嘉郎. 炭酸ガスモニターの解釈を極める. 日本臨床麻酔学会誌. 35（1）, 2015, 130-7.

第3章　術中のモニタリング　3・【術中の呼吸の評価】カプノメータ

4 【術中の呼吸の評価】血液ガス分析

兵庫医科大学 麻酔科学講座 准教授 **植木隆介** うえき・りゅうすけ

ざっくりつかむ！3ポイント

- 血液ガス分析は生体情報モニター以上に各種の情報を与えてくれる
- 血液ガス分析の必要度は、患者の術前リスク因子、手術侵襲、進行状況により変化する
- 検査結果を確認して、異常値があれば原因を考察し、必要な対応を検討しよう

図表でわかる！麻酔科医はこう考える

血液ガス検査で求められる主な数値と正常値、検査値の意味

値	基準値	検査値の意味
pH	7.4±0.05	・血液の水素イオン指数 ・pHが7（中性）を基準に、7より小さい時は酸性、大きい時はアルカリ性
PaO_2（動脈血酸素分圧）	80〜100 Torr（mmHg）	・動脈血液中の酸素分圧を表す ・SaO_2と相関する（酸素解離曲線）
SaO_2（動脈血酸素飽和度）	95〜	血中ヘモグロビンの何％が酸素と結合しているかを示す
$PaCO_2$（動脈血二酸化炭素分圧）	40±5 Torr（mmHg）	肺（呼吸性）での酸塩基平衡の調整因子
HCO_3^-（重炭酸イオン）	24±2 mEq/L	腎（代謝性）での酸塩基平衡の調整因子
BE（ベースエクセス）	0±2 mmol/L	塩基（HCO_3^-）の過不足を示す
Lac（ラクテート、乳酸）	0.6〜1.4mmol/L（4〜14mg/dL）	嫌気性代謝によるグルコースの代謝産物
アニオンギャップ（AG）	12±2 mEq/L	通常の測定では検出されない陰イオン（有機酸）⇒代謝性アシドーシスで増加

血液ガス検査について、まずは検査で得られる各項目を理解しよう

パルスオキシメータとカプノメータは酸素化と換気を連続的にモニタリングできます。しかし、実際の動脈血の状況（血液ガス分析で求めた結果）とは、PaO_2や$PaCO_2$をはじめとして、差がある可能性があります。また、パルスオキシメータでは100％のSpO_2以上の状態を評価できません。カプノメータでも、そこで、実際の動脈血酸素分圧（arterial partial pressure of oxygen；PaO_2）と動脈血二酸化炭素分圧（arterial partial pressure of carbon dioxide；$PaCO_2$）を測定するのが血液ガス分析です。動脈血の採血と血液ガス分析装置が必要です。各施設での日常の検査オーダーと検体の搬送体制について確認しておきましょう。

血液ガス検査で、重要な指標にP/F比があります。これはPaO_2をFiO_2（吸入酸素分画：fraction of inspiratory oxygen、100％酸素を1とする、50％酸素は0.5）で割ったものです。例えば50％酸素吸入（FiO_2：0.5）でPaO_2が100mmHgであれば、100÷0.5＝200となります。==正常のP/F比は400以上で、300未満では急性肺障害とされ、特に200未満では重度の低酸素化状態==となります。

> **一言まとめポイント** まずは血液ガス分析で求められる各種の値とP/F比について復習しておきましょう。

呼吸性と代謝性のそれぞれアシドーシス、アルカローシスを理解しよう

表1は酸塩基平衡の4つの異常（呼吸性アシドーシス、代謝性アシドーシス、呼吸性アルカローシス、代謝性アルカローシス）について示しています。判断の手順として、まずは、pHをみます。==pH＝7.35未満をアシデミア（酸血症）、pH＝7.45以上をアルカレミア（アルカリ血症）==といいます。アシデミアとアルカレミアとは、単にpHのみで考えます。

次に、pH変化の原因である「CO_2」「HCO_3^-」をみます。==「CO_2」が原因で「pH」が変化するものを、呼吸性アシドーシス／呼吸性アルカローシス==といいます。また、==「HCO_3^-」が原因で「pH」が変化するものを、代謝性アシドーシス／代謝性アルカローシス==といいます。

それぞれに代償機序が作用している可能性も考慮して、pHが7.35以上でもアシドーシス、7.45未満でもアルカローシスを考慮する場合があります。

表1 呼吸性と代謝性のそれぞれのアシドーシスとアルカローシスの病態

	アシドーシス （pH低下、pH < 7.35）	アルカローシス （pH増加、pH ≧ 7.45）
呼吸性	**呼吸性アシドーシス** pH⇊、$PaCO_2$⇈ ・気管支喘息の重積発作 ・慢性閉塞性肺疾患など、呼吸不全 ・睡眠時無呼吸症候群など ・肺胞低換気	**呼吸性アルカローシス** pH⇈、$PaCO_2$⇊ ・間質性肺炎 ・過換気症候群 ・人工呼吸による過換気　など
代謝性	**代謝性アシドーシス** pH⇊、HCO_3^-⇊、BE⇊ ・ショック　　・循環不全 ・下痢　　　　・糖尿病 ・嘔吐・下痢　・腎不全 ・敗血症など	**代謝性アルカローシス** pH⇈、HCO_3^-⇈、BE⇈ ・嘔吐 ・クッシング症候群 ・利尿薬の使用 ・低カリウム血症　など

※代償機序に関しては、病態ごとに差があると推定

一言まとめポイント　「pH」「CO_2」「HCO_3^-」を基準に考えると酸塩基平衡の理解がしやすくなります。

知っていると役立つ！ +1 プラスワンの知識

BE（base excess）の値の意味と種類

　Excessは"過剰"という意味で、BE（base excess）は「**塩基過剰**」と訳すことが一般的です。塩基である**重炭酸イオン（HCO_3^-）が正常値からどれだけ過剰になっているか**を示す指標です。正常値より多い場合は「＋」、正常値より少ない場合は「－」と表示します。

　また、BEには2通りの値が表示されることがあります。

　1つは、**アクチュアル・ベースエクセス**（actual base excess；ABE）です。もう1つは、**スタンダード・ベースエクセス**（standard base excess；SBE）です。採血した血液そのものの BE を ABE といいます[1]。ABE は、実際の患者の酸素飽和度で、体温を37℃、pCO_2を5.3kPa（40mmHg）にした状態で、強塩基または強酸で血漿 pH が7.40になるまで滴定した場合の滴定可能な塩基濃度です。水や電解質は血管内と間質液の間を自由に移動するので、アシドーシスの補正などは間質液まで考えて行います。しかし、赤血球には pH の変動を抑える作用（緩衝作用）があるので、血液で求めた ABE に基づいて間質液まで補正を行うと過剰になります。そこで、生体での動態を考慮して計算した BE を

SBE といいます。具体的には、ヘモグロビン濃度を 5g/dL と仮定した場合の BE です。臨床では、ABE と SBE に差はないことがほとんどですが、両方が計算されている場合は補正の基準に SBE が用いられます。

知って使える 注目用語！

アニオンギャップ（anion gap；AG）とは？

細胞外液中の陽イオンと陰イオンは等量存在し、陽イオンとして Na^+ と測定されない陽イオン、陰イオンとして Cl^-、HCO_3^- と測定されない陰イオンからなります（図1）。血液中の陽イオン（カチオン）の総量と、陰イオン（アニオン）の差をアニオンギャップ（AG）といいます。健康な人でも体内には測定できない陰イオンが陽イオンよりも多く存在しているため、AG の基準値は 12±2mEq/L とされています。臨床的には、AG は ［Na^+ －（Cl^- ＋ HCO_3^-）］の式で概算できます。正常値は 12±2mEq/L で、代謝性アシドーシスの原因を鑑別する指標となります。**AG の増加は、血中に有機酸（酸性を示す有機化合物の総称）が増加した代謝性アシドーシスの際**に認められます。糖尿病性ケトアシドーシス、アルコール性ケトアシドーシス、乳酸アシドーシス、腎不全およびサリチル酸（アスピリン）中毒などがその代表です。ケトン体や乳酸は陰イオン有機酸として血中に存在し、酸・塩基平衡に重大な役割を担います。AG が正常な代謝性アシドーシスは、重炭酸塩基（HCO_3^-）が体外に異常に失われた場合にみられ、尿細管性アシドーシスや下痢などがその代表です。この場合、HCO_3^- の喪失に対し Cl^- が代償性に同量増加するため AG は正常値を示します。

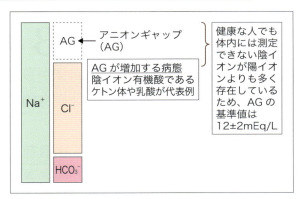

図1 アニオンギャップ（AG）のイメージ

引用・参考文献
1）大塚将秀．講座：血液ガス．人工呼吸．26（2），2009，69-74．

5 【術中の循環の評価】総論

宇部興産中央病院 麻酔科 診療科長・副院長　**森本康裕**　もりもと・やすひろ

ざっくりつかむ！3ポイント

- 循環のモニタリングは手術室入室から退室まで継続的に行う。モニタリングする項目は心電図と非観血的血圧測定が必須であり、あとは症例によって追加する
- 循環動態を決めるのは前負荷、後負荷、心収縮力と心拍数。前負荷と心収縮力により1回拍出量が決定される。心拍出量は1回拍出量×心拍数で計算される
- 麻酔中の循環の変化は患者因子だけでなく、麻酔薬、体位、手術によって影響を受ける。それぞれの循環への影響を理解して異常時には原因を考える必要がある

図表でわかる！麻酔科医はこう考える

因子	評価法
前負荷	肺動脈楔入圧（PAWP）など
後負荷	全血管抵抗
心収縮力	肺動脈カテーテルなど
心拍数	心電図、パルスオキシメータ

循環動態を決定する因子

　循環動態は大きくは4つの因子により決定されます。**前負荷と後負荷、心収縮力と心拍数**です。

　前負荷は拡張期の心室の容量ですが、静脈還流と考えることができます。前負荷と心収縮力により一回拍出量が決定されます。心拍出量は一回拍出量×心拍数で計算されます。心拍出量と血管抵抗（後負荷）により血圧が決定されます。したがって、血圧が下がった、上がったのみでなく適切なモニターでこれらの因子の変化を評価することが重要です。

> **一言まとめポイント**　循環動態は、前負荷と後負荷、心収縮力と心拍数の4因子で決定します。

麻酔導入時の循環変動

　麻酔導入時には術前からの絶飲食により循環血液量が不足し、**前負荷が減少している**ことが多いです。一方、プロポフォールや揮発性吸入麻酔薬、レミフェンタニルなどの麻酔導入時に使用される麻酔薬は末梢血管拡張作用があるので、血圧が下がりやすくなります。この**血圧低下は心収縮量の低下している患者で顕著**です。このような場合は、輸液で前負荷を増やすことと、フェニレフリンの投与で末梢血管を収縮させることが理にかなっています。

　一方、喉頭展開や気管挿管などの操作は交感神経刺激作用があり、頻脈および血圧上昇をきたします。

> **一言まとめポイント**　麻酔導入時は、前負荷減少と血圧低下への対応が重要です。

手術による循環変動

　手術による循環変動ではまず**体位の影響**があります。腹臥位や頭高位では静脈還流が低下しますので血圧低下をきたしやすくなります。一方、頭低位では静脈還流が増加し血圧が上昇する可能性があります。これらの体位の影響は、手術終了後に仰臥位に戻す際は逆の反応を引き起こします。

　手術操作も循環に影響を与えます。特に腹部手術で下大静脈を圧迫すると静脈還流が低下し血圧低下をきたします。大量出血も同様です。

一方、**手術侵襲**による交感神経刺激は血圧上昇をきたします。十分な鎮痛により循環動態を安定化させる必要があります。

> **一番まとめポイント** 手術による循環変動の原因には、主に体位、手術操作、手術侵襲があります。

麻酔覚醒時

覚醒時には麻酔導入時とは逆に末梢血管の収縮により**血圧が上昇**することがあります。創部からの疼痛刺激も同様に血圧上昇をきたします。急激な血圧上昇は創部からの再出血をきたす可能性があり、避ける必要があります。

> **一番まとめポイント** あらゆる要因で血圧が上昇しやすくなり、血圧が急激に上昇すると再出血の恐れがあります。

ここに注意！ 落とし穴ポイント

循環モニターは血圧だけではない

循環動態の評価では血圧の変化が最も重要です。しかし、血圧のみでは患者の状態を正しく把握することはできません。

血圧が上昇していても実は心拍出量は低下しており、痛みにより血管抵抗が増加している場合があります。術中は不十分な麻酔で交感神経系が刺激され血圧が維持されていたが、手術が終了し手術侵襲がなくなったら血圧が低下する、という症例はよくあります。逆に敗血症性ショックでは心拍出量は増加していますが、血管抵抗が低下（末梢血管が拡張）しているため血圧低下をきたします。**症例によっては心拍出量を測定することが重要**です。

ここに注意！ 落とし穴ポイント

アミノレブリン酸塩酸塩を内服する手術

　近年、膠芽腫などの脳腫瘍や膀胱腫瘍の手術では術前にアミノレブリン酸塩酸塩を内服させることで、術中に術野で腫瘍部位を蛍光発色させ正常組織と腫瘍細胞を鑑別することができるようになりました。ところがアミノレブリン酸塩酸塩を内服させると、==全身麻酔あるいは脊髄くも膜下麻酔後には血圧低下をきたしやすい==ことが報告されています。このように、周術期に使用される麻酔薬以外の薬剤も循環動態に影響を与える可能性があり、注意が必要です。

第3章

5・術中のモニタリング【術中の循環の評価】総論

6 【術中の循環の評価】心電図

成尾整形外科病院 麻酔科 **岩村一輝** いわむら・かずき
国立病院機構熊本医療センター 麻酔科 **宮﨑直樹** みやざき・なおき

 ざっくりつかむ！**3 ポイント**

- まずは3点誘導と5点誘導の違いを把握しよう！
- 術中は、術前の心電図波形と比べて変化がないか注意しよう！
- PRも併せて観察することで、トラブルシューティングをしよう！

図表でわかる！麻酔科医はこう考える

	行うべきこと	可能性のあるイベント
①心電図の音の間隔がバラバラ	・もともと何らかの不整脈の既往がなかったかを確認する ・P波の有無、P波とR波の数の比、RR間隔などから原因を鑑別する	・心房細動 ・上室性期外収縮 ・心室性期外収縮 ・房室ブロック
②胸部誘導の波形が術前と違う	心電図波形のどこに違いがあるかを具体的に確認し、麻酔科医に報告	・心筋虚血 ・電解質異常
③心電図から致死性不整脈のアラーム	術野の様子やパルスオキシメータの波形を参考に、致死性不整脈かどうかの判断をする	・電気メスや手術操作などによるノイズの混入 ・致死性不整脈
④心電図波形が描出されない	ケーブルのどこかに不具合がないか確認する	・電極が剥がれた ・心電図ケーブルが抜けた

3点誘導と5点誘導の違い

　術中の心電図モニタリングの大きな役割として、心拍数の測定に加えて不整脈と心筋虚血の検出が挙げられます。**3点誘導で描出するⅡ誘導では特に不整脈の検出**に優れ、**5点誘導で描出する胸部誘導では特に心筋虚血の検出**に優れます。

　通常は3点誘導を使用することが多いですが、術中に心筋虚血のリスクが高い場合（狭心症や心筋梗塞の既往がある場合など）は麻酔科医の判断で5点誘導を使用し、胸部誘導

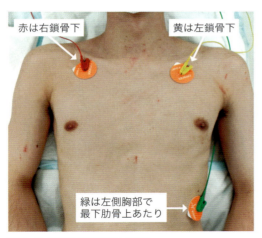
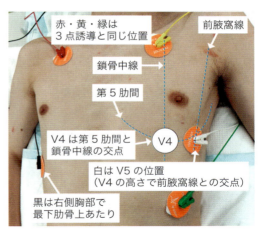

図1 3点誘導の電極貼付位置

図2 5点誘導の電極貼付位置

をモニタリングできるようにします。

　貼付位置に関しては、3点誘導は図1、5点誘導は図2を参考にしてください。3点誘導では3つの電極に心臓が挟まれるように貼付します。5点誘導の場合、胸部誘導を貼る位置によってV1～V6のうちの任意の1つをモニタリングできる（なかでも左心室前壁と側壁をよく観察できるV5に貼付することが一般的）ため、術前の心電図と比較することで虚血性の心電図変化を検知することができます。

> **一言まとめポイント** 3点誘導と5点誘導の使い分け、そしてそれぞれの電極シールの貼付位置を正しく理解しておきましょう！

何よりも患者の既往や術前の心電図を把握しておくことが重要！

　さて、電極シールを正しい位置に貼付し、いざ術中に心電図モニタリングが始まれば、次はその音や波形を観察し、異常な心電図を検出することが重要です。術前は正常な心電図波形であっても、術中に不整脈や心筋虚血を発症する可能性はゼロではありません。**モニター装着時、麻酔導入前後、手術開始前後などの節目に、こまめに心電図の音や波形をチェック**するようにしましょう。特に生命の危機に関わる致死性不整脈である心室頻拍（図3）や心室細動（図4）は、代表的な心電図波形を確認しておきましょう。以下、冒頭の「図表でわかる！麻酔科医はこう考える」とリンクして注意すべきポイントを順に解説します。

①心電図の音の間隔がバラバラ

　心電図の規則正しい「ピッ、ピッ……」という音が、時に乱れる場合があります。電気

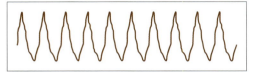
図3 代表的な心室頻拍の心電図波形

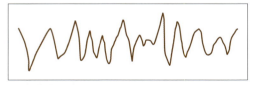
図4 代表的な心室細動の心電図波形

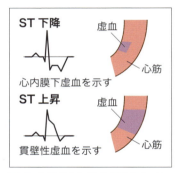
図5 心筋虚血に伴うST変化（文献1より引用）

メスや患者への物理的接触によるノイズが混入している可能性もありますが、術前から不整脈の既往が特にない患者の場合、新たな不整脈が出現している可能性があるため、すぐに心電図波形をチェックしましょう。

具体的にはまずP波が観察できるかどうかをチェックしましょう。**P波が観察できない**場合には心房細動や心室性期外収縮の可能性があります。**R波とR波の間隔がバラバラだったり、基線の揺れがある**場合には心房細動の可能性が高く、正常なR波出現より早いタイミングで**幅の広いQRS波が出現**していれば心室性期外収縮の可能性が高いです。

P波が観察できる場合には、次にP波の数とR波の数が1：1かどうかをチェックしましょう。1：1で、正常なR波出現より早いタイミングで**幅の狭いQRS波が出現**していれば上室性期外収縮の可能性が高いです。逆に2：1や3：1などと**P波のほうの数が多ければ**、房室ブロックの可能性があります。

いずれの場合も異常な心電図と判断するのは困難です。少しでも悩ましい場合にはすぐに麻酔科医に報告することのほうが重要だといえます。

②胸部誘導の波形が術前と違う

心電図波形の**ST部位が上昇あるいは下降**している場合（図5）は心筋虚血が生じている可能性があります。低下したST部位の形によっては心筋虚血を強く疑うこともあるため、何かしらの変化に気づいた際には麻酔科医に報告・相談しましょう。

心電図波形の**T波が増高あるいは平坦化**している場合は電解質異常をきたしている可能性があります。特にカリウム値が影響しており、高カリウム血症ではT波の増高がみられることがありますが、その影響で後述するダブルカウントが生じてしまうこともあるため、注意が必要です。

> **一言まとめポイント** 術前の心電図を把握し、術中に異常な心電図だと判断される場合にはすぐに麻酔科医に報告しましょう！

SpO₂のPRも観察し、トラブルシューティングに役立てよう

　PR（pulse rate：脈拍数）とはパルスオキシメータ装着部位から脈波や脈拍数を測定するもので、PRも併せて観察するとさまざまなトラブルシューティングをすることができます。

　多くのモニター機器は、心電図波形のR波を自動的に判別し、その数をカウントすることで、HR（heart rate：心拍数）を同時に測定しています。しかし高カリウム血症などの原因でT波増高が生じR波と同程度の高さになると、T波もR波と勘違いしてカウントをしてしまい、ダブルカウントが生じます。鑑別は容易で、**HRがPRのちょうど2倍程度に増加しているのであれば、ダブルカウントが生じていると判断**することができます。

　術中に電気メスなどのノイズを心電図が拾ってしまうと、まるで心室細動や心室頻拍などと似た心電図となり、致死性不整脈のアラームが鳴る場合があります。そのような場合にもPRを同時に観察することで、迅速にアラームの原因を判断できます。具体的には**PRが正常な脈拍数と同程度の数値（50〜100bpm）を示し、規則的な脈波波形が描出されていればノイズである可能性**が高く、逆にPRが0を示しているのであれば致死性不整脈の可能性が高くなります。図6は、わざと電極シールにノイズを加えてみたモニターの画像です。不整脈のアラームが鳴っており、心電図はまるで心室細動のような波形ですが、モニター下のPRおよびその脈波波形を観察すると、正常なPR値と規則的な脈波波形が描出されています。このことから、致死性不整脈によるアラームではなく、心電図に何かしらのノイズが混入したアラームであると推察することができます。

　上記の話は、大前提として患者に正しくモニターが装着されている場合のものです。さまざまな原因で**モニター類のケーブルが途絶えている可能性**がある（電極シールが剥がれている、モニター本体からケーブルが抜けている、ケーブルが離被架に噛み込まれて断線しているなど……）ため、そのような原因も常に念頭に置いておく必要があります。

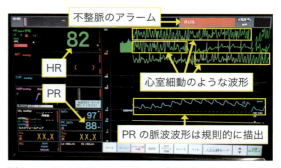

図6 わざと心電図シールにノイズを加えてみたモニターの画像

一言まとめポイント　PRは心電図アラームの原因を判断するための強力な味方！　ただしモニターケーブルのトラブルは常に念頭に置いておきましょう！

ここに注意！　落とし穴ポイント

常に先を見据えたモニター装着を心がけましょう！

　一度電極シールを貼付した後に消毒で電極シールが剥がれてしまったり、術野と干渉することが発覚し位置の変更を余儀なくされるような場合では、貼り直しの手間がかかるばかりか、初回と違う電極シール位置でのモニタリングにより、心電図波形が変わってしまう可能性もあるため、先を見据えて電極シールを貼付しておく必要があります。

　腹臥位の手術や胸部および腹部を広く消毒するような手術では、体位変換や消毒操作に伴い電極シールが剥がれやすくなってしまいます。そのため電極シールの上から防水シールを貼り付けておく、術野と遠くなるような場所に電極シールを貼る、などの工夫を行い、術中に剥がれてしまわないように先回りして対策しましょう。また特に腹臥位では体位変換後に再度ケーブルを着け直す際に、左右反対に接続してしまう間違いに注意しましょう。

　側臥位での手術の際に下になるほうの体表にモニターを装着すると、そもそもモニターが剥がれやすくなるばかりか、モニターによる長時間の圧迫が生じ皮膚障害のリスクとなりうるため、事前に体位変換のことを念頭に置いたうえでのモニター装着位置を考える必要があります。また右鎖骨下の電極（赤色）もしくは左鎖骨下の電極（黄色）は、側臥位を取った際には両上肢の挙上により腋窩内に挟まれて埋もれてしまう可能性があるため、同側の上腕などに貼付しておくとよいでしょう。

　その他、通常の**電極位置が術野と干渉する場合**は、電極（赤）は右手や右胸部の範囲、電極（緑）は左側腹部や左足に貼付すれば、主にモニタリングするⅡ誘導の心電図波形への影響を最小限にできるため、適宜位置調整をしましょう。

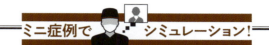

離被架を取り付けた直後に心電図のアラームが鳴り、心電図波形がフラットになった例

　80歳、160cm、60kg男性の腹腔鏡下胆嚢摘出術が予定どおり麻酔導入された。手術開始に向けて離被架を取り付けた直後から心電図のアラームが鳴り、心電図波形がフラットになった。致死性不整脈の可能性もあったが、まずはモニターケーブルに何らかのトラブルがないか確認するためにモニター本体との接続部から順に確認していったところ、離被架の固定部にケーブルが噛み込まれており、断線していた。すぐに麻酔科医に報告し、ケーブルを他のものと交換すると正常な心電図波形が再度描出された。手術はその後、特に大きな問題なく終了し、患者は問題なく覚醒抜管された後に病棟に帰室した。

この症例からの学び

　モニターのアラームが鳴った際には誰しもが少なからずドキッとすることでしょう。しかしどんな時でもまずは冷静に状況を確認しましょう。アラーム音が鳴った際には、はじめに必ずケーブルトラブルの可能性があることを念頭に置いておきましょう。この症例の場合、はじめにアラームが鳴った際にすぐに麻酔科医に報告するのも正解です。ケーブルトラブルの場合、多くは数秒程度、注意深く観察することで原因がわかることが多いため、一度冷静になりモニターケーブルやPRと脈波波形を見渡しておくことで、「麻酔科の先生、心電図波形がフラットです！」から「麻酔科の先生、特にケーブルトラブルがないのですが心電図波形がフラットです！」と報告ができます。麻酔科医として後者の報告を受けたほうが、その後のアクションをより質の高いものにでき、患者の安全を守ることにつながります。

引用・参考文献
1) 前川謙悟．"虚血性心疾患"．麻酔看護ぜんぶ見せパーフェクトBOOK．山本千恵編．石田和慶監．大阪，メディカ出版，2021，90，（オペナーシング2021年秋季増刊）．
2) 森本康裕．循環モニタリング，呼吸モニタリング．オペナーシング．35 (11)，2020，5-27．
3) 坪川恒久．徹底分析シリーズ 心電図Basics．LiSA．29 (4)，2022，347-85．

7

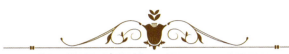

【術中の循環の評価】
非観血的血圧

成尾整形外科病院 麻酔科 **岩村一輝** いわむら・かずき
国立病院機構熊本医療センター 麻酔科 **宮﨑直樹** みやざき・なおき

 ざっくりつかむ！**3** ポイント

- 非観血的血圧測定の原理（オシロメトリック法）を理解しよう！
- マンシェットを巻く場所やサイズに注意しよう！
- なかなか血圧が測定されない場合は患者の意識確認、動脈の触知をしよう！

図表でわかる！麻酔科医はこう考える

	行うべきこと	可能性のあるイベント
①上腕での血圧測定が禁忌の患者	・術前に血圧測定が禁忌となる部位を把握しておく ・禁忌でない側の上腕にマンシェットを巻く ・大腿もしくは下腿にマンシェットを巻く	
②血圧測定を開始しても測定値が表示されない	・モニターケーブルの接続が外れていないかチェックする ・患者に体動がないかチェック ・患者の意識を確認する ・心電図やパルスオキシメータを確認	・ケーブルトラブル ・患者の体動で正確に測定ができない ・著しい高血圧もしくは低血圧
③測定された血圧が低い	・麻酔科医に報告する ・頸動脈や橈骨動脈を触知する	・血圧低下 ・マンシェットのサイズが合っていない

オシロメトリック法とは？

　装着したマンシェットに空気を送り込み、高い圧をかけて一時的に動脈の拍動を止めた後に、圧を緩めながら動脈の拍動を検知して血圧を測定する方法です。高い圧をかけた後に徐々に圧迫を緩めていくと動脈の圧力がマンシェットの圧力を上回り、心臓の拍動に同調した血管壁の振動が再開し、その時の圧が収縮期血圧となります。さらに減圧していく

と検知する拍動が急激に小さくなり、その時の圧が拡張期血圧となります。

　機器によっては、低い圧から徐々に加圧しながら血圧を測定する加圧測定が可能なものもあり、通常の減圧測定よりも短時間で測定が可能です。

　いずれの場合も正しくマンシェットを装着することが正確な血圧測定への第一歩となります。

> **一言まとめポイント**　オシロメトリック法による正確な血圧測定の第一歩は、正しくマンシェットを装着することです！

カフを巻く場所やカフのサイズにはさまざまなバリエーションがある！

　患者の体格によってちょうどよいサイズのカフも異なってきます。カフをきつく巻きすぎている、もしくは緩く巻きすぎている場合は血圧を正確に測定できない場合があるため、カフを巻きつける際にそうならないような適切なサイズを準備しておくことが大切です。**術前訪問の際にカフを巻きつける部位のサイズを確認しておく**とよいでしょう。またカフによっては適正な上腕の幅の範囲が記載されているもの（図1）もあるため、これも良い目安となります。

　例えば乳癌腋窩リンパ節郭清術後や上腕骨折、透析中でシャント造設されている患者の上肢では、マンシェットを巻くのは禁忌となることが多いため、術前から把握しておきましょう。ラテックスアレルギー対応のマンシェット（図2）もあるため、必要に応じて使い分けましょう。

　下腿に装着する場合は上腕での測定値よりもやや血圧が高く測定されることが多いです。側臥位の場合は心臓より下の上肢で測定すると実際より高く、上の上肢で測定すると低

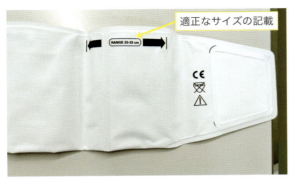

図1　適正な上腕の幅の範囲が記載されているカフ

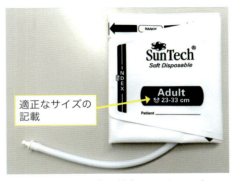

図2　当院のラテックス対応のマンシェット

く測定される可能性があります。測定中はできるだけ、**マンシェットの位置が心臓と同じ高さ**になるように注意しましょう。

> **一言まとめポイント** 　患者に一番適したマンシェットはさまざまです！ 術前の患者の情報からしっかりと準備をしておきましょう！

いつまでたっても血圧が測定されない……。なぜ？

　血圧測定を開始してもなかなか測定値が表示されない場合があります。モニターケーブルのどこかの接続が外れていると、マンシェットに空気が送り込まれないために測定ができません。ケーブルを隅々までチェックする必要があります。

　患者への清拭や着替えなどで多少の体動がある状態で血圧測定をしていると、同じく測定に時間がかかる場合や測定ができない場合がありますので注意しましょう。

　恐ろしいことに、著しい低血圧や異常高血圧の場合にも、なかなか測定値が表示されません。測定値が表示されない場合は漫然と測定が終了するのを待つのではなく、**ケーブルトラブルを考慮するとともに、患者の意識確認や頸動脈・橈骨動脈の触知を行う**などして、バイタルサインに異変がないかをチェックしましょう。

> **一言まとめポイント** 　なかなか血圧が測定されない時にはケーブルチェック、意識確認、動脈触知を！

ここに注意！ 落とし穴ポイント

簡便に測定できる反面、さまざまなトラブルが付き物

　前述のほかに注意すべき非観血的血圧測定の落とし穴をまとめます。

　末梢静脈ルートと同じ側の上腕で血圧測定をする場合、マンシェットが膨らんでいる最中には静脈ルートから血液が逆流してくる可能性があるため、適宜逆流防止弁を取り付けるなどの工夫が必要です。最悪の場合、逆流した血液が回路内で固まりルートが使用不能になる場合もあります。また同じくマンシェットが膨らんでいる最中には点滴の落ちが一時的に遅くなる可能性があることも念頭に置いておきましょう。

　パルスオキシメータと同側の上肢にマンシェットを装着してしまうと、マンシェットが加圧されているタイミングではSpO_2が低値を示したり、表示されないことがあります。そのため可能な限りパルスオキシメータとマンシェットは違う場所の四肢に装着しましょう。どうしても同側に装着する場合は上記の現象を把握しておきましょう。

　血圧測定を開始したら、**測定間隔**も確認をしておきましょう。通常は2.5〜5分間隔で測定されますが、なかには初回の測定のみで定期測定モードになっていない場合もあり、その場合は初回の血圧が延々と表示され、モニター上ではあたかもバイタルサインが非常に安定しているかのように見えますので、注意が必要です。

　脊髄くも膜下麻酔直後にはバイタルサインの変動が大きいため、一般的には血圧測定を1〜2.5分などの短い間隔へと変更します。測定間隔の変更がされておらず5分間隔のままなどといった場合は麻酔科医が変更をし忘れている可能性もあるため、1〜2.5分間隔等に変更が必要かどうか確認すると安全です。一方バイタルサインが安定したら測定間隔を長くします。

第3章
術中のモニタリング
7・【術中の循環の評価】非観血的血圧

知っていると役立つ！+1 プラスワンの知識

平均血圧って何？

　心臓から送り出された血液は、「ドクン……ドクン……」と脈打ちながら末梢の動脈へと流れていきます。より末梢の細い動脈を流れるにつれて、拍動するような血流から、川の流れのように一定のスピードの血流へと変化していきます。この状態の動脈血流の血圧を"平均血圧"とよび、臓器灌流と深い関係があるといわれています。平均血圧が低下すれば臓器に流れる血流も低下すると考えることができます。

　術中の適正な血圧管理についてはさまざまな報告があり、収縮期血圧を参考にするべきか、平均血圧を参考にするべきか、あるいは何mmHg以下で麻酔科医に報告したらよいのか悩む人も多いでしょう。参考として、**平均血圧が60mmHgを下回るとさまざまな臓器の虚血リスクが高くなる**ため、平均血圧が60mmHgを下回る場合はすぐに麻酔科医に報告をしましょう。図3は当院のモニターの写真です。収縮期血圧、拡張期血圧の横にカッコ書きで平均血圧の表示があります。それぞれの施設のモニターではどのように平均血圧の表示がされているか、一度確認しておくとよいでしょう。

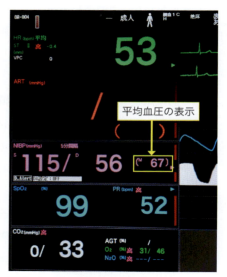

図3　モニターの平均血圧の表示

引用・参考文献
1) 森本康裕．循環モニタリング，呼吸モニタリング．オペナーシング．35（11），2020，5-27．
2) 坪川恒久．徹底分析シリーズ 心電図Basics．LiSA．29（4），2022，347-85．
3) 山田高成．知っておこう！手術室のモニタリングの意外な落とし穴，1章モニターの基本がわかる編．オペナーシング．37（2），2022，11-30．
4) 坪川恒久．周術期の低血圧は予後に影響を与えるか．LiSA別冊秋号．26（2），2019，47-54．

8 【術中の循環の評価】観血的動脈圧

成尾整形外科病院 麻酔科　**岩村一輝**　いわむら・かずき
国立病院機構熊本医療センター 麻酔科　**宮﨑直樹**　みやざき・なおき

ざっくりつかむ！ 3 ポイント

- 観血的動脈圧がどういった患者で使用されるのか理解しよう
- ゼロ校正や高さ調節などの特有のセッティングに慣れよう
- 綺麗な動脈圧波形が描出されるようにさまざまなトラブルの対処法を知っておこう

図表でわかる！麻酔科医はこう考える

	行うべきこと	可能性のあるイベント
①波形がどんどん直線的なものに変化していく	・穿刺点の確認 ・Aラインのどこかに折れ曲がりがないか確認 ・加圧バッグの圧力を確認	・Aラインの"なまり" ・穿刺点付近の四肢が動いた ・加圧バッグの圧力が低下している
②動脈圧が0mmHgの表示	・モニターとAラインの接続を確認 ・パルスオキシメータの脈波を確認 ・麻酔科医に報告	・モニターとAラインの接続が外れた ・心停止
③動脈圧が表示されない	・モニターとAラインの接続を確認 ・ゼロ校正を行う	・モニターとAラインの接続が外れた ・ゼロ校正が未完了

どのような場合に観血的動脈の出番なの？

　観血的動脈圧（以下Aライン）がどのような時に必要かについては、Aラインがどういった働きをしてくれるかを知ることで理解できます。Aラインの大きな役割は主に2つで、1つ目は **リアルタイムな血圧の観察**、2つ目は **血液ガス検査の施行** です。つまりリアルタイムで血圧を観察しないといけないような激しく血圧が上下する可能性のある術式や既往を持つ患者の手術、あるいは術中に血液ガス検査を行いたい場合に必要となります。

血液ガス検査でわかる主な項目は動脈血酸素分圧（PaO₂）、ヘモグロビン（Hb）、各種電解質などです。PaO₂ から酸素化の評価、Hb から輸血の必要性、各種電解質から致命的な電解質異常などの評価を行うため、それらの項目に異常が出るリスクが高い手術でも同様にAラインを準備することがあります。

> **一言まとめポイント** Aラインの働きを理解し、Aラインがどんな時に必要かを知りましょう！

非観血的血圧測定と違い、Aラインは準備がちょっと大変

Aラインの細かい準備方法は割愛しますが、設置方法や設定方法は少し特徴的なため、把握しておきましょう。

Aラインには図1のようなトランスデューサーが回路内にあります。まずはゼロ校正です。トランスデューサーは何を基準に血圧を何 mmHg と表現すればよいかわからないため、**0mmHg をトランスデューサーに学習させる**のがこの作業です。Aラインとモニターケーブルがちゃんと接続されていることを確認したら、三方活栓の位置を動かし（図2を参考に）、トランスデューサーを大気圧に開放し、モニター上の『ゼロ校正』ボタンを押します。

次に**圧モニターを患者の右心房の位置に合わせる**必要があります。仰臥位の時には両耳の高さがおおよそ右房の高さと同じといわれているため、両耳の高さを参考にしましょう。

上記の設定ができたら、トランスデューサーの高さが変化しないか注意しましょう。術中に手術ベッドの上下などでトランスデューサーの高さが初めより 10cm 高くなると、表示される動脈圧が約 7.5mmHg 低くなってしまいます（逆の場合も同様）。

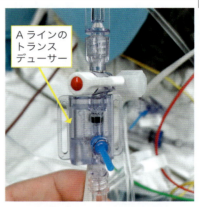

図1 Aラインのトランスデューサー

（Aラインのトランスデューサー）

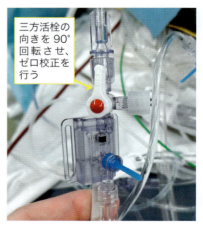

図2 ゼロ校正

（三方活栓の向きを90°回転させ、ゼロ校正を行う）

> **一言まとめポイント** Ａラインの設定や調整は初見ではつまずきやすい点が多々あります！何度も経験して少しずつ慣れましょう！

便利だけど準備が大変なＡライン、術中にもいろいろなトラブルが付き物

　実際のモニター画面とともにＡラインに起こりがちなトラブルについて解説していきます。

　Ａラインのトラブルで最も多いのは**Ａライン波形の"なまり"**でしょう。なまりとは、回路内のどこかで内腔が狭窄しており、その影響で圧波形が綺麗に描出されないことの俗称です。比較的綺麗なＡライン波形の**図3**と比較して、冒頭の「**図表でわかる！麻酔科医はこう考える**」の"①波形がどんどん直線的なものに変化していく"のような変化（**図4**を参照）が生じた場合、穿刺点から順番に回路の確認をし、どこかに狭窄がないか確認しましょう。原因として多いのは**手首の屈曲やＡライン固定の不具合による穿刺点の屈曲**です。手が動いていないか確認したり、穿刺部のカテーテルを少し引っ張って波形の改善がないか確認しましょう。場合によっては再固定を行いましょう。後述する「**ここに注意！落とし穴ポイント**」で説明しますが、**加圧バッグの圧力が低い場合**にもなまる可能性があるので、注意が必要です。

　図5のように、**動脈圧が0mmHgと表示される**ことがあります。原因としては「**図表でわかる！麻酔科医はこう考える**」の"②動脈圧が0mmHgの表示"に記載されている、**モニターとＡラインの接続外れ、心停止**などが考えられます。最も怖いのはもちろん心停止ですが、パルスオキシメータの脈波波形も同時に観察してみましょう。**図5**のように安定して脈波波形が描出されている場合は接続外れや三方活栓の向き異常などの可能性が高いです。

　「**図表でわかる！麻酔科医はこう考える**」の"③**動脈圧が表示されない**"ですが、**図6**のように、そもそも波形や動脈圧の表示すらない場合は、これも**モニターとＡラインの接続**

第3章 術中のモニタリング 8・【術中の循環の評価】観血的動脈圧

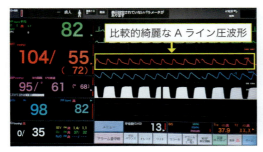

図3　比較的綺麗なＡライン波形

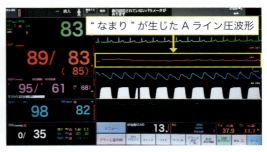

図4　"なまり"が生じたＡライン圧波形

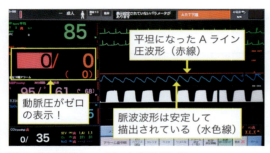
図5 動脈圧が0mmHgと表示される

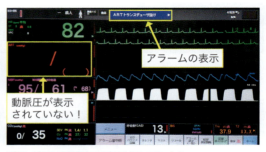
図6 波形や動脈圧が表示されていない

<mark>外れ</mark>の可能性があります。ほかにはゼロ校正が未完了だと同じく表示がされない場合がありますので、確認が必要です。

> **一言まとめポイント** Aラインにはさまざまなトラブルが起こり得ます！こまめにチェックをすることで上手に付き合いましょう！

ここに注意！落とし穴ポイント

ほかにもたくさんある！Aラインの注意点

前述の注意点のほかにも、いくつかAラインの注意点をお伝えします。

Aラインに初めに付いている蓋には小さな穴が開いているため取り外さなくてもゼロ校正が可能です。図1、図2に写っている白い蓋がそれです。しかしそれ以外の蓋やシリンジを取り付けている場合には穴は開いていないため、必ず一度外してゼロ校正を行わないと大気圧に圧モニターを開放することができないことに注意しましょう（蓋の違いは図7参照）。

非観血的血圧測定の<mark>マンシェットと同側の上肢末梢からAラインが確保されている場合</mark>は、マンシェットの圧が動脈圧を超えた時だけ、動脈圧波形が平坦になります。モニターによってはアラームが鳴ることもありますが、マンシェットの圧が下がればすぐに回復しますので、そのような現象が生じることは把握しておきましょう。

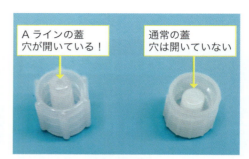
図7 Aラインの蓋と通常の蓋の違い

Aラインの加圧バッグにも注意しましょう。Aライン先端は動脈に開口しているため、Aライン先端から血液が動脈圧で逆流してこようとします。それをさらに高い圧で押し返し、Aライン回路内にヘパリン生食を循環させ、血液が固まって閉塞しないようにするのが加圧バッグの役割です。当然動脈圧より高い圧で加圧されている必要があるため、圧力計の表示（図8）を時折確認するとよいでしょう。単位がmmHg表示であれば300mmHg程度、kPa表示であれば30kPa程度で加圧されていることを確認しましょう。それより圧が低い場合には空気を入れて高い圧にし直す必要があります。圧が低いまま経過すると、回路内に侵入した血液により血栓形成され、狭窄・閉塞する可能性があるため、注意が必要です。

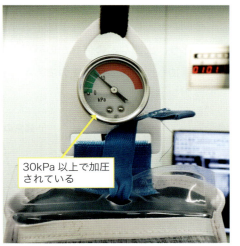

30kPa以上で加圧されている

図8 当院での圧力計の写真

知っていると役立つ! +1 プラスワンの知識

Aラインの圧波形から読み取れること

　Aライン圧波形を観察していると、呼吸に合わせて微妙に高さが上下していることがあります。この上下の変動が大きければ大きいほど、循環血液量が減少していることと関連するといわれています。もしも大きく変動している場合は、予期せぬ出血がないか、輸液量が極端に少なくないか、などを疑う必要があります。

　最近のモニターでは、SPV（systolic pressure variation：収縮期血圧変動）やPPV（pulse pressure variation：脈圧変動）を表示できる機種があります。いずれも収縮期圧あるいは脈圧の呼吸性変動率（％）を数値化しています。また、動脈圧波形から心拍出量を推定するフロートラック™センサー（**3章-9 心拍出量**参照）を使うと1回拍出量の変動率（SVV、stroke volume variation：1回

拍出量変動）をモニターすることができます。例えばSVVの値が13〜15%を超えると体内の水分量が不足しているので輸液負荷が必要と判断することが可能で、術中の輸液管理に有用です。

　Aラインの波形をたびたび観察していると、横幅が広くなったり狭くなったりすることがあります。頻脈の影響もありますが、循環血漿量の増減と関係があるともされ、==横幅が狭いほど循環血漿量が減少している可能性が高い==です。図9の上側をもともとのAライン波形とすると、下側のAライン波形は横幅が狭くなっており、出血などの何らかの循環血液量減少が起こったと予測ができます。同時に脈拍も上昇してきますので、Aライン波形が狭くなり頻脈になってきたら循環血液量減少を疑いましょう。もっとも、これらの変化は綺麗なAライン波形が描出できている場合に限りますので、前提として適切なAライン先端の固定やゼロ校正、高さ調整を徹底したうえで評価が可能になることを忘れないようにしましょう。

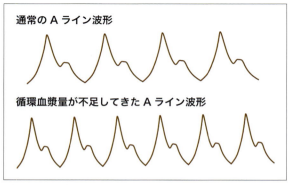

図9　循環血漿量減少時のAライン波形

引用・参考文献

1）森本康裕．循環モニタリング，呼吸モニタリング．オペナーシング．35（11），2020，5-27．
2）山田高成．知っておこう！手術室のモニタリングの意外な落とし穴，1章モニターの基本がわかる編．オペナーシング．37（2），2022，11-30．

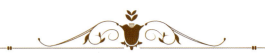

【術中の循環の評価】
心拍出量

公立学校共済組合九州中央病院 麻酔科 部長　**藤吉哲宏**　ふじよし・てつひろ

ざっくりつかむ！ 3 ポイント

- 心拍出量は、1分間に心臓から全身に送り出される血液量
- 心臓の1収縮で左心室から送り出される血液量（1回拍出量）と心拍数の積で求められる
- 心拍出量は基本的な生体情報モニターでは表示されないが、循環の維持にとても大切なモニターの1つ

図表でわかる！麻酔科医はこう考える

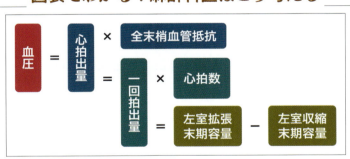

患者の循環動態を把握するために心拍出量を活用しよう

　心臓から全身に送り出される血流と、収縮や拡張する血管を流れる抵抗（全末梢血管抵抗）によって血圧が生じています。<mark>1分間に心臓から送り出される血液量が心拍出量</mark>です。この心拍出量は一回の心臓の収縮によって左室から大動脈弁を通過して上行大動脈に拍出される血流量（一回拍出量）と1分間の心臓の収縮回数（心拍数）の積で求められます。さらに一回拍出量は、左室が最も拡がって血液が充満した左室拡張末期と、左室が最も収

縮して血液が拍出された左室収縮末期の容量の差です。左室拡張末期容量は左室拡張能や循環血液量などに、左室収縮末期容量は心収縮能や後負荷などに影響されます。

血圧が変化した時は、心拍出量が変化したのか、全末梢血管抵抗が変化したのか、その両方かによって血圧を維持するための適切な治療を選択することが必要です。同様に心拍出量が変化した時は、一回拍出量と心拍数がどう変化したのかを推察し、一回拍出量が変化した時は左室の拡張末期容量と収縮末期容量の変化を推察し、循環維持のために適切な治療の選択が必要となります。

手術室に入室する患者は緊張していて、過剰な交感神経亢進状態となっています。交感神経亢進によって末梢血管が収縮すると静脈還流量が増加して左室拡張末期容量が増加し、心収縮性が亢進することで左室収縮末期容量が低下するため一回拍出量が増加します。さらに心拍数も増えているので、一回拍出量と心拍数の積である心拍出量は増加します。その状態で麻酔薬が投与されると、麻酔薬による交感神経抑制と精神的緊張が取れることによって副交感神経優位状態となり、患者の入室状態とは逆の状態となり一回拍出量と心拍数が低下することで心拍出量は低下します。患者の入室から麻酔の導入までの間に心拍出量が大きく変化します。逆に麻酔覚醒から手術室退室の間には交感神経が亢進し、心拍出量が増加していきます。==麻酔の導入や覚醒では、特に高齢患者や合併症の多い患者の急激な循環動態の変動に注意==が必要です。

一言まとめポイント	患者が入室してから退室するまでの間に患者の循環動態は大きく変動します。

不適切な心拍出量変化は周術期合併症を増加させる

痛みや緊張、不安などのストレスは、交感神経を異常亢進させ心拍出量を増加させます。不適切な心拍出量増加は心仕事量を増加させ、心臓に負担をかけます。特に心機能が障害されているような高齢者などでは、心拍出量増加によって虚血性心疾患や心不全などの合併症の危険性があります。心臓への負担軽減には、==適切な疼痛管理や、声かけなどによる精神的ストレスの緩和==が大切です。また、低体温や麻酔覚醒後のシバリングも心拍出量を増加させるため、==適切な体温維持==も大切です。

一言まとめポイント	患者のストレスを軽減しましょう。

見えない心拍出量を推測しよう

　心拍出量は麻酔の影響を受けます。麻酔薬は心機能を抑制し、人工呼吸では静脈還流量が減少することで心拍出量が低下します。手術手技では出血や気腹などが心拍出量を変化させます。腹臥位や頭高位などの体位変換でも心拍出量が変化します。しかし、基本的な生体情報モニターに心拍出量は表示されていませんので、血圧や心拍数などから心拍出量を推測し、大きな循環変動を避けることが大切です。

一言まとめポイント ▶ 麻酔や手術が心拍出量を変化させます。

知って使える 注目用語！

心係数（cardiac index；CI）

　安静時の1回拍出量（stroke volume；SV）は約70mLで心拍数が70回/分では、心拍出量（cardiac output；CO）は約5L/分となります。しかし体格の大きな患者では、小さな患者と比べてより多くの心拍出量が必要で、体格によって適切な心拍出量は異なります。そのため体重を体表面積の2乗で割ったbody mass index（BMI）のように、**心拍出量を体表面積で割った値**を心係数（cardiac index；CI）といい、体格差を考慮した心拍出量が循環動態変化の指標として用いられます。**基準値は 2.3〜4.2L/分/m^2** です。

第3章
9・【術中の循環の評価】心拍出量
術中のモニタリング

OPE NURSING 2024 秋季増刊　229

知っていると役立つ！＋1 プラスワンの知識

心拍出量モニター、FloTrac™ センサー

　心拍出量は肺動脈カテーテルによる測定が必要ですが、その使用は患者にとって大きな侵襲となります。そこで、橈骨動脈などに挿入された観血的動脈圧ライン（A ライン）から得られる動脈圧波形から、心拍出量を推定するモニターが用いられます。FloTrac™ センサー（エドワーズライフサイエンス社、**図 1**）は低侵襲で、かつ連続的に心拍出量のモニタリングが可能です。さらにこのモニターでは一回拍出量の推定も可能であり、身長と体重を入力することで心係数としての表示も可能です。中心静脈圧測定が可能な状態では、全末梢血管抵抗の推定も可能です。**「図表でわかる！麻酔科医はこう考える」**のフローチャートにあるほとんどの項目が数値として表示されるため、より正確な循環動態評価が可能となり、心臓疾患をもつ患者や長時間手術、出血が多い術式などで用いられます。

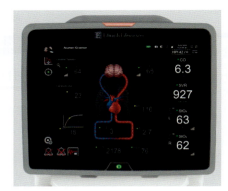

図 1 FloTrac™ センサー
（エドワーズライフサイエンス社より画像提供）

引用・参考文献
1) 外須美夫. 麻酔・集中治療のための新 呼吸・循環のダイナミズム. 東京, 真興交易医書出版部, 2011, 312p.
2) 血行動態モニタリング―その生理学的基礎と臨床応用―. エドワーズライフサイエンス株式会社.

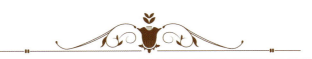

10 【術中の循環の評価】中心静脈圧

公立学校共済組合九州中央病院 麻酔科 部長　**藤吉哲宏**　ふじよし・てつひろ

ざっくりつかむ！ 3 ポイント

- 中心静脈圧は、主に右心房付近の上大静脈圧
- 循環血液量の推定に用いられる
- 体位や手術手技など多くの要因の影響を受ける

図表でわかる！麻酔科医はこう考える

CVP 上昇	・静脈還流量増加：輸液負荷、心拍出量増加 ・右心不全、三尖弁逆流、頭低位、陽圧換気
CVP 正常値	約 5〜10mmHg
CVP 低下	静脈還流量低下：出血、末梢血管拡張

※トランスデューサーの不適切な位置により CVP は不適切な値を表示する。体位変換等や患者のベッド移乗の後は、トランスデューサーを適切な位置に調整する必要がある。

中心静脈圧は上大静脈で測定される

　中心静脈圧（central venous pressure；CVP）は、右内頸静脈などから挿入された**中心静脈カテーテルを右心房付近の上大静脈まで進めて測定**されます。この場所は全身を流れた血液が心臓に戻ってくる血液（静脈還流量）の終着地点なので、**循環血液量の評価**に用いられます。同時に血液が右心系から肺を通過して左心系に流れる血流の開始地点でもあるので、CVP は**心機能や肺循環、特に右心系機能の指標**ともなります。

　CVP が低い状態では、右心系から左心系に流れる血流が少ないため、心臓から全身に送り出される血液量（心拍出量）が減ります。一方で、CVP が低い状態では全身からの血液が心臓へ戻りやすくなっているため、多くの血液が全身から心臓に戻ってくることで心拍出量が増加していき安定した循環動態となります。しかし、輸液不足や出血などで全身の

血液量が不足していると、CVP が低くても心臓に戻ってくる血液が不足するため心拍出量を増加させることができず、低血圧などの原因となります。

> **一言まとめポイント** CVP は循環血液量の評価と、心機能や肺循環、特に右心系機能の指標として活用されます。

中心静脈路は CVP 測定以外にも使用できる

　CVP の測定には中心静脈カテーテルが必要です。中心静脈路は、エコーガイド下に右内頸静脈から挿入されることが多いですが、鎖骨下静脈や大腿静脈から挿入されることがあります。最近は上腕の静脈から挿入する末梢留置型中心静脈カテーテル（peripherally inserted central catheter；PICC）も用いられます。中心静脈カテーテルは CVP 測定以外にも、高カロリー輸液やカテコラミンなどの循環作動薬投与、末梢静脈路から投与できない薬剤の投与路として使用したり、術中の急速輸液輸血路としても使用できます。

　中心静脈路はさまざまな用途で使用可能なため、==必要に応じて静脈路数を選択する==必要があります。CVP 測定だけでよければ静脈路が 1 本のシングルルーメンカテーテルが選択され、CVP 測定に加え循環作動薬の投与が必要な症例では 2 本のダブルルーメンカテーテルが選択され、さらに必要に応じてトリプルルーメンやクワトロルーメンといわれるカテーテルが選択されます。カテーテル数が多くなればなるほど多様な用途で使用できる利点はありますが、カテーテルのサイズが大きくなり、侵襲も高くなり、カテーテル感染率が上がるため、必要最小数のカテーテルを選択し、必要最短期間の使用とすべきです。

> **一言まとめポイント** CVP 測定には中心静脈路が必要です。

CVP に影響する多くの要因を考慮しよう

　CVP は低圧で変動幅も小さいため測定条件に大きく影響されます。陽圧人工呼吸管理中では胸腔内上昇に伴い CVP は上昇し、人工呼吸離脱後に自発呼吸となると胸腔内圧が下がるため CVP も低下します。腹臥位や頭低位、手術台を左右に傾けるなどの体位変換にも大きく影響されます。また適切な基準点も重要で、トランスデューサーの位置は右房中心と決められ、具体的には臥位では第 4 肋間中腋窩線が適切な位置となります。

　大出血や体位変換もない状態で急に CVP が上昇した場合は、右心負荷を鑑別する必要があります。肺血栓塞栓症や急性冠症候群の危険性があるので、CVP の急激な上昇時には

適切な検査や治療が必要な場合があります。

一言まとめポイント 循環血液量や右心機能以外にも影響されます。

知っていると役立つ！＋1 プラスワンの知識

術中のCVP測定の機会は減少している

これまでCVPは循環血液量の評価として輸液負荷や循環作動薬使用の参考のために、大量出血や心機能低下患者の麻酔管理に使われてきました。しかし、多くの研究でCVPは循環血液量の指標としてはあまり有用ではないことがわかりました。さらに、輸液負荷をすることで心拍出量が増えるかどうか（輸液反応性）の指標としても有用ではなく、むしろ動脈圧波形から算出される一回拍出量変化（SVV）のほうが有用であることがわかりました。そのため術中のCVP測定の機会は減少していますが、中心静脈路は輸液負荷や薬剤投与に有用であるため、中心静脈カテーテルが挿入された症例ではCVPがモニタリングされています。

知っていると役立つ！＋1 プラスワンの知識

CVPの波形がほぼ平坦に見えるのはなぜ？

観血的動脈圧はモニター上に波形が表示されていますが、CVPはほぼ平坦に見えます。拡張期血圧と収縮期血圧の差が大きな動脈圧に対して、CVPはほとんど差がないため通常のモニターではほぼ平坦な線として表示されています。しかし実は、CVPにも波形が存在しています（図1）。左房収縮によるa波、三尖弁が閉鎖したc波、左房に血圧が充満したv波などがあります。モニターの表示圧幅の設定を調整すれば確認できますが、その最高値と最低値の差は小さいため、CVPは平均圧で表示されています。

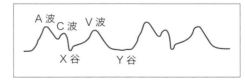

図1 CVPの波形
A波：右心房（atrium）の収縮による上昇
C波：三尖弁の閉鎖（close）による上昇
X谷：右心房への血液充満開始される地点
V波：静脈灌流（venous return）による上昇、三尖弁（tricuspid valve）が開くことによる減少
Y谷：右心房の収縮開始までの減少

知って使える 注目用語！

混合静脈血酸素飽和度（SvO₂）

中心静脈路に酸素飽和度測定センサーがついたカテーテルを用いることで、混合静脈血酸素飽和度（SvO₂）が測定できます（表1）。**混合静脈血とは、脳や上肢などから右心室に戻ってくる上大静脈血と、下肢や腹部臓器などから戻ってくる下大静脈血と心臓の冠状静脈血が混ざり合ったもの**と定義され、SvO₂ はカテーテル先端が右心房付近にある中心静脈路で測定され、**基準値は 75%以上**です。心機能が低下したり、呼吸状態が悪化したり、出血などで循環血液量が不足したり、感染や高体温によって末梢酸素需要増加に動脈血からの酸素供給が追い付いていない状態で、SvO₂ が低下します。末梢臓器まで十分な酸素供給を行うことが循環動態を維持する最大の目的の一つなので、SvO₂ はまさに呼吸と循環の総合評価を示す重要な指標です。

表1 混合静脈血酸素飽和度（SvO₂）の異常

SvO₂ 上昇	酸素供給量増加	吸入酸素濃度上昇
	酸素需要量低下	代謝低下（低体温など）
SvO₂ 低下	酸素供給量低下	酸素化悪化、心拍出量低下、貧血・出血
	酸素需要量増加	代謝亢進（高体温など）

引用・参考文献

1) 外須美夫. 麻酔・集中治療のための新 呼吸・循環のダイナミズム. 東京, 真興交易医書出版部, 2011, 312p.
2) 小山薫. 混合静脈血（中心静脈血）酸素飽和度. 人工呼吸. 30（1）, 2013, 22-7.
3) 血行動態モニタリングーその生理学的基礎と臨床応用ー. エドワーズライフサイエンス株式会社.
4) 今井英一. 圧を極めよう！〜動脈圧・中心静脈圧の見方〜. 血行動態モニタリングライブラリ. エドワーズライフサイエンス株式会社. https://educationjp.edwards.com/viewpoint-of-abp-cvp# 〈2024 年 4月参照〉
5) やさしく「中心静脈圧（CVP）」をまなぶ. 究極の集中治療ブログ. https://ce7meliteracy.com/archives/2309 〈2024 年 4 月参照〉

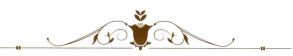

【術中の循環の評価】
肺動脈圧

公立学校共済組合九州中央病院 麻酔科 部長　**藤吉哲宏**　ふじよし・てつひろ

ざっくりつかむ！3ポイント

- 肺動脈圧は肺動脈圧カテーテルによって心臓手術などで測定される
- 肺動脈圧が上昇すると心臓に負担がかかる
- 肺高血圧症には多くの原因がある

図表でわかる！麻酔科医はこう考える

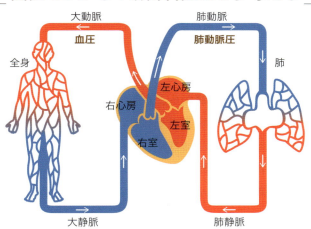

肺動脈圧＝肺動脈に出て肺に流れる血液の圧

　左室から上行大動脈に出て全身へ流れる血液の圧を"血圧"というのに対し、右室から肺動脈弁を通過して肺動脈に出て肺に流れる血液の圧を"肺動脈圧"といいます。左室から大動脈に出て全身を流れる血液の量と、右室から肺動脈に出て肺を流れる血液量はほぼ

同量なので、肺動脈がいかにたくさんの血液を受け入れているかがわかります。そして**全身に血液を送り出す左室に対して、肺に血液を送り出す右室は心収縮力も弱いため、右室の収縮による血圧は低く、平均肺動脈圧は 10〜20mmHg 程度**しかありません。この低い肺動脈圧で右室から送り出された血液を肺の細い血管を通過させ、左房へ送り出す必要があります。そのため左心系機能不全によって左心房圧が上昇したり、肺の血管抵抗が上昇すると、肺動脈圧が上昇して、右室からの血液を受け入れにくくなって右心機能不全となり、さらに肺でガス交換ができる血液量が低下することで血液の酸素化が低下し、左心系への血液流入が減ることで心拍出量が低下するという循環不全状態になってしまいます。例えば、全身麻酔中の人工呼吸は陽圧換気のため、肺の圧が高くなることで右室から出た血液が肺を通過しにくくなり、肺動脈圧は上昇します。**術前から肺高血圧症（後述）や右心不全がある患者には注意が必要**です。

> **一言まとめポイント**　術前から肺高血圧症や右心不全がある患者には注意しましょう。

測定する手術は限られています

　心臓手術や臓器移植手術が行われない施設では、肺動脈圧は聞きなれない用語だと思います。肺動脈圧はスワンガンツカテーテルとよばれる肺動脈圧カテーテル（**図 1**）で測定されます。肺動脈圧カテーテルは経食道心エコーやX線透視などを用いて、右内頸静脈から上大静脈、右心房、三尖弁、右心室、肺動脈弁を経由して肺動脈分岐部の先まで挿入されます。**カテーテル挿入の難易度が高く、不整脈や肺動脈損傷などの重篤な合併症の危険性**もあるため、測定の機会は限定されています。

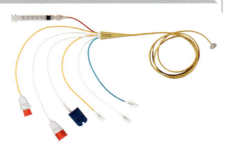

図 1 肺動脈圧カテーテル（スワンガンツカテーテル）
（エドワーズライフサイエンス株式会社より画像提供）

> **一言まとめポイント**　心臓手術、臓器移植手術などで測定されます。

肺高血圧症の症状はありませんか？

　血圧が高いことを高血圧症というのに対し、肺動脈圧が高い状態を肺高血圧症といいます。**肺動脈圧が 20〜25mmHg を超えると肺高血圧症**となり、肺高血圧状態での手術は

循環管理が困難になる危険性があります。肺高血圧は肺動脈に原因があるもの以外に、左心機能低下や肺疾患なども原因となります。術前に、呼吸困難感、倦怠感、胸部不快感などに加え、失神歴や嗄声、咳が止まらないなどの症状がある時は肺高血圧症を疑うことが必要です。

一言まとめポイント 肺高血圧症は周術期合併症を増加させます。

知って使える注目用語！

肺動脈楔入圧
(pulmonary artery wedge pressure；PAWP)

肺動脈圧カテーテルは肺動脈楔入圧（図2）の測定が可能で、PAWPと表記されたり「ウェッジ（Wedge）」とよばれます。カテーテル先端付近のバルーンを膨らませるとカテーテル先端の圧は左房圧と同じになることを利用しており、左心室機能の指標となります。==左心機能障害や血管容量負荷で上昇し、血管拡張や血管容量不足で低下==します。

しかし肺動脈カテーテルは、難しい挿入手技と重篤な合併症の危険性のために、その使用機会は減少しています。さらに低侵襲で心拍出量などの心機能が測定できるモニターや経食道心エコー、低侵襲心臓手術（minimally invasive cardiac surgery；MICS）や経カテーテル的大動脈弁留置術（transcatheter aortic

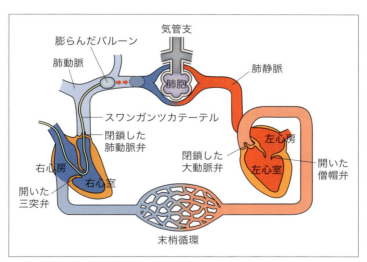

図2 楔入状態の肺動脈圧カテーテル（心室拡張期）（文献3を参考に作成）

calve implantation；TAVI）のようなカテーテル治療により、肺動脈圧カテーテルの使用はますます減少しています。しかし肺動脈圧や心拍出量を実際に測定できる唯一のモニターとしての有用性のために、必要に応じて使用されます。

知っていると役立つ！＋1プラスワンの知識

Forrester 分類

肺動脈楔入圧と心係数の関係性により急性心不全の状態と治療を提示した Forrester 分類（図3）があります。肺動脈楔入圧 18mmHg と心係数 2.2L/分/m² を基準として、**肺うっ血と末梢循環不全状態を分類**し、利尿薬や循環作動薬の使用の参考となります。

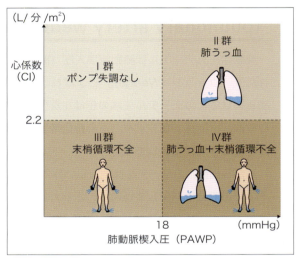

図3 Forrester 分類

引用・参考文献

1) 国立研究開発法人国立循環器病研究センターホームページ．患者の皆様へ：肺高血圧症．https://www.ncvc.go.jp/hospital/pub/knowledge/disease/pph/〈2024年4月参照〉
2) 外須美夫．麻酔・集中治療のための新 呼吸・循環のダイナミズム．東京，真興交易医書出版部，2011，312p.
3) 血行動態モニタリング－その生理学的基礎と臨床応用－．エドワーズライフサイエンス株式会社．20．

12 術中の体温管理の評価

国立成育医療研究センター 麻酔科　**阿部まり子**　あべ・まりこ

ざっくりつかむ！3ポイント

- 入室前から退室するまでが体温管理！
- 患者が冷えないように、できることを考えよう
- 体温計が正しく患者の体温を測定できているか、確認しよう

図表でわかる！麻酔科医はこう考える

	体温維持のためのタスク	注目点
体温を確認	麻酔導入前の事前聴取	体温が保持されているか否か
保温・加温方法	さまざまな加温方法・手段を揃える	どこが温められるか
体温計の場所を確認	中枢温（核心温）か末梢温（外殻温）かを確認*	症例に適した観察部位か

＊中枢温（核心温）：体温調節中枢である視床下部を流れる血液温度のこと。臨床的に測定困難であることが多いため、代わる部位としては鼓膜温・肺動脈温・食道温・直腸温・膀胱温などが該当する。
　末梢温（外殻温）：生体表層部の温度のことをいい、腋窩・口腔・皮膚表面・指尖が該当する。

麻酔導入前の体温を確認し、患者の状態を知る

体温管理は、術中・術後の回復に大きく影響を与えます。例えば、体温管理が行われず低体温になった症例では、筋弛緩薬の作用時間が遷延し覚醒するまでに時間がかかってしまう、抜管後にシバリングを起こし酸素消費量が増大してしまう、免疫機能が低下し出血傾向になってしまう、など悪影響は多岐にわたります。

人の体温は、体温調節中枢により中枢温で37℃前後にコントロールされています。入室時の患者がすでに低体温気味なのか、しっかり保温されてきたのかを知ることで、加温の必要性を判断でき体温変化の予防にいち早く取り組むことができます。

海外においては、中枢温の定義や体温管理に関して日本よりも厳密に行われています。例えば、ヨーロッパの体温に関するガイドライン[1]では体温の中枢温を測るポイントが

決められていて、麻酔導入前までに中枢温が36.5℃以下になっていたらインシデントレポートを書く、といった具合に、かなり細かく管理基準が決められています。ですから、入室前の状態も体温管理においては非常に重要な情報になります。

> **一言まとめポイント** 患者の入室時の状態が、その後の管理につながります！

全身麻酔導入後の体温変化

　全身麻酔導入後は麻酔薬の作用により末梢血管が拡張し、中枢から冷たい末梢へ血液が移行することにより体温が低下します。これを**再分布性低体温**といいます。再分布性低体温を防ぐには全身麻酔導入前からの加温が重要です。患者入室前の室温を高めに保つことやプレウォーミング（後述**知っていると役立つ！プラスワンの知識**参照）が有用です。

　一方、患者の覚醒時は逆に拡張した末梢血管が収縮します。このため中枢温は高くても末梢温が低下します。この中枢と末梢の温度差はシバリングの原因になります。覚醒時は末梢温に注意しながら十分に加温を行うことが重要です。

> **一言まとめポイント** 手術室入室前から覚醒後まで常に患者の加温に心がけましょう。

手術部位（術式）により、露出範囲が異なり管理方法も異なる

　術中の患者は自分で動くことができないため、私たち医療従事者による保温・加温は非常に大切です。また、患者の身体は手術を行う部位により露出範囲（術野）が異なるため、加温できる範囲も異なります。つまり、**加温方法は手術条件に見合う形で対応できるように、温められる手段をいくつか準備する**ことが必要です。

　術中の加温方法には、以下3つの方法があります。

①身体の外側から温める：タオル、ディスポーザブルの保温ブランケット、電気毛布、温水マット、温風式加温システム（部分用、全身用）、アンダーボディタイプの電気式ウォーマー

②身体の内側から温める：輸液製剤の加温（ホットライン）、アミノ酸製剤の投与

③術野からのアプローチ：洗浄液や灌流液の加温

　術中の加温法の違いによる鼓膜温の推移を調べた文献では、「加温効率は温風式加温システムが高い」とされています[2]（**図1**）。

　いずれにしても、術中に温めることができるのは私たち医療従事者だけなので、手術内容を確認しさまざまな方法を駆使して可能な限り保温に努めましょう。

アンダーボディ（N）成人用（仰臥位、側臥位、腹臥位：胸腹部、脊椎部手術など）

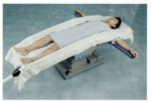
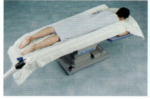

ケアキルト™（フルボディ）：　ケアドレープ™（ロワー）：　ケアドレープ™（アッパー）：
術前・術後用　　　　　　　　術中用　　　　　　　　　　　術中用

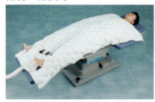
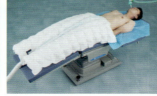
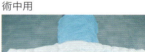

図1　温風式加温システム
画像提供：すべてコヴィディエンジャパン株式会社

> **一言まとめポイント**　自分で動くことができない全身麻酔下の患者を温められるのは、私たちだけです！　麻酔科医と打ち合わせて適切な加温を実践しましょう。

診ている体温は、管理に生かせるものかを確認する

　日本手術医学会の『手術医療の実践ガイドライン』では、「全身麻酔下の手術では、連続的体温測定や体温管理が必要である」としており、日本麻酔科学会の『安全麻酔のためのモニター指針』にも「体温測定を行うこと」と記載されています[3]。つまり、**いかなる麻酔方法でも全症例で体温測定することが重要**ということです。そして、体温測定が重要であるならば、そのモニタリングは精確でないといけません。

　精確な測定部位はどこでしょうか？　測定部位としては大まかに2種類あり、中枢温と末梢温があります。通常、室内温度が整っている環境では末梢温は中枢温より0.5℃低くなるため、中枢温を測定することが推奨されます。さらに、末梢温は外気温に左右されるため、**患者の状態をより精確に評価するならば中枢温と末梢温の2カ所を測定することが望ましい**です（図2）。

　しかし、中枢温を測定していてもその値が正しくないことがあります（表1）。
　術前情報との差を見て、確からしい測定値か否かを確認する癖を身につけましょう。

> **一言まとめポイント**　表記されている数字が患者の本当の体温なのか、怪しい時は別の部位でも測定して確認を！

ジェネラルセンサー400	ESTセンサー400（食道聴診兼用）	皮膚センサー400
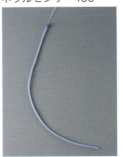	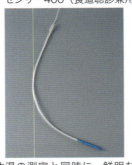	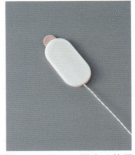
食道温・直腸温・鼻咽頭温測定に用いる。	核体温の測定と同時に、鮮明な心音・呼吸音の聴診に使用する。	非侵襲のセンサー。幅広く使用できる。

図2　体温センサー各種
画像提供：すべてフクダコーリン株式会社

表1　体温モニター部位と特徴・注意点

部位	特徴	注意点
鼓膜	脳温を反映。接触型あるいは非接触型センサーを使用	鼓膜損傷のリスク。位置異常が起こりやすい
鼻咽頭	脳温を反映	挿入時の鼻出血。カフ漏れがあると低めになる
食道	大動脈温を反映	食道静脈瘤患者では禁忌
直腸	肛門よりセンサーを挿入し直腸内の温度を測定	直腸穿孔のリスク。手術操作で外気の影響を受けやすい
膀胱	温度センサー付き導尿カテーテルで測定	腹部手術では外気の影響を受けやすい
血液	肺動脈カテーテルで肺動脈温を測定	
皮膚	末梢温	

> **ここに注意！落とし穴ポイント**
>
> ## 時として、体温計が侵襲的処置行為になり得ることを忘れないで
>
> これまでに記したように、体温管理では多くの場合、中枢温として食道温や直腸温などを使用すると思います。
>
> いつもどおり、患者が鎮静されたことを確認し体温計（専用プローブ）を直腸へ挿入しようとしたところ、入らない……。そんなことを経験したことはないでしょうか。直腸温だけでなく、食道温を測定する際は口からではなく鼻から挿入する場合もありますが、その時も入らない経験をしたことがあるのではないでしょうか。そのようなケースは、患者が鎖肛や痔核、鼻腔狭窄・閉鎖などの外表奇形や、未治療の病態を持ち合わせていることで遭遇することがあります。
>
> **本来スムーズに入るべき「穴」に抵抗があるにもかかわらず力任せに挿入すると、プローブで組織を傷つけてしまい出血や穿孔または貫通させてしまう**ことに

なります。挿入時には十分に観察し、注意しながら使用することが大切です。

　簡単なモニタリングでも安易に行うと危険な処置行為になってしまうので、患者の病歴や診察は丁寧にしなければなりませんね。

知っていると役立つ！ ＋1 プラスワンの知識

"プレウォーミング（術前加温）" という言葉を知っていますか？

　プレウォーミングとは、「身体のトータルの熱量を増加させるために、術前に熱量を与えておくこと」と定義されます。術前に加温することにより末梢の温度を上昇させ、中枢温との温度差を縮めることができます。術前加温の効果は継続時間に依存し、その時間が長いとより多くの熱を末梢に与えることができるため、中枢温の温度差が縮まり、麻酔導入後の熱の再分布による体温低下が起こりにくいと考えられます。

　この取り組みは海外では比較的メジャーですが、日本ではあまり定着していません。入室前に30分以上の加温が有効とされていますが、臨床上、取り入れるにはなかなか難しい現状があるでしょう。しかし、入室時から末梢温が極端に低い患者においては、少ない時間でも加温することにより患者の体温低下を予防する一手になるはずです。心配な症例で積極的に提案できれば、よりよい体温管理になるのではないでしょうか。

引用・参考文献

1) Anselm Bräuer. Perioperative Temperature Management. Cambridge, Cambridge University Press, 2017, 218p.
2) Hynson, JM. et al. Intraoperative warming therapies : a comparison of three devices. J Clin Anesth. 4 (3), 1992, 194-9.
3) 日本麻酔科学会. 安全な麻酔のためのモニター指針. 2019改訂. https://anesth.or.jp/files/pdf/monitor3_20190509.pdf〈2024年4月参照〉
4) Sessler, DI. Perioperative heat balance. Anesthesiology. 92 (2), 2000, 578-96.
5) Sessler, DI. Temperature monitoring and perioperative thermoregulation. Anesthesiology. 109 (2), 2008, 318-38.
6) 原健太朗ほか. 手術室における効果的なプレウォーミングの検討. 日本手術看護学会誌. 17 (1), 2021, 141-7.
7) Frank, SM. et al. Perioperative maintenance of normothermia reduces the incidence of morbid cardiac events. A randomized clinical trial. A randomized clinical trial. JAMA. 277 (14), 1997, 1127-34.
8) Schmied, H. et al. Mild hypothermia increases blood loss and transfusion requirements during total hip arthroplasty. Lancet. 347 (8997), 1996, 289-92.

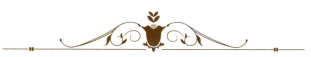

13 筋弛緩モニターでの評価

宇部興産中央病院 麻酔科 診療科長・副院長　**森本康裕**　もりもと・やすひろ

ざっくりつかむ！3ポイント

- ●日本麻酔科学会の「安全な麻酔のためのモニター指針」では「筋弛緩薬および拮抗薬を使用する際には、筋弛緩状態をモニタリングすること」と記載されている。全身麻酔時には筋弛緩モニターの使用は必須！
- ●筋弛緩モニターにはいくつかの種類がある。使用する手術室に必要なモニターがあるか確認しよう
- ●術中に必要な筋弛緩のレベルは症例により異なる。通常はTOFカウントで評価するが、腹腔鏡下手術ではさらに深いポストテタニックカウントで評価するレベルの筋弛緩が必要になる

図表でわかる！麻酔科医はこう考える

TOF（train of four）

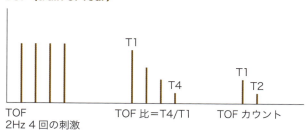

筋弛緩モニターの準備

筋弛緩モニターの電極とセンサーの装着後に麻酔を導入します。測定による**刺激は痛みを伴うので麻酔を導入し、患者の意識が消失してから測定を開始する**のが一般的です。

まず、刺激電流の強度を決めるために校正（キャリブレーション）を行います。校正ができない機種では 50mA 程度に設定します。校正では徐々に電流を強くしていき最大筋収縮を得るために必要な刺激強度を求めます。校正が終わってからロクロニウムを投与します。

> **一言まとめポイント** 麻酔導入前にモニターを装着します。患者の意識が消失したら、まずは校正を行いましょう。

筋弛緩モニターの評価

筋弛緩モニターには単回の刺激に対する反応をみる方法と、0.5 秒間隔の 4 連続刺激を行った時の収縮反応をみる方法の 2 つがあります。単回の刺激では筋弛緩薬投与前の反応を 100％としてその後の反応をみていきます。通常は 4 連続刺激を行って評価します。ロクロニウムのような非脱分極性筋弛緩薬を使用している時は、短時間に電気刺激を繰り返すと末梢の筋肉の収縮反応は減衰します。0.5 秒間隔の 4 連続刺激に対する 4 回の収縮反応を T1、T2、T3、T4 とすると、ロクロニウム投与前は T1～T4 の収縮反応は同じですが、ロクロニウム投与後は T1 よりも T2、T3、T4 と反応が減弱していきます。**T1 と T4 の反応の比を TOF 比**といいます。さらに筋弛緩効果が強くなると T4 から順に反応がみられなくなります。**4 回の刺激で何回反応がみられるのかをみるのが TOF カウント**です。

気管挿管は TOF カウントが 0 になる深い筋弛緩状態で行います。ロクロニウムの追加投与は TOF カウント 2 程度で行っていましたが、スガマデクスで拮抗できるようになったため、さらに深い筋弛緩状態で維持されることが多くなってきました。一方、整形外科や耳鼻科など体表面の手術では深い筋弛緩状態は必要ありません。また脳神経外科や頸椎手術などで運動誘発電位を測定する時は挿管後の筋弛緩薬の追加を行いません。**症例によって目標とする筋弛緩状態は異なる**ことを理解しておきましょう。

> **一言まとめポイント** 目標とする筋弛緩状態を TOF カウントで評価します。

ポストテタニックカウントと筋弛緩の拮抗

==TOFカウント0以下の深い筋弛緩状態はポストテタニックカウント（PTC）で評価==します。これはテタヌス刺激後に、1秒に1回の刺激を15回行い反応した回数をカウントする方法です。PCTが10以上に回復してくるとTOFカウントの1が出現します（**図1**）。腹腔鏡下手術ではPTCが1〜2程度の深い筋弛緩状態を維持することで良好な術野を得ることができます。

麻酔からの覚醒時は筋弛緩モニターの評価によってスガマデクスの投与量を決定します（**表1**）。

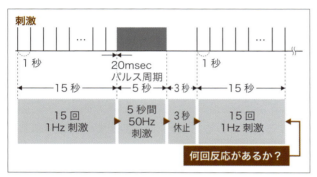

図1 ポストテタニックカウント（PTC）

表1 スガマデクスの投与量

筋弛緩状態	筋弛緩モニター	スガマデクス投与量
浅い	T2出現	2mg/kg
深い	PTC 1〜2	4mg/kg

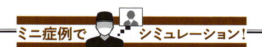

覚醒時のスガマデクスの投与量は筋弛緩モニターを参考にします。

ミニ症例でシミュレーション！

TOFカウントが0のままの症例

体重が50kgの患者にロクロニウムを50mg投与後、TOFカウントが0になり気管挿管した。現在ロクロニウム投与後60分が経過したが、まだTOFカウントは0のままである。ちょっと心配になってきた。

▶判断のポイント

- 現在の状態が正常範囲なのか異常なのかを判断する。
- TOFカウントが0以下の筋弛緩状態の評価にはPTCを使う。
- 筋弛緩薬の作用が遷延する病態を鑑別する。
- モニターの状態が正常であるかの確認は常に必要。

この症例からの学び

　まず深い筋弛緩状態を評価するために PTC を測定します。PTC で反応があれば問題ありません。定期的に PTC を測定し回復を確認します。

　一方、PTC で反応がない場合は筋弛緩薬の作用が延長している可能性があります。まずモニターの装着状況を確認してみましょう。単にセンサーとの接続が外れているだけかもしれません。また末梢温の低下は筋収縮反応を減弱しますので末梢温を確認します。モニターが正常であれば筋弛緩薬の作用が延長している可能性があります。筋弛緩薬の作用が延長するのは**表 2** のような場合です。順に鑑別していきましょう。

表 2　筋弛緩薬の作用が延長する病態

病態	要因
高齢者	ロクロニウムの排泄低下
肝・腎機能障害	ロクロニウムの排泄低下
肥満	実体重投与で過量投与
電解質異常	高マグネシウム血症、低カリウム血症
重症筋無力症	術前に診断がついていなかった場合があり得る

知っていると役立つ！ ＋1 プラスワンの知識

筋弛緩の再クラーレ化

　筋弛緩薬をスガマデクスで拮抗した後、ロクロニウムの作用が再度出現することがあり、これを再クラーレ化といいます。頻度は少ないですが患者が**病棟帰室後に症状が出て最悪呼吸ができなくなる可能性**があるので覚えておきましょう。

　スガマデクスでロクロニウムが包接されて、血中濃度が低下しても体組織内にはロクロニウムが残存しています。各組織から血液内にゆっくりと戻ってくるロクロニウムは体内に残存しているスガマデクスで包接されるほか、代謝により体外へ排出されるので臨床上問題となることはまれです。しかし、スガマデクスの投与量が相対的に少なかったり、患者のロクロニウムの代謝が障害されている症例では血中濃度が再上昇して筋弛緩作用が現れる可能性があります。このため筋弛緩モニターの使用とその評価に基づくスガマデクスの使用が推奨されているのです。

14 処理脳波モニターでの評価

宇部興産中央病院 麻酔科 診療科長・副院長　**森本康裕**　もりもと・やすひろ

ざっくりつかむ！3ポイント

- 脳波は麻酔薬により変化する。このため脳波をモニタリングすることは、全身麻酔中は有用だが、その解釈には専門的な知識が必要である。そこで脳波を処理してわかりやすい数値で評価するのが処理脳波モニターである
- 処理脳波モニターとしてはBIS（bispectral index）、SedLine®（マシモジャパン株式会社）が主に使用されている。2つのモニターの処理の方法や数値の計算法は異なる。また麻酔中の正常値も異なるので注意が必要
- 日本麻酔科学会の「安全な麻酔のためのモニター指針」では、脳波モニターは必要に応じて使用することとされている。特に脳波モニターが推奨される症例としては、全静脈麻酔（TIVA）で麻酔を維持する症例、前回の麻酔で術中覚醒の既往がある症例など

図表でわかる！麻酔科医はこう考える

脳波の処理法：脳波を分解する

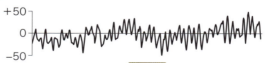

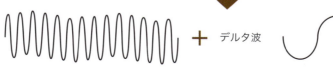

248　OPE NURSING 2024 秋季増刊

脳波の処理法

　脳波処理は、まず脳波を分解することから始めます。**「図表でわかる！麻酔科医はこう考える」**は全身麻酔中の典型的な脳波波形です。よく見ると、この脳波はα波領域のいわゆる睡眠紡錘波と、もっと周波数の低いδ波の2つの成分があることがわかります。このように**脳波の波形を分解して現在の脳波がどの周波数帯の成分が多いのかを表示するのがDSA**（density spectral array）です。SedLine®のきれいなグラフには意味があるのです（図1）。

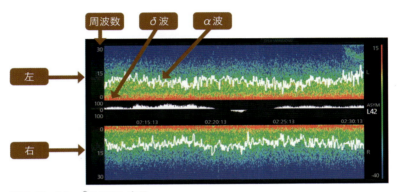

図1　SedLine®のDSA表示

> 一言まとめポイント　処理脳波は睡眠紡錘波とδ波の2つの成分で成り立っています。

麻酔薬濃度と脳波変化

　麻酔導入後、あるいは覚醒前の浅い全身麻酔状態ではβ波領域の脳波が主となっています。より麻酔薬濃度を高くしていくと高振幅のα波領域の脳波（睡眠紡錘波）が連続的にみられ、これにδ波が混在します。さらに麻酔薬濃度を高くするとδ波が主となり、徐々に平坦脳波の割合が多くなっていき最後は完全に平坦脳波になります。**臨床麻酔深度では睡眠紡錘波とδ波がみられる脳波が適切**です。平坦脳波が出現すると平坦脳波の割合を示すburst suppression ratio（BSR）が上昇します（図2）。**BSRは0であるのが適当であり、上昇は麻酔薬濃度が深すぎる**ことを示します。

> 一言まとめポイント　麻酔の深さによって、脳波のβ波・α波・δ波の割合が変化します。

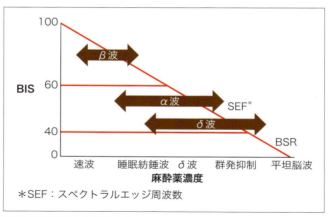

図2 麻酔薬濃度と脳波変化

ミニ症例でシミュレーション!

術中に急にBIS値が上昇してきた

　大腿骨頸部骨折に対して人工骨頭置換術の手術中。麻酔はデスフルランとレミフェンタニルでの全身麻酔を予定していた。術中40台で安定していたBIS値が急に上昇してきた。その時の脳波を図3に示す。脳波波形とBIS値の間はBIS値と筋電図レベル（EMG）のトレンドである。

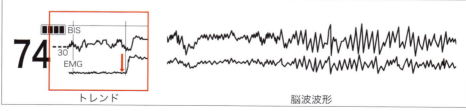

図3 ミニ症例のBIS値と脳波波形
矢印の部分から急にEMGが上昇し、その後BIS値が上昇してきたのがわかるだろうか

この症例からの学び

　このように脳波に筋電図成分が混入するとBIS値は上昇します。術中、筋弛緩が不足した状態で強い痛み刺激が加わるとこのような変化をきたすことがあります。レミフェンタニルを少量ボーラス投与し、ロクロニウムを追加するとBIS値は低下しました。

知っていると役立つ！ +1 プラスワンの知識

脳虚血と脳波モニター

全身麻酔中の脳波は麻酔薬だけでなく患者の状態、特に**体温や脳血流の状態に影響**されます。脳疾患の既往がある患者や中枢神経系に作用する薬剤の内服患者では、術中の脳波モニターの評価が困難な場合があります。

内頸動脈内膜剥離術や人工心肺を用いた心臓血管外科手術では、脳波モニターは鎮静の指標だけでなく脳血流量の指標としても用いられます。脳血流量の低下による脳波変化は鎮静時とほぼ同様であり、BIS 値は低下し高度の脳血流量低下では平坦脳波化します。SedLine® のように両側モニターできるセンサーを使用している場合は**左右差にも注意**しましょう。

第3章 術中のモニタリング

14・処理脳波モニターでの評価

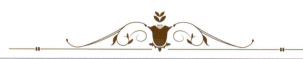

【コラム】
最新モニタリング機器事情

宇部興産中央病院 麻酔科 診療科長・副院長　**森本康裕**　もりもと・やすひろ

第3章では術中のモニタリングについてまとめました。近年の機器の進歩は目覚ましく、以前の概念を変えるような機能が追加されてきています。そこで本稿では最新のモニタリング機器事情についてまとめます。

パルスオキシメータ

パルスオキシメータは基本的に経皮的動脈血酸素飽和度（SpO₂）を測定しますが、酸化ヘモグロビン（O₂Hb）と一酸化炭素ヘモグロビン（COHb）を区別することはできません（**3章-2**参照）。しかし、最近のパルスオキシメータには多波長を使用して==COHb濃度を測定できる==ものがあります。COHb濃度の測定は救急外来などで==一酸化炭素中毒の早期診断==に有用です。また、術中も乾燥したソーダライムとデスフルランが反応することで一酸化炭素を発生することが知られており安全性向上に役立ちます。同様の技術でヘモグロビン濃度を連続的に測定することも可能です。

パルスオキシメータにはもう1つの問題点があります。高濃度の酸素で人工呼吸している全身麻酔中はSpO₂の値はほとんど99～100％です。しかし、血液ガス検査をしてみるとPaO₂は100mmHg程度から500mmHgまで幅広い値を取ります。ある程度、==酸素化の良い状態ではパルスオキシメータはあまり変化しないのが問題==でした。パルスオキシメータを使用した新しい酸化の指標であるOxygen Reserve Index（Ori™）（マシモジャパン株式会社）は、SpO₂が100％の状態でも0.00～1.00の間で変化し全身の酸素化予備能を評価することができます。

センサーは通常指に装着しますが、手術によっては困難だったり、末梢循環が

悪い時は測定できないことがあります。指以外でも耳朶、前額部や鼻翼に装着できるセンサーがあります。機器により利用できるセンサーは異なるので確認しておきましょう。

非観血的血圧測定

非観血的血圧測定は手術室で最も一般的なモニターの1つです。しかし、測定にはどうしても1分弱の時間がかかります。また、頻回に測定するとカフ装着部の皮下出血を起こすことがあります。非観血的血圧測定はこれまでカフ圧を上昇させた後に、徐々に圧を下げながら測定していました。**iNIBP**（日本光電工業株式会社）は逆に**緩徐にカフ圧を上昇させながら血圧を測定する技術**です。従来の減圧測定よりも測定時間を短縮することが可能で、さらに最高カフ圧が低く加圧時間も短いことから皮下出血のリスクも減少します（**図1**）[1]。筆者の施設でのボランティアを使った看護研究では減圧測定では1回の血圧測定時間が平均29秒だったのに対して、加圧しながらの測定では平均14秒と短縮することが可能でした。

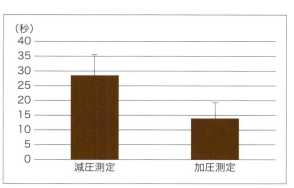

図1 iNIBPによる測定時間（文献1より引用）

心拍出量測定

心拍出量は肺動脈カテーテルによる測定が必要ですが、**観血的動脈圧ライン**から得られる動脈圧波形から心拍出量を推定することができるようになりました（**3章-9**参照）。さらに**心電図、非観血的血圧測定とパルスオキシメータ**から一回拍出量と心拍出量を推定するのが、esCCO（estimated continuous cardiac output：非侵襲連続推定心拍出量）です。心電図のR波ピーク点からパルスオキシメータで測定される末梢脈波の立ち上がり点までの時間が一回拍出量と相関していることを利用しています（**図2**）。

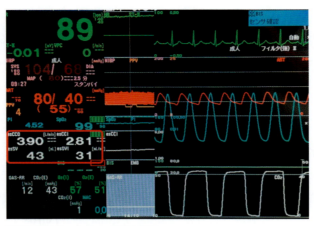

図2 モニター上のesCCO表示

筋弛緩モニター

　筋弛緩モニターは、日本麻酔科学会の「安全な麻酔のためのモニター指針」に入ったこと、腹腔鏡下手術の増加で術中に深い筋弛緩状態で維持する症例が増えたこと、ロクロニウムをスガマデクスで拮抗後の再クラーレ化の危険性が認識されたことで、これまで以上に重要なモニターとなりました。

　これまでは母指に加速度センサーを装着するTOFウォッチ® などが使用されてきました。しかし、より装着が容易な筋電図タイプや非観血的血圧測定用のカフで測定する機器など、各種使用することができるようになりました。施設の状況により使用するモニターが選択されます[2]。

引用・参考文献

1) Nukita, S. et al. Inflationary noninvasive blood pressure measurement reduces the incidence of subcutaneous hemorrhage. Blood Press Monit. 25（1）, 2020, 39-41.
2) 森本康裕. まとめてマスター 筋弛緩モニターと処理脳波モニター. オペナーシング. 37（1）, 2022, 80-8.

第4章

術後評価

1 覚醒までの観察点・注意点

香川大学 医学部地域医療共育推進オフィス 特命教授 **駒澤伸泰** こまざわ・のぶやす

ざっくりつかむ！3ポイント

- 患者の麻酔深度が浅くなっているため、身体を動かす時は注意
- 体温低下が起こることもあり保温に務めよう
- X線像で術中の遺残がないかを外科・麻酔科とともに確認してから覚醒をはじめる

図表でわかる！麻酔科医はこう考える

	覚醒へ向けて行うタスク	注意点
体位を戻す	刺激を最小限にした体位	頭頸部保護
X線撮影	残存がないか、無気肺などはないか	・頭頸部保護 ・タイミングを合わせた患者移動
保温	温風式加温装置などで保温	低体温の回避
麻酔薬完全停止・拮抗薬投与	・持続投与の停止 ・スガマデクスなどの投与	回路内残存がないかを確認

刺激を最小限にした体位変換・X線撮影

　ここでは手術が終了してから抜管、麻酔の終了までの流れについて書きます。

　手術終了10～15分前に放射線技師にX線撮影が近づいていることを連絡します。手術が終われば覆布が外れ、患者の創が3M™ テガダーム™などのフィルムドレッシング剤やガーゼなどで被覆されます。体位を仰臥位に戻す作業があれば頭部保持を行ってください。

　徐々にセボフルランの濃度を低下させていきますが、「気管チューブが気管内にある」という挿管刺激はかなりの刺激なので、濃度を1％程度でやめておくか、最初は麻酔科医に聞きましょう。X線撮影にて==ガーゼの残存や異常がないことを確認するまでは、患者は覚==

醒させてはいけませんし、拮抗薬（リバース）も投与してはいけません。

X線撮影の際は胸部撮影の時にきちんと頭部を持ち上げないと頸椎損傷をまねくこともあるのでしっかりと把持しましょう。麻酔科は「頭部とチューブ」を守る役割があります。

X線写真ができあがり、遺物がないことやドレーン位置に問題がないことを術者が確認したら、いよいよ覚醒と抜管です。

> **一言まとめポイント** 体位変換・X線撮影時の患者移動は愛護的に！

保温の大切さ

手術終了後の保温は非常に大切です。なぜなら、麻酔中の患者は自分で動くことができないため、運動による発熱ができません。さらに術中は服を着ていないため、体温はどんどん放熱されていきます。低体温になると、身体の酵素機能は著しく低下するため、それだけで麻酔薬の代謝は低下しますので覚醒遅延につながるでしょう。そして、身体機能が十分に機能しなければさまざまな合併症が発生するでしょう。

さらに、術後低体温は術後のシバリングに直結するため、麻酔覚醒時の体温維持は非常に大切です。ですので、覆布を外し、ドレーン固定や消毒薬の除去を行った後は、3M™ベアーハガー™などの温風式加温装置などを活用して、可能な限り保温に務めましょう（表1）。

表1　シバリングを防ぐためにも保温を行う

シバリングが起こると……
・酸素消費量が2〜3倍に増加⇒低酸素血症
・交感神経が刺激される⇒高血圧、心筋虚血
・代謝亢進による乳酸アシドーシス
・頭蓋内圧・胸腔内圧・腹腔内圧の上昇
・血流障害

> **一言まとめポイント** 手術終了後の体温低下の結果は合併症しかありません！ 保温に努めましょう！

麻酔薬投与中止と拮抗薬投与

麻酔科医は手術が終了した時点で、覚醒へ向けてのストラテジー（戦略）を練っています。レミフェンタニルを終了し、残薬を確認したり、鎮静薬の濃度を下げてスムーズな覚醒へのストラテジーを確認しています。X線撮影の後にスガマデクスなどの拮抗薬を投与することが多いため、その準備をしているでしょう。患者は強い刺激を与えると動いてしまう状態にあるかもしれません。手術が終了してやや弛緩した雰囲気が流れるなか、麻酔科医は覚醒という一大イベントに立ち向かっています。

| 一番まとめポイント | 覚醒前の患者の麻酔深度はかなり浅い状態なので、デリケートに扱いましょう！ |

ここに注意！ 落とし穴ポイント

X線撮影のために身体を持ち上げた際に、バッキングしないように手術室チームで息を合わせましょう

　手術終了後から覚醒のフェーズまでには、X線撮影や体位を仰臥位に戻す作業があります。この時点では麻酔深度は覚醒へ向けて比較的浅くなっています。術後鎮痛は完成しているため、創部が強く伸展されない限り患者は痛みを感じることはないかもしれません。しかし、皆さんはX線撮影時に患者がバッキングする場面をみることも多いと思います。原因はいろいろとありますが、X線撮影のために**身体を持ち上げる際に気管チューブの刺激が気管に強く加わることで起こる**ことがあります。特に呼吸器外科で使用するダブルルーメンチューブは太く、頸部と胸部の位置関係がずれるような持ち上げ方をすると容易にバッキングしてしまいます。可能であれば、スタッフ同士で「5cm持ち上げます」や、「1、2、3」など声かけをし、タイミングを合わせることである程度予防が可能です（もちろん麻酔科医が、頭と肩の相対的位置が変わらないように優しく持ち上げることが第一ですが）。

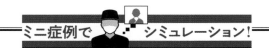

全員で覚醒のフェイズを共有しながら対応しましょう

　80歳男性、164cm、80kg男性の胸腔鏡下肺部分切除術が予定どおり終了した。ガーゼカウントも問題なく、X線撮影を待っている。麻酔科医はセボフルラン濃度を呼気0.6％まで落とし、レミフェンタニルの投与を終了している。X線撮影のため胸部を持ち上げる際に、全員で「5cm持ち上げます、1、2、3」と声をかけて持ち上げた。撮影時に少々自発呼吸が出現したが、バッキングはなかった。撮影後に胸部X線に異常がないことを確認して再度、身体を持ち上げた。その後、麻酔科医はセボフルラン投与を中止し、スガマデクスを投与し、抜管した。

この症例からの学び

　手術室の円滑な運用や円滑な抜管のために、手術終了後に麻酔深度を浅くします。しかし、呼吸器外科術後などでのバッキングは気道内圧上昇による肺損傷などにつながりやすいです。ゆえに、できる限り患者のストレスにならないように、体位変換やX線撮影のための上体持ち上げを行う必要があります。

引用・参考文献
1) 駒澤伸泰. 麻酔科研修実況中継 第1巻. 南敏明監. 2016, 東京, 中外医学社, 160p.
2) 駒澤伸泰ほか. "覚醒時に高血圧、頻脈". 29症例でイメージできる！麻酔科医の考え方がわかる！麻酔看護 先読み力UPブック. 駒澤伸泰・森本康裕編. 大阪, メディカ出版, 2018, 189-96, (オペナーシング春季増刊).

2 抜管時の観察点・注意点

香川大学 医学部地域医療共育推進オフィス 特命教授　**駒澤伸泰**　こまざわ・のぶやす

ざっくりつかむ！3ポイント

- 抜管のためには酸素化と換気量の確保が必要不可欠！
- 抜管後に誤嚥しないような覚醒レベル（意識、嚥下）の確認やケアも大切
- 抜管後も再挿管の可能性を念頭においておく

図表でわかる！麻酔科医はこう考える

	量的な目安	麻酔科医の評価	抜管不可の場合
酸素化の維持	PaO_2/FiO_2 比 300 以上	30%酸素の換気で SpO_2 の維持可能	上気道浮腫・肺の状態悪化
換気量の回復	1分間の換気量が8〜12L/kg	カプノグラムで CO_2 蓄積がない	カプノグラムで CO_2 が蓄積する
誤嚥防止機能の回復	消化器・呼吸器の分離	咳反射あり	嘔吐、吐血のコントロール不可能
意識の回復	覚醒	無刺激で目を開ける	未覚醒

　「覚醒」と「抜管」は同一のプロセスと考えられがちですが、実は少し異なります。==覚醒しているからといって抜管できる訳ではなく、逆に抜管しているからといって覚醒している訳ではありません==。覚醒と抜管は双方への意識が大切です。このイメージをもちながら、支援してもらえるとありがたいです。

覚醒への一般的なプロセス

　患者が人工呼吸器から離脱し、安全に病棟で過ごすためには、「自発呼吸の回復」、「意識

の回復」、「筋力の回復」の3つが必要です。

① X 線撮影後、セボフルランやプロポフォールの持続投与を停止（オフ）します。

②体動や自発呼吸があれば、麻酔科医がリバース（筋弛緩拮抗薬の投与）を行いますが、場合によっては行わないこともあります。これにより筋弛緩が拮抗されます。

③麻酔深度によって自発呼吸や意識の回復には個人差があります。代謝・排泄の観点から基本的に高齢者は戻りにくく、若年者は戻りやすい傾向があります。

④自発呼吸が一定程度回復したら、人工呼吸器からマスク換気モードに変更し、負荷圧をゼロに調整します。これにより呼吸量が徐々に増加します。

⑤セボフルランが身体から抜けると意識が戻ります。その際に患者が気管チューブを噛む可能性があるため、注意深く押さえたり話しかけたりします。麻酔導入時に挿入した==バイトブロックは舌を噛むのを予防する役割==があります。

⑥意識の回復と筋力の回復が抜管の条件です。患者に「右手を握ってください」「眼を開けてください」といった指示を出し、また頭部を5秒以上持ち上げるなどの方法で確認します。**自発呼吸が1分間に（体重×70〜100）mL 以上の換気量であることが理想**です。

⑦抜管前には気管内の喀痰と口腔内を吸引します。これは誤嚥や気道閉塞を防ぐためです。抜管が可能と判断されたら、慎重に気管チューブのテープを外し、加圧しながら口を大きく開けてもらい、気管チューブを抜きます。抜管後には口腔内をすぐに吸引し、純酸素のマスクを装着させて深呼吸を促します。

⑧最後に、刺激のない状態で患者がしっかりと呼吸しているかを==胸の上がりや聴診で確認==します。

　これが抜管の一般的なプロセスです。筋弛緩薬を使用しない場合には拮抗薬（リバース）は投与しません。抜管後、5分ほど患者を観察し、問題なければ最終のバイタルサインを確認し、麻酔科医の許可を得て患者を病棟に移送します。その際にはシリンジポンプや点滴のルートが絡まないように注意が必要です。

一言まとめポイント　覚醒・抜管には「自発呼吸」「意識」「筋力」の回復が必要です！

抜管の必要条件は「酸素化」「換気量の回復」「誤嚥防止」です

　前述が、抜管の一般的なプロセスですが、麻酔科医が人工呼吸から自発呼吸に移行できると判断する基準は、酸素化・換気量の回復・誤嚥防止になります。いわばこれら3つは必要最低条件なのです（図3）。また、麻酔覚醒による交感神経活性化で、循環への負担が

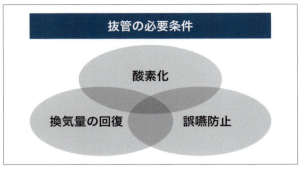

図1 抜管のために麻酔科医はこれらの3点をイメージしながら対応している

ありますので、麻酔科医は抜管時に「酸素化・換気量の回復・誤嚥防止」に加えて「==循環への負担を最小限にしながら抜管すること==」を意識しています。

> **一言まとめポイント** 人工呼吸から自発呼吸へ移行するには酸素化・換気量の回復・誤嚥防止を意識しています！

ここに注意！ 落とし穴ポイント

声をかけたら目を開けるからといって抜管可能というわけではありません

　外回り看護をしている時に皆さんは「==なぜこの麻酔科医は抜管できるのにしないのだろう==」と感じることがあると思います。特に、麻酔科医が患者に"声をかけると目を開けて呼吸するのに、その後目をまた閉じる"という状態は誰でも経験したことがあるのではないでしょうか？ しかし、この状態は、声という刺激によって覚醒している状態であり、①酸素化、②換気、③誤嚥防止のための咳反射の3つが回復している状況ではないのです。

　静かに観察していても、==十分な換気量と酸素化がみられ、気管チューブを身体が異物と認識して咳反射を起こす状態が適正な抜管時期==なのです。麻酔科医の立場としては、患者を苦しめているわけでなく、できる限り安全に抜管に移行しようとしている訳で、外回り看護師には支援してもらえたらと思います。

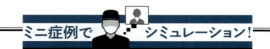

超高齢者で口腔内吸引とギャッチアップした体位を キープした抜管で誤嚥を防いだ症例

　95歳女性、145cm、46kg。施設入所時に転倒し、大腿骨頸部骨折と診断され、人工骨頭置換術の適応となった。認知症が強く、誤嚥性肺炎を何回も繰り返していた。麻酔導入時には口腔内の喀痰が多く、数回の吸引の後に気管挿管を行った。手術は1時間で終了し、抜管のフェイズとなった。麻酔科医はベッド上の患者の上体を起こし、できるだけ口腔内吸引と気管内吸引を行った。抜管前も十分な自発呼吸だけでなく咳反射を確認したうえで抜管した。病棟帰室後も、患者は術後数時間ギャッチアップで過ごしたが、誤嚥などはなかった。

この症例からの学び

　超高齢者は嚥下反射や咳反射が低下していることもあり、周術期と関係ない状況でも誤嚥などを繰り返すことも多いです。また、施設入所などで口腔ケアを受けていたとしても、口腔内環境が万全でないことも多いです。そのような状況でも緊急手術を行う必要がある場合、麻酔科医による口腔内と気管内の最低限の清掃が求められます。そして、誤嚥を防ぐためさまざまなケアも必要になるでしょう。

引用・参考文献
1) 駒澤伸泰. 麻酔科研修実況中継 第1巻. 南敏明監. 2016, 東京, 中外医学社, 160p.
2) 駒澤伸泰ほか. "患者の覚醒後に抜管したが、呼吸状態悪化により再挿管". 29症例でイメージできる！麻酔科医の考え方がわかる！麻酔看護 先読み力UPブック. 駒澤伸泰・森本康裕編. 大阪, メディカ出版, 2018, 197-204, （オペナーシング春季増刊）.

3 退室までの観察点・注意点

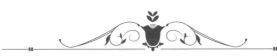

香川大学 医学部地域医療共育推進オフィス 特命教授　**駒澤伸泰**　こまざわ・のぶやす

ざっくりつかむ！3ポイント

- ●退室を待つ患者は鎮静状態にあることを理解する
- ●患者の不用意な動きに注意
- ●退室までも患者の状態を意識しよう

図表でわかる！麻酔科医はこう考える

	正常	異常所見	原因	対応
循環状態	入室時と同程度	極度の高血圧もしくは低血圧	・高血圧：換気不全、痛みのコントロール不良 ・低血圧：術後出血	・鎮痛の調整 ・観察時間の延長 ・術者との情報共有
呼吸状態	呼吸回数8回/分以上、舌根沈下なし	呼吸回数6回/分以下、20回/分以上、舌根沈下	・麻酔薬残存 ・過剰鎮痛	・観察時間の延長 ・経鼻エアウェイ挿入
意識状態	意思疎通が可能	・強めの刺激でも動かない ・興奮	・麻酔薬残存 ・覚醒時興奮 ・脳梗塞・出血	・観察時間の延長 ・家族との面会（小児の場合） ・頭部CT

退室時は中等度鎮静から軽い鎮静状態にあることを理解しよう

　麻酔導入時は、覚醒から一気に全身麻酔状態に移行します。一方、麻酔の覚醒は、全身麻酔から深い鎮静となり、中等度鎮静のレベルで抜管、その後、中等度鎮静から軽い鎮静レベルで退室となります（図1）。全身麻酔薬や術後鎮痛のための薬剤が体内に残存してい

ることから、**常に呼吸抑制や循環抑制のリスクがある**ことを忘れてはなりません。また、咳反射レベルの回復が不十分な場合、誤嚥のリスクが上がります。そのため、**意識レベルのモニタリング**も非常に重要です。

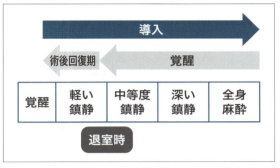

図1 手術室退室時の患者は中等度鎮静から軽い鎮静レベル
退室時は呼吸抑制には注意

> 一言まとめポイント　退室時から数時間は鎮静状態であるというイメージをもちましょう！

退室・移動中もSpO₂モニタリングは継続しよう

　移送中も患者の様子を観察します。SpO₂モニターを着け、呼吸・循環状態を把握します。病棟のベッドが来れば移乗させ病棟のサチュレーションモニターを着け、安定していれば移送は終了となります。病棟ベッドを手術室内に入れて移動させるケースもありますが、**手術室を出るまで患者をモニタリングし続ける**ことを忘れないでください。
　もちろん、モニタリングは、SpO₂のモニタリングだけでなく、**胸の上がりや応答なども大切**です。麻酔科医が退室前に何回か患者に声をかけているのは、数値的モニタリングだけでなく、視診や問診でも確認しているのです。

> 一言まとめポイント　数値的モニタリングと多職種の目の両方で確認しましょう！

ここに注意！落とし穴ポイント

患者が手術台から落ちてしまわないように注意しましょう

　病棟で認知症を有する患者がベッドから転落するケースは珍しくありません。一方、手術室では認知症がなくても、覚醒時興奮やせん妄が発生することは往々にしてあり、患者がベッドから落ちるリスクは少なくありません。特に手術室ベッドは病棟ベッドに比べて高さが高いため、転落すると大きな損傷を負う可能性

があります。

　スガマデクスの登場により、術直後に筋力がほぼ回復する現在の麻酔法では患者が落ちるリスクも多々あります。私もスガマデクスが登場した頃に、小児の扁桃摘出術で抜管後に落ち着いていたのに、突如覚醒時興奮を起こし、手術室ベッドから自分で降りていくのを経験したことがあります。

　覚醒時興奮の確実な予防法は現在も存在しないため、発生時には麻酔科医と看護師、外科医の協力が必要なことがあります。手術が無事に終わったフェイズは少し手術室の雰囲気が弛緩し、抜管後はさらに弛緩すると思います。しかし、**不動化していた患者が動く可能性**もにも備えておかねばなりません。

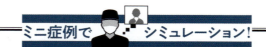

抜管後に呼吸抑制がみられたが一定期間のモニタリング後に改善した肺気腫例

　76歳男性、156cm、60kg。腹腔鏡下虫垂切除術が行われた。当日朝まで喫煙を継続しており、カプノグラムも右肩上がりであった。手術終了後、麻酔科医は十分な覚醒を確認して抜管した。しかし、抜管後に呼吸数が少ない印象がみられた。麻酔科医はモニタリング下に無刺激で10分間観察するようにオペナースに指示をした。最初の1〜2分でSpO_2は低下したが、その後回復し、以降の7分間は問題なかったため、退室を指示した。麻酔科医は病棟ナースに「気管チューブによる刺激下では覚醒していたが、抜管によりその刺激がなくなると呼吸抑制が出ました。肺気腫もあるため、ある程度CO_2が蓄積することでバランスがとれたのだと思います」と説明し、オペナースとともに病棟へ申し送った。

この症例からの学び

　患者の呼吸状態の確認のために、一定時間（10分間）モニタリングすることが非常に大切です。麻酔科医からの「念のため10分間観察してから退室指示を出します」という言葉はリーダー看護師などにとってストレスかもしれません。しかし、手術室ほど濃密なモニタリングがない病棟に帰室する患者の場合、このモニタリングは非常に大切です。

第5章

緊急時・イレギュラー時の患者評価

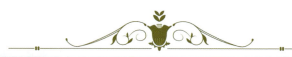

1 呼吸器系の緊急時・イレギュラー時の患者評価
（上気道閉塞／低酸素血症など）

香川大学 医学部地域医療共育推進オフィス 特命教授　**駒澤伸泰**　こまざわ・のぶやす

 ざっくりつかむ！3 ポイント

- ●麻酔導入時の上気道閉塞はカプノグラフィーで評価する
- ●術中の麻酔回路外れがないかを確認することも重要なモニタリング
- ●SpO_2 が持続的に低下すれば、ただちに緊急コールする

図表でわかる！麻酔科医はこう考える

	所見	原因	対応
酸素化異常	SpO_2 低下、苦悶	酸素化不良	・吸引、咳を促す ・酸素投与
換気量異常	SpO_2 低下、興奮、頻脈	CO_2 蓄積	・麻酔覚醒のための経過観察 ・補助換気
気道の異常	陥没呼吸、定期的に止まるいびき	上気道閉塞	経鼻エアウェイ挿入、ギャッチアップ

　呼吸器系の緊急事態は上記表の 3 つに分けられます。麻酔導入時の上気道閉塞を予防するために、「日本麻酔科学会気道管理ガイドライン 2014」[1] があります。ここでは、麻酔導入時の上気道閉塞の対応、喘息患者の管理、術後呼吸器合併症とその予防に分け解説していきます。

麻酔導入時の上気道閉塞を防ぐための「気道管理アルゴリズム」

　全身麻酔導入後、薬剤の投与により呼吸停止が起こります。麻酔科医による換気が適切に維持できない場合、低酸素による心停止が発生する可能性があります。このような低酸

素による心停止を防ぐためには、全身麻酔の導入と覚醒時の気道確保が非常に重要です。このために日本麻酔科学会気道管理アルゴリズム（Japanese Society of Anesthesiologists Airway Management Algorithm、以下 JSA-AMA）が作成されました。

　日本麻酔科学会は、麻酔関連の偶発症調査で危機的なケースを解析しました。その結果、高度な低酸素血症の原因である麻酔導入における気道確保困難は、悪い予後に関連していることがわかりました[1]。特に、換気困難・不能が発生してから低酸素血症が出現するまでの時間は比較的長いですが、**低酸素血症から重度の不整脈や心停止に至るまでの時間は短い**という特徴があります。すなわち、低酸素血症を認識したら迅速に対応する必要があります。そのため、低酸素血症が発生する前に対処できる指標として、SpO_2 モニターよりも**換気モニター（カプノグラム）が有用**なのです。

換気方法

　換気方法には、用手気道確保によるフェイスマスク換気、気管挿管による換気、声門上器具による換気などがあります。これらの気道管理方法の手技的な難易度を気道管理困難の指標としていますが、「換気モニターであるカプノグラム」を用いて換気困難・不能を早期に発見し、対処することが有用です。言い換えれば、**換気が確立されなければ酸素供給も確立できない**という観点から考えられます。JSA-AMA ではすべての換気状態を**表1**のように分類・評価し、換気の難易度は**表2**のように示しています。そして、換気の困難度に対応して、「気管挿管を試みる」や、「声門上器具を挿入する」などの対応が推奨されています（詳細は文献1内「麻酔導入時の日本麻酔科学会 (JSA) 気道管理アルゴリズム (JSA-AMA)」参照）。

表1 JSA-AMA の換気状態の分類（文献1を参考に作成）

V1	酸素化と換気維持に十分な換気状態
V2	酸素化は可能であるが換気には不十分な換気状態
V3	酸素化も換気維持も不可能な換気状態

表2 換気の難易度（文献1を参考に作成）

		換気状態の分類		
		V1: 換気十分	V2: 換気不十分	V3: 換気不能
呼吸	酸素化維持	○	○	×
	換気維持	○	×	×
所見	胸郭の動き・呼吸音	良好	不十分	小さい or 認めず
	カプノグラム波形	第Ⅲ相	第Ⅱ相のみ	認めず

> **一言まとめポイント**　"換気ができている ≒ 上気道閉塞ではない" ということではありません。逆にいえば、換気ができていないことは上気道閉塞の徴候です！

第5章
1・呼吸器系の緊急時・イレギュラー時の患者評価
緊急時・イレギュラー時の患者評価（上気道閉塞／低酸素血症など）

喘息患者の周術期管理

　重症の喘息患者に対しては、事前に導入前にステロイド（ヒドロコルチゾンなど）やネオフィリンの持続投与が必要な場合があります。麻酔の方法としては、**気管支拡張作用のあるセボフルラン**を主体に使用し、麻酔中はできるだけストレスを軽減し、深い麻酔を心がけます。ラリンジアルマスク（声門上器具）を使用して気道を刺激しない気道管理方法も考慮されます。

　麻酔は完全に覚醒した後に抜管する方法や、自発呼吸がある場合は気道を刺激しないように浅い麻酔下で抜管する場合があります。抜管後は wheeze（**ヒューッという呼気時に聴こえる喘鳴音**）の有無を確認します。喘息の治療薬は手術当日の朝までに吸入または内服し、吸入薬は緊急の際に備えて手術室に持参させます。喘息は見落とされがちな疾患であるため、術前診察で十分な情報を収集するよう心がけましょう。

> **一言まとめポイント** ｜ 喘息の予防は術前から術後に至るまで！

術後呼吸器合併症は要注意

　低酸素血症はさまざまな原因で術後に発生する可能性がありますが、その多くは麻酔覚醒に関連していることが挙げられます（**表3**）。そのため、術後早期における SpO_2 のモニタリングは必要不可欠であり、以下に低酸素血症の原因として考えられる呼吸器系の合併症について述べます。

呼吸抑制、低換気

　呼吸抑制と低換気は、術直後や回復室において発生しやすい合併症です。低換気により低酸素血症や高二酸化炭素血症、呼吸性アシドーシスが生じ、不整脈、ショック、心停止

表3 呼吸抑制・低換気・上気道閉塞の原因（文献2を参考に作成）

気道閉塞：気道を酸素・空気が通らない	●上気道狭窄：気道異物、舌根沈下、声門浮腫、喉頭痙攣など ●末梢気道狭窄：気管支喘息、喀痰貯留など
呼吸運動の抑制：呼吸運動ができない	●中枢神経系の抑制 　・機能的異常：麻酔薬・鎮静薬・鎮痛薬による抑制 　・器質的異常：脳梗塞、頭蓋内出血など ●脊髄・末梢神経系・神経筋接合部の抑制、呼吸筋麻痺 　・機能的異常：筋弛緩薬残存、高位くも膜下麻酔、神経筋疾患の増悪 　・器質的異常：横隔膜神経
胸郭・胸腔・肺の障害	●胸腹部手術の影響：術後創部痛、不適切な包帯、開胸による胸郭コンプライアンスの低下 ●肺疾患：急性呼吸促迫症候群（ARDS）、無気肺、肺水腫、肺炎など ●胸郭の異常：気胸、血胸、胸水

などへと進行する危険性があります。患者の意識レベルや呼吸数、呼吸様式、深さから呼吸抑制や低換気を疑った場合は、**チアノーゼの有無やSpO2、動脈血ガス分析などを確認**し、同時に原因を鑑別して適切な治療を行います。**オピオイドによる呼吸抑制**は、呼吸回数の減少により現れることが一般的で、酸素投与で改善しない低酸素状態や呼吸回数の減少が8回/分以下である場合、オピオイドの拮抗薬であるナロキソンの投与が必要となることもあります。ナロキソンの半減期が短いため、その後も慎重なモニタリングが必要です。**筋弛緩薬の影響による低換気**では、頻呼吸がみられることがあり、酸素化が改善しない場合は気道確保後、人工呼吸管理が必要です。スガマデクスの追加投与が効果的な場合もあります。

上気道閉塞

抜管後に意識レベルの低下や筋緊張低下に伴い、舌根が沈下して上気道閉塞が発生することがあります。気道が喀痰や唾液で閉塞されている場合は、口腔や気道の吸引が必要です。下顎挙上や頭部後屈などの基本的な気道確保の効果がない場合、**エアウェイ**（経鼻または経口）**を挿入し、低酸素血症の予防のために酸素を吸入**させます。まれにではありますが、手術操作や薬剤による喉頭浮腫や反回神経麻痺が発生し、換気困難が生じる可能性もあります。このような場合は、迅速に気管挿管の再評価が必要であり、時には緊急の輪状甲状膜（cricothyroid membrane；CTM）穿刺が必要なこともあります。いびきや気道閉塞音なども気道閉塞の重要な徴候として認識されます。

誤嚥

麻酔薬によって**咽頭反射が抑制される**可能性がある場合は、抜管後も同様に注意が必要です。胃酸の誤嚥は肺胞を破壊し、酸素化不良を引き起こす可能性があります。

無気肺

術中に人工呼吸管理が行われ、長時間続く場合は無気肺が生じやすくなります。また、気道が喀痰などで閉塞されると、肺胞内のガスが吸収されて無気肺が発生します。呼気終末陽圧（positive end expiratory pressure；PEEP）の適用や抜管前の用手的な肺加圧が有効です。

一言まとめポイント 呼吸器系のイレギュラーは術後にも発生するため、術中管理が大切！

第5章

1・呼吸器系の緊急時・イレギュラー時の患者評価

緊急時・イレギュラー時の患者評価

1・呼吸器系の緊急時・イレギュラー時の患者評価（上気道閉塞／低酸素血症など）

ここに注意！落とし穴ポイント

未診断の睡眠時無呼吸症候群は、上気道閉塞の大きなリスクです

　気道確保困難の予測因子として下顎が小さいという特徴を聞いたことがあると思います。実は、この<mark>下顎が小さいなどの特徴は舌根沈下をしやすい</mark>ということから、いびきのリスク因子になるのです。いびきは上気道閉塞の症状であり、いびきを有する患者の麻酔導入では換気困難を念頭におく必要があります。特に、睡眠時無呼吸症候群という病態まで進行した場合は、舌根沈下により無呼吸といびきを繰り返します。

　ただし、日本人全員が、いびきや睡眠時無呼吸症候群の有無について健康診断などで検査されているわけでもなく、術前診察で診断できるわけではありません。なので、麻酔科術前診察などでいびきの有無や睡眠時無呼吸症候群の有無を確認するだけではすべてをスクリーニングすることはできません。

　下顎が小さい人や、口腔内スペースが少ない患者の麻酔導入では、マスク換気困難のリスクがあることを考慮しておく必要があります。マスク換気困難に際して、麻酔科医が<mark>①気管挿管を行う、②枕を高くする、③経口エアウェイを使用する、④声門上器具を使用する</mark>、などの判断を行うことがあります。

ミニ症例でシミュレーション！

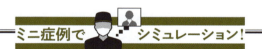

抜管後の上気道閉塞に対して、ギャッジアップと横向きで対応

　65歳男性、165cm、80kgの患者で直腸がんに対して腹腔鏡下超低位前方切除術が行われた。麻酔導入時は下顎挙上をしっかりとすることで換気可能だった。手術は癒着が激しく約8時間かかった。抜管前に顔がだいぶ腫れているように見えたが、換気量も咳反射も十分であることから抜管した。抜管後、しばらく観察していたが、呼吸が止まり、SpO_2も低下していっている。麻酔科医が呼びかけて呼吸を促すと呼吸を再開する。経鼻エアウェイを挿入したところ、呼吸回数は安定した。手術室で20分間観察した後、手術室ベッドをギャッチアップして横向きで退室した。

術後回診で患者本人に聞いたところ、家族から「いびきがうるさい」と言われ、毎日、腹ばいもしくは横向きで寝ているとのことだった。麻酔覚醒後は常に仰臥位のため、抜管後に上気道閉塞が発生したものだと思われる。

この症例からの学び

　気道閉塞は抜管でも起こることを忘れてはいけません。導入時のマスク換気が難しい患者の場合、当然抜管後も上気道閉塞が起こる可能性が高くなります。しかし、導入時のマスク換気が問題ない症例であっても、術後は上気道閉塞を起こすこともあるのです。

　理由として、①ダビンチ手術などで頭低位による上気道浮腫が起こる、②鎮痛薬や麻酔薬の存在で上気道閉塞が増悪する、ということが挙げられます。なので、抜管後も上気道閉塞について注意しましょう。

引用・参考文献

1) Japanese Society of Anesthesiologists. JSA airway management guideline 2014 : to improve the safety of induction of anesthesia. J Anesth. 28（4）, 2014, 482-93.
2) 駒澤伸泰. 麻酔科研修実況中継 第3巻. 南敏明監. 2018, 東京, 中外医学社, 176p.
3) 駒澤伸泰ほか. 周術期二次救命処置につながる困難気道管理トレーニングの重要性. 日本臨床麻酔学会誌. 36（2）, 2016, 230-5.
4) 駒澤伸泰ほか. "予期せぬフェイスマスク換気困難". 29症例でイメージできる！麻酔科医の考え方がわかる！麻酔看護 先読み力UPブック. 駒澤伸泰・森本康裕編. 大阪, メディカ出版, 2018, 83-90,（オペナーシング2018年春季増刊）.
5) 駒澤伸泰ほか. "予期せぬ気管挿管困難". 前掲書4）, 91-8.

2 循環器系の緊急時・イレギュラー時の患者評価
（血圧低下／血圧上昇／異常な心電図波形など）

香川大学 医学部地域医療共育推進オフィス 特命教授　**駒澤伸泰**　こまざわ・のぶやす

ざっくりつかむ！3ポイント

- 昇圧薬で戻らない低血圧は、輸液・輸血が不可欠
- 異常な血圧上昇の原因として、二酸化炭素蓄積などの麻酔薬以外の原因もある
- 心電図波形の異常は、術前心電図との比較が大切

図表でわかる！麻酔科医はこう考える

	所見	原因	対応
血圧の高度低下	一般的に脈拍上昇	出血、麻酔深度が相対的に深い	・昇圧薬を投与しながら輸液・輸血 ・麻酔深度の調節
血圧の異常上昇	一般的に脈拍上昇	相対的に麻酔深度が浅い、二酸化炭素の蓄積	麻酔深度の調整、換気量調整
心電図波形	ST上昇、ST低下、リズム異常、心室頻拍、心室細動	心筋梗塞、狭心症、心房細動	拡張期血圧維持、電解質補正、二次救命処置

　本稿では周術期の循環器的な緊急状態について述べていきます。ただし、頻度的には==血圧低下に起因するものがほとんど==だと思います。麻酔導入による交感神経の抑制と末梢血管拡張で血圧低下が起こるのは通常範囲内で、エフェドリンやフェニレフリンなどで対応できない背景には循環血液量減少があります。

昇圧薬で戻らない血圧低下は背景に循環血液量減少がある

循環血液量減少の原因としては、発熱による影響や絶飲食の影響があります。しかし、**最も大きな原因は出血**です。ここでいう出血は術中のものだけでなく、骨折部位周囲へのものも含みます。すなわち、大腿骨頸部骨折等で発熱した場合は、かなりの循環血液量減少が存在しているといえるでしょう（図1）。

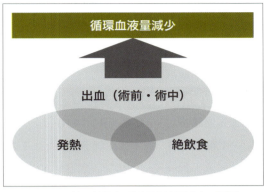

図1 出血・発熱・絶飲食が循環血液量減少の原因

出血による生体への影響を理解しよう

出血が発生すると、循環血液量が減少します。この減少により心拍出量が低下し、それが血圧の低下につながります。生体は、血圧低下に過敏に反応し、神経内分泌系を活性化して循環を維持しようとします。出血が一定の範囲であれば、神経内分泌系を中心とした代償機構が動員され、循環機能は維持されることがあります。しかし、大量出血が続くと代償機構の能力を超え、循環が崩壊します。**大量出血による循環の崩壊が改善されないと、組織は酸素不足になり、乳酸が生成されて代謝性アシドーシスが誘因**されます。同時に、さまざまなケミカルメディエーターやサイトカインが放出され、**血管内皮障害が発生し、凝固系が活性化**されます。出血を補完するための輸液によって血管内の血小板や凝固因子、線溶系因子が希釈され、希釈性凝固障害が生じる可能性があります。さらに、血小板数低下や凝固因子不足だけでなく、血小板機能の低下や凝固・線溶系の異常も発生することがあります。

大量出血時の対応

対応できる大量出血の場合、以下①～③のプロセスが考えられます。

① 出血部位が特定でき、出血量が追跡可能な場合、**迅速な体液管理**を実施します。リンゲル液を迅速に輸液し、循環血液量を補充します。出血量の3～4倍の細胞外液補充液が必要です。必要に応じて代用血漿製剤（ボルベン®など）を輸液します。輸血の準備とオーダー、早期の輸液路の確保を行います。出血量に応じて、アルブミン製剤、赤血球濃厚液、新鮮凍結血漿、血小板濃厚液を投与します。急速な輸血が必要な場合、急速輸血ポンプや輸血・輸液加温装置を使用します。

② 急激な大出血では輸液が追いつかず血圧が低下することがありますが、可能な限り急速な輸液・輸血で対処し、それでも安全な血圧が維持できない場合は**血管収縮薬**（フェニ

レフリンなど）を投与して対処します。外科医が出血を制御できるかどうかが重要であり、適切な助言と体制の整備を行います。

③危機的な出血が確認された場合、**統括指揮者（コマンダー）の指示のもとに非常事態を宣言**し、一元的な指揮命令に従って対処します。

つまり、対応できている大量出血でも、いつ危機的な大量出血に変わるか不確定なため、慎重な注意が必要です。

主な輸血製剤の種類

▶赤血球濃厚液-LR（略号：RCC-LR）

- ・効能・効果：血中赤血球不足またはその機能低下時の補充
- ・貯法：2〜6℃（なので、加温せずに投与すると、低体温を惹起する）
- ・有効期間：採血後21日間
- ・用法・用量：濾過装置を用いて静脈内に必要な量を輸液
- ・成分または本質：ヒト血液200mLまたは400mLから赤血球保存液（MAP液）を加えたもの

▶新鮮凍結血漿-LR（略号：FFP-LR）

- ・効能・効果：血液凝固因子の補充、循環血漿量の改善と維持
- ・貯法：－20℃以下（解凍・加温して使用）
- ・有効期間：採血後1年間
- ・用法・用量：融解後に濾過装置を用いて静脈内に輸液

▶濃厚血小板（略号：PC）

- ・効能・効果：血小板減少を伴う疾患
- ・貯法：20〜24℃、要振盪（振盪させないと凝固する可能性がある）
- ・有効期間：採血後4日間
- ・用法・用量：濾過装置を具備した輸血用器具を用いて、静脈内に必要量を輸注する。
- ・成分または本質：ヒト血液200mLまたは400mLから分離した血小板を血漿に浮遊したものか、血液成分採血で採取した血小板を血漿に浮遊したもの

輸血製剤投与前のダブルチェックの必要性

投与前に、麻酔科医と看護師で輸血製剤の①患者ID、②氏名、③製剤名、④血液型＋製剤番号、⑤有効期限、の照合（読み合わせ）を行います。

輸血療法は、酸素運搬能の改善や、止血・凝固能の改善を目的に行われます。しかし、一歩間違えれば重篤な副作用を引き起こします。

一言まとめポイント 大量出血時にこそ落ち着いて輸血製剤のダブルチェックを！

術後低血圧は要注意、早めに疑おう

　低血圧が持続すると、**主要な臓器の灌流が低下し、虚血損傷が引き起こされる**可能性があります。そのため、素早い鑑別診断と適切な治療が必要です。

　術後の低血圧の原因の一つとして頻繁に遭遇するのが循環血液量減少です。術中の輸液や輸血が十分でない場合があります。また、術中には十分な補給があったとしても、術後に出血が発生することがあります。そのため、**手術部位のガーゼの汚染やドレーンからの出血量を評価する**必要があります。

　特に整形外科の四肢手術では、術中に使用されるターニケットが術後に解除されることが一般的です。これにより出血量が増加し、患者がショック状態に陥る可能性があります。

　末梢血管抵抗の減少も、術後の低血圧の原因となります。これは、残存している麻酔薬の影響、全身麻酔に併用された硬膜外麻酔による交感神経系の過剰な抑制、体温の低下による皮膚血管の拡張などが考えられます。

　低血圧が生じた場合、麻酔記録を確認し、循環血液量の不足や心機能の低下の有無を評価する必要があります。脈拍数、尿量、尿比重などは循環血液量の評価に役立ちます。また、中心静脈圧が測定可能であれば、それも評価に有用です（**表1**）。

表1　周術期低血圧の主な原因（文献1を参考に作成）

循環血液量の低下	・出血 ・輸液・輸血の相対的不足 ・術後の過度な利尿（マンニトール・フロセミド投与など）
心収縮力の低下	・麻酔薬の効果残存 ・術前からの心機能障害 ・術中の心筋梗塞 ・不整脈
体血管抵抗の著明な減少	・麻酔薬の効果残存、持続静脈フェンタニル ・持続硬膜外麻酔、脊髄くも膜下麻酔による交感神経遮断 ・敗血症

血圧上昇の原因は鑑別が必要

　麻酔中の血圧上昇の原因としては、**麻酔深度が相対的に浅い、鎮痛が足りない、高二酸化炭素血症、低酸素血症、術中の輸液過量**を疑う必要があります。術前から高血圧症を合併している症例では発生しやすくなります。このような二次性の高血圧症は、原因に対する治療を優先すべきですが、高血圧が重篤な場合や虚血性心疾患を合併する場合は短時間も許容できないこともあります。基礎疾患に高血圧症がない患者の術後高血圧は、原因を取り除けば長時間継続することは多くありません。

一言まとめポイント　麻酔中の血圧上昇は原因解除（鎮痛増量・鎮静増加・換気量増加）が必要不可欠です！

第5章

2・循環器系の緊急時・イレギュラー時の患者評価

緊急時・イレギュラー時の患者評価（血圧低下／血圧上昇／異常な心電図波形など）

心電図波形の異常

麻酔中の心電図異常を鑑別する前にまず行うべきこととして、①術前心電図との比較、②心電図リードの位置確認、があります。心電図波形はある程度個人差があり、ベースで心房細動やST低下がみられる人もいますし、T波が高いようにみえる人もいます。そのうえで下記の鑑別を行う必要があります。

なお、術中は5点誘導が基本のため、Ⅱ誘導、V5誘導が基本です。Ⅱ誘導は、伝導系に沿っているためリズム評価に有用であり、V5誘導は左室の虚血を判断するのに有効です。

▶ST上昇

心筋梗塞を疑います。V5誘導なら左室、Ⅱ誘導なら右室を疑いましょう

▶ST低下

狭心症を疑います。V5誘導なら左室、Ⅱ誘導なら右室を疑いましょう

▶T波上昇

高カリウム血症の徴候であることもあり、ただちに血液ガスなどでの評価が必要です。

▶リズムの異常

主にⅡ誘導で評価します。心電図波形が心室細動や心室頻拍を示した場合は、ただちに二次救命処置を行うべきです（図2）。手術室の二次救命処置は、原因がはっきりしていることもあり、早期の原因解除と質の高い胸骨圧迫で対応可能です。特に麻酔中は気道が確保されているため、「連続胸骨圧迫」が可能です。

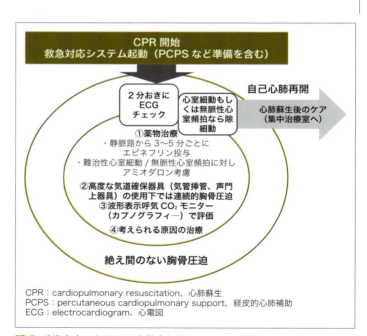

図2 手術室内における二次救命処置（文献2より引用、一部改変）

CPR：cardiopulmonary resuscitation、心肺蘇生
PCPS：percutaneous cardiopulmonary support、経皮的心肺補助
ECG：electrocardiogram、心電図

一言まとめポイント　心電図波形の評価は術前心電図と比較することが大切！

ここに注意！ 落とし穴ポイント

アドレナリンを局所注射したら、
収縮期血圧が 200mmHg を超えた時

　血圧低下を中心に説明してきたので、ここでは予期せぬ血圧上昇について説明します。

　術前に 1％アドレナリンの局所注射を行う施設も多いと思います。これは大抵の場合、末梢血管を収縮させ、出血を減らすために行われるのですが、時として**血管内に入り、高血圧をきたす**こともあります。この高血圧は時として 200mmHg を超えます。麻酔科医は①**麻酔深度を深くする**、②**血管拡張薬で血圧をコントロール**する、などを行いつつ、術者に情報共有を行い、血圧が戻るまで手術操作をやめるように伝えることもあります。アドレナリンの半減期は二次救命処置で学んだように 3〜5 分ですので、それを耐えしのげば大丈夫ですが、その後反応しがたい低血圧に悩まされることもあります。

　頻度が少ないため、オペナースも「麻酔が浅いのでは？ 刺激が強いのでは？」と思うかもしれませんが、麻酔科医からアドレナリンが血管内に入った可能性があると情報共有された場合は、できるだけ支援してもらえたらと思います。

第5章

2・循環器系の緊急時・イレギュラー時の患者評価

緊急時・イレギュラー時の患者評価（血圧低下／血圧上昇／異常な心電図波形など）

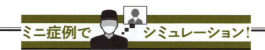

気腹開始時に、血圧上昇が止まらず、換気量を増やすことで正常化した症例

　56歳男性、165cm、70kg。急性胆嚢炎に対して、腹腔鏡下胆嚢摘出術が予定された。手術開始後にバイタルサインは正常範囲内であったが、気腹開始後に収縮期血圧が180mmHgとなった。レミフェンタニル濃度やセボフルラン濃度を高めても、バイタルサインの上昇は止まらなかった。カプノグラフで二酸化炭素濃度が45mmHgになっていることに気づき、換気回数を9回から15回に変更した。数分後にカプノグラフは32mmHgとなり、血圧も正常化した。

この症例からの学び

　血圧上昇の原因としては鎮痛薬不足による痛み、麻酔薬不足による覚醒などがあります。しかし、もう一つ血圧情報に影響を与える因子が交感神経活性化なのです。CO_2が血中に蓄積すればするほど、交感神経は活性化し、血圧は上昇します。ですので、人工呼吸器で換気量が下がれば下がるほど、CO_2濃度は上がりますし、気腹により腹腔内にCO_2を注入すれば、当然上がります。麻酔科医は気腹時に換気回数を上げてCO_2の排出を行うことは理解していますが、CO_2の蓄積は人それぞれ違います。ですので、気腹開始から数分して血圧上昇がコントロールできず、それに麻酔科医が気づいていない場合は、オペナースからもリマインドしてもらえると助かります。

引用・参考文献
1) 駒澤伸泰. 麻酔科研修実況中継 第3巻. 南敏明監. 2018, 東京, 中外医学社, 176p.
2) 駒澤伸泰ほか. 2015年度版米国心臓協会二次救命処置ガイドラインの手術室蘇生への実践応用〜周術期管理チームによる危機対応能力育成のために〜. 臨床麻酔. 40 (2), 2016, 147-51.

3 覚醒遅延時の患者評価

香川大学 医学部地域医療共育推進オフィス 特命教授 **駒澤伸泰** こまざわ・のぶやす

ざっくりつかむ！3ポイント

- ●麻酔薬の感受性は多様性があるために、覚醒までの時間は変化する
- ●覚醒遅延の原因は多様
- ●覚醒遅延の評価では、血液ガス検査などで原因を精査しながら進めていく姿勢が必要

図表でわかる！麻酔科医はこう考える

覚醒遅延の原因	頻度が多いもの	鑑別の手がかり	治療とその対策
使用薬剤が相対的に過剰	・麻酔薬 ・オピオイド ・筋弛緩薬	・麻酔記録 ・既往歴 ・筋弛緩モニター ・BISモニター	・拮抗薬の考慮 ・モニタリング下の経過観察
代謝関連因子	・低体温 ・低血糖 ・電解質異常 ・アシドーシス ・甲状腺機能異常	・体温測定 ・血糖測定 ・血液ガス検査 ・既往歴	・加温 ・血糖補正 ・電解質補正 ・pH補正
神経因子	・脳梗塞 ・脳虚血 ・脳出血 ・痙攣性疾患	・既往歴 ・CT・MRI ・瞳孔不同 ・INVOS™*値の変化	早期診断と専門科コンサルト、集中治療管理
手術・麻酔因子	・開頭術 ・人工心肺使用 ・長時間手術 ・硬膜外カテーテル迷入 ・局所麻酔薬中毒	・CT・MRI ・INVOS™*値の左右差 ・麻酔記録 ・髄液吸引	・神経学的評価 ・脂肪乳剤投与

＊INVOS™：脳オキシメータ

　覚醒遅延とはその名のとおり、「麻酔からの覚醒」が「遅延」することです。ただし、麻酔終了から覚醒までの時間は、麻酔方法や個々の麻酔科医の方針に依存します。さらに、

麻酔関連薬の改良が日進月歩であるため、比較検討が難しい側面もあります。覚醒遅延に確固たる定義がないため、文献的にも系統的な調査はほとんどみられません。したがって、本稿では覚醒遅延を「麻酔科医の予測を超えて覚醒が遅延すること」と定義し、網羅的な対応を考察します。

覚醒遅延の原因と助長因子はさまざまですが、**前述の表**のように「使用薬剤が相対的に過剰」「代謝関連因子」「神経因子」「手術・麻酔因子」に分類できます。以下、それぞれの項目について解説します。

使用薬剤が相対的に過剰

麻酔薬、オピオイド、筋弛緩薬、前投薬、患者の通常内服薬など、さまざまな種類の薬剤が覚醒遅延の要因となり得ます。これらの**薬剤の感受性や排泄には個人差**があり、それぞれが覚醒遅延の原因となり得ます。さらに、多くの静脈麻酔薬は相互作用を引き起こし、鎮痛薬との相乗作用もみられ、正確な投与量の把握が難しくなります。

麻酔薬

吸入麻酔薬（セボフルラン、デスフルラン）や静脈麻酔薬（プロポフォールなど）が覚醒遅延の要因となり得ます。プロポフォールは target controlled infusion（TCI）様式が確立したとはいえ、肝機能や腎機能の影響や個人差がまだ完全に把握されていません。ゆえに、全静脈麻酔（TIVA）で行う際にいくら BIS モニタリングをしていても覚醒遅延が発生する可能性はあります。さらに、多くの麻酔薬は相互作用を有し、正確な投与量の把握が難しくなります。

オピオイド

長時間作用型オピオイドから中時間作用型（フェンタニルなど）や超短時間作用型（レミフェンタニルなど）まで、さまざまなオピオイドが開発されています。オピオイドが原因の覚醒遅延は減少していますが、感受性などの問題や持続投与による影響も考慮すべきです。**手術終了時に局所麻酔を行い、術後鎮痛のためのオピオイドが相対的に過剰になること**も、覚醒遅延の原因になり得ます。この対応において、「モニタリング下の経過観察」が非常に重要です。

筋弛緩薬

パンクロニウム、ベクロニウムからロクロニウムへの変遷を経て、筋弛緩薬による覚醒遅延は減少傾向にあります。スガマデクスの登場により理論的にはほぼ 100％のロクロニウムを拮抗できるとされますが、持続投与などにより筋弛緩作用の増強や遅延が起こる可能性もあり、筋弛緩モニタリングなどで過剰量投与を避けるべきです。

> **一言まとめポイント** 薬剤代謝は人それぞれなので、多様な薬剤が覚醒遅延の原因になります！

代謝関連因子

代謝因子は、患者自身の基礎疾患、手術による影響、麻酔管理による影響などがさまざまであり、以下のように分類されます。これらの病態は==互いに重複して覚醒遅延を引き起こす==ことがあります。

低体温

開腹手術や開胸手術など、術野が外気にさらされる状態では特に低体温に陥りやすくなります。また、反復する洗浄も体温低下の原因となり得ます。体温低下はわずかでも、生体の酵素活性を低下させ、薬物代謝や排泄を遅延させる可能性があります。低体温は患者の意識レベルを低下させ、覚醒遅延の原因となり得ます。

低血糖

手術による侵襲で炎症性サイトカインが発生し、==すべての患者は多かれ少なかれ surgical diabetes とよばれる耐糖能異常==を経験します。耐糖能異常では低血糖や高血糖が周術期管理にさまざまな影響を及ぼしますが、低血糖は覚醒遅延の原因となり得ます。

電解質異常

手術の影響として、甲状腺・副甲状腺手術では低カルシウム血症、経尿道的手術では低ナトリウム血症による覚醒遅延が発生することがあります。また、大量輸血による電解質異常や、産科での術前のマグネシウム投与なども考慮すべきです。

アシドーシス

==ショックや敗血症==などではしばしば代謝性アシドーシスが発生し、覚醒遅延が生じることがあります。

甲状腺機能異常

甲状腺機能低下症では一般的に==薬物代謝が低下==し、麻酔薬の相対的な過量摂取が起こりやすくなります。低体温なども発生しやすいため、覚醒遅延のリスク因子と考えられます。

> **一言まとめポイント** 体温測定と血液ガス分析で代謝による覚醒遅延の多くを鑑別できます！

神経因子

　神経因子は、使用薬剤や代謝系の異常とは異なり、**術中に発生する脳出血や脳梗塞**などが含まれます。また、過剰な輸液による**一過的な脳浮腫**なども広義には考慮されると考えられます。脳出血は術中のヘパリン化や異常高血圧によって引き起こされる可能性があります。脳梗塞の原因は心房細動を有する患者の心原性梗塞だけでなく、頸動脈内膜剝離術や人工心肺を用いた心臓血管外科手術もリスクとみなされます。また、脳梗塞のリスクは過剰な輸液制限によっても上昇すると考えられます。

> **一言まとめポイント**　基礎的神経疾患以外にも、誰にでも脳梗塞・脳出血リスクがあります！

手術・麻酔因子

　しばしば、脳外科や肝切除術、心臓外科手術などの**長時間で高侵襲な手術**では覚醒遅延が発生することがあり、これは「手術術式の影響の可能性」と想定して検索が不足することがあります。しかし、覚醒遅延が発生した場合、まずは**麻酔薬の相対的過量**を検討しつつ、代謝関連因子や神経因子などの緊急性が高く、診断と適切な対応により解除可能な原因を鑑別する必要があります。その後、手術・麻酔因子による覚醒遅延を疑い、適切な処置や経過観察が必要となります。

　また、手術によるものだけでなく、麻酔科医による**硬膜外麻酔や末梢神経ブロック**でも覚醒遅延が発生する可能性があります。硬膜外カテーテルがくも膜下に迷入した場合、自発呼吸消失や循環抑制を伴う覚醒遅延が発生することも考えられます。さらに超音波ガイド下の末梢神経ブロックにおいても血管内注入は完全には否定できないことや、術中にコンパートメントに投与された局所麻酔薬の血中濃度が上昇することも否定できません。そのため、**末梢神経ブロックで比較的多量の局所麻酔薬を用いた後に覚醒遅延が発生した場合、局所麻酔薬中毒**も鑑別に入れる必要があります。

> **一言まとめポイント**　末梢神経ブロックや硬膜外カテーテルのくも膜下迷入も覚醒遅延の原因になり得ます！

覚醒遅延が発生した場合の鑑別と対応

覚醒遅延の予防方法として、特異的なものは存在しないですが、以下の点に注意することが必要と考えられます。

・既往歴・内服歴・麻酔歴の綿密な評価
・術中の脳波モニター（BIS など）の積極的使用（麻酔科医が想定する麻酔深度と患者状態の把握）
・術中の循環・電解質・血糖・体温の安定化
・術者とのコミュニケーション（特に開頭術など）

しかし、覚醒遅延を恐れて必要以上に麻酔薬の使用を制限すると術中覚醒や術後痛増強につながるため、注意が必要です。

覚醒遅延に対する対応の学会などのガイドラインは存在しないため、各施設で取り決めやコンセンサスを作成することが重要です。覚醒遅延の原因はさまざまですが、原因検索の前に共通のアプローチは**表 1** のような流れが一般的でしょう。

手術室と集中治療室で迅速に行える検査としては、血液ガス・血糖・血清電解質（ナトリウム、カルシウムなど）や尿糖、尿ケトンがあるため、覚醒遅延を疑った場合には試みる必要があります。

ほとんどの覚醒遅延は、時間とともに解決することが多いため、セボフルランやレミフェンタニル、フェンタニルの効果がほとんど消失する 30 分程度は経過観察する姿勢が大切だと思います。そして、それでも継続する覚醒遅延から、脳出血や脳梗塞などの致死的合併症を鑑別していくことが大切でしょう（**図 1**）。

表 1 覚醒遅延に対する共通のアプローチ（文献 1 を参考に作成）

・循環の安定がまず前提条件（長時間手術、大量出血など循環変動が激しい手術等）
・麻酔薬残存を考慮し、安定した状態で経過観察を行う
・血液ガスを適宜採取し、低酸素血症や高二酸化炭素血症、電解質異常の有無を確認
・神経学的障害が疑われる症例では迅速に CT、MRI を施行
・意識・脳血流に関連するモニター（BIS、INVOS™、瞳孔所見）の継続的評価
・麻酔記録、カルテの見直し
・自発呼吸の有無と呼吸パターン

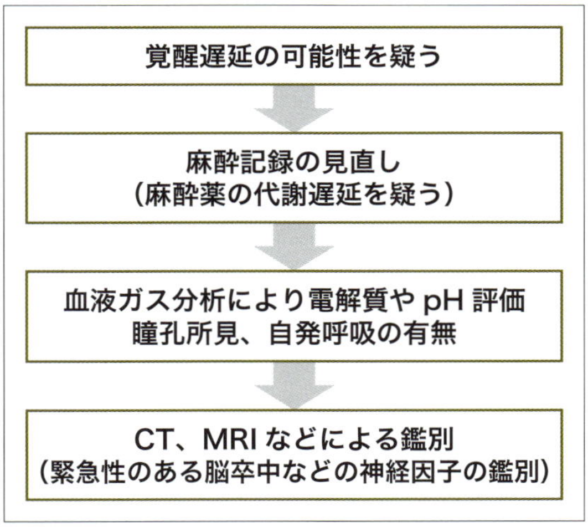

```
覚醒遅延の可能性を疑う
        ↓
麻酔記録の見直し
（麻酔薬の代謝遅延を疑う）
        ↓
血液ガス分析により電解質や pH 評価
瞳孔所見、自発呼吸の有無
        ↓
CT、MRI などによる鑑別
（緊急性のある脳卒中などの神経因子の鑑別）
```

図 1 覚醒遅延を疑った際の基本的な流れ（文献 1 を参考に作成）

| 一言まとめポイント | 覚醒遅延は一定頻度で発生するためチームでの対応が不可欠です。 |

ここに注意！ 落とし穴ポイント

代謝が原因の覚醒遅延を疑った場合の対応

　代謝が原因の覚醒遅延は、薬剤や手術因子に比べれば盲点になることがあります。薬剤や手術因子の可能性が低いと考えれば、低体温・低血糖・電解質異常などを考慮してもいいかもしれません。代謝が原因の覚醒遅延を疑った場合、下記の対応は比較的簡単に施行することができます。

・低体温はブランケットや温風式加温装置で徐々に復温を試みることで是正できます。

・低血糖は糖尿病などの耐糖能異常の存在や、インスリノーマの存在、グルカゴノーマ摘出後などさまざまなファクターが考えられます。一過的な補充で十分か、持続的な補充が必要かを検討する必要があります。

・電解質異常の原因は前述のようにさまざまですが、急激なナトリウムなどの補正は橋中心髄鞘崩壊症などをきたすため緩徐な補正を心がけるべきです。代謝性アシドーシスに関しても重炭酸ナトリウムなどの補充で一過的に補正しても原因となる敗血症や末梢循環不全を治療しないと再発する可能性が高くなります。

・非ケトン性高浸透圧性昏睡は尿糖、尿ケトン、高血糖、既往歴から診断することができます。

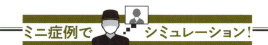

覚醒遅延を疑い、回復室で30分観察してから、退室させた症例

　75歳女性、156cm、58kg。卵巣嚢腫に対して、腹腔鏡下子宮全摘術が行われた。癒着が激しく、8時間を要した。麻酔管理は完全静脈麻酔で行い、脳波モニターでBIS40〜50に維持しながら1%プロポフォール50mLを14本使用した。X線撮影後、覚醒に入ったが、BISは75から上昇しなかった。十分な自発呼吸と咳反射がみられたため、抜管し、回復室で観察する方針とした。回復室に移動してから30分後に覚醒し、指示に従ったため帰室とした。プロポフォールの残存があったと考えた。

この症例からの学び

　覚醒遅延をきたした場合に手術室内で抜管や意識状態の確認ができない場合は術者に状況を報告し、家族に状態を説明する必要があります。「麻酔」という医療行為は非医療従事者には具体的なイメージが難しく、「覚醒遅延＝麻酔から醒めない＝危険な状態」と判断されることもしばしばあります。考えられる鑑別診断と緊急性評価のためのCT、MRIや血液ガス所見による評価を行い、適切な治療や集中治療管理を行う旨を家族に理解してもらう必要があります。

　覚醒遅延への対応はストレスフルですが、適切な対応により新たな併存疾患や患者個々の次回以降の全身麻酔におけるリスクを把握することができます。麻酔科医が中心となり周術期チームとして対応していくことが望まれます。

引用・参考文献
1) 駒澤伸泰．"覚醒遅延"．麻酔科医のための周術期危機管理と合併症への対応．森田潔監．横山正尚編．東京，中山書店，2015，246-53，（新戦略に基づく麻酔・周術期医学）．

読者の皆さまへ

このたびは本増刊をご購読いただき、誠にありがとうございました。編集室では今後も皆さまのお役に立てる増刊の刊行をめざしてまいります。つきましては、本書に関するご感想・ご提案などがございましたら、当編集室までお寄せください。

OPE NURSING オペナーシング 2024年 秋季増刊 *The Japanese Journal of Operating Room Nursing*

オペナースのための麻酔ペディア
実践につながる知識満載のはやわかり事典

編著・駒澤伸泰　森本康裕

発行人・長谷川 翔

編集担当・渡辺穂風　辻 友佳里　位上智香　細川深春

編集協力・瀧本真弓　一居久美子

発行所・株式会社メディカ出版
　　〒 532-8588 大阪市淀川区宮原 3-4-30
　　ニッセイ新大阪ビル 16F
　　編集 TEL 06-6398-5048
　　お客様センター TEL 0120-276-115
　　E-mail　ope@medica.co.jp
　　URL　　https://www.medica.co.jp

広告窓口 / 総広告代理店株式会社メディカ・アド
　　TEL 03-5776-1853

組版・株式会社明昌堂

印刷製本・株式会社シナノ パブリッシング プレス

●乱丁・落丁がありましたら、お取り替えいたします。

●無断転載を禁ず。Printed and bound in Japan

2024 年秋季増刊（通巻 529 号）

2024 年 9 月 15 日発行

定価（本体 4,000 円＋税）

ISBN978-4-8404-8255-4

本誌に掲載する著作物の複製権・翻訳権・翻案権・上映権・譲渡権・公衆送信権（送信可能化権を含む）は株式会社メディカ出版が保有します。

JCOPY ＜（社）出版者著作権管理機構 委託出版物＞
本書の無断複写は著作権法上での例外を除き禁じられています。複写される場合は、そのつど事前に、（社）出版者著作権管理機構（電話 03-5244-5088、FAX 03-5244-5089、e-mail：info@jcopy.or.jp）の許諾を得てください。